Karl Stellwag von Carion
Die praktische Augenheilkunde
Neue Abhandlungen und Ergänzungen zum Lehrbuch

Verlag der Wissenschaften

Karl Stellwag von Carion

Die praktische Augenheilkunde

Neue Abhandlungen und Ergänzungen zum Lehrbuch

ISBN/EAN: 9783957007742

Auflage: 1

Erscheinungsjahr: 2016

Erscheinungsort: Norderstedt, Deutschland

Hergestellt in Europa, USA, Kanada, Australien, Japan
Verlag der Wissenschaften in Hansebooks GmbH, Norderstedt

NEUE ABHANDLUNGEN

AUS DEM GEBIETE DER

PRAKTISCHEN AUGENHEILKUNDE.

ERGÄNZUNGEN ZUM LEHRBUCHE

VON

DR. KARL STELLWAG VON CARION

K. K. HOFRATH UND O. Ö. PROFESSOR DER AUGENHEILKUNDE AN DER UNIVERSITÄT WIEN.

UNTER MITWIRKUNG

DER HERREN KLINISCHEN ASSISTENTEN

DR. EMIL BOCK UND DR. LUDWIG HERZ.

MIT 56 ILLUSTRATIONEN.

WIEN, 1886.
WILHELM BRAUMÜLLER
K. K. HOF- UND UNIVERSITÄTSBUCHHÄNDLER.

INHALT.

I.

Das Entropium und Ektropium der Lider und deren Behandlung.

Einleitung S. 1.

Anatomische und physiologische Verhältnisse S. 2. — Fascia tarso-orbitalis mit deren Fortsätzen S. 2. — Kreismuskel der Lider S. 3. — Thränenkammportion S. 3. — Riolan'scher oder Subtarsalmuskel S. 4. — Lid- und Orbitalportion des Kreismuskels S. 4. — Wirkung des Kreismuskels im Ganzen S. 5. — Anatomie des freien Lidrandes S. 8. — Wirkung der Thränenmuskeln, Bewegungen der Thränenwärzchen und des freien Lidrandes S. 9, 10. — Druckwirkung des Kreismuskels, Thränenleitung S. 11. — Beziehungen der Thränenleitung zur Sehfunction S. 15.

1. Die Einwärtsrollung der Lider, Entropium S. 16.

Die Einwärtsrollung der Lider bei verkleinertem oder fehlendem Augapfel (Entropium organicum) S. 16. — Dessen Behandlung S. 18.

Die Einwärtsrollung der Lider in Folge von Muskelkrampf (Entropium spasticum, senile) S. 18. — Frühere Behandlungsmethoden S. 20. — Die schräge Blepharotomie S. 21. — Snellen's Fadenoperation S. 25.

2. Das Entropium vorbereitende organische Verbildungen S. 26.

Symblepharon anterius, dessen Behandlung durch Ueberpflanzung von Schleimhaut S. 27.

Narbige Schrumpfung der Bindehaut in Folge granulirender Entzündungen S. 29. — Distichiasis und Trichiasis S. 30. — Blepharophimosis S. 31. — Kahnförmige Verkrümmung des Faserknorpels S. 31.

Behandlung der Distichiasis und Trichiasis S. 32.

Depilatio, illaqueatio ciliorum S. 33. — Partielle Abtragung des Haarbodens mit und ohne Drehung eines Hautzwickels S. 34. — Partielle Lidrandplastik S. 34.

Abtragung des gesammten Haarbodens S. 35. — Totale Lidrandplastik durch Umdrehung der abgetragenen Hautbrücke S. 37. — Totale Lidrandplastik nach Spencer Watson S. 38 und Dianoux S. 39.

Tamamcheff's Zerstörung der Wimpernbälge S. 39.

Verschiebung des Haarbodens durch einfache Verkürzung der äusseren Liddecke S. 40. — Das Verfahren von Schneller, Graefe und Busch S. 41.

Verschiebung des Haarbodens durch Verkürzung der äusseren Liddecke nach vorläufiger Spaltung des Lides von der freien Randfläche aus (Aëtius und Paul d'Egina) S. 41. — Das Jäsche-Arltsche Verfahren mit Abänderungen von Waldhauer und Oettingen S. 42. — Wecker's, Graefe's und Jacobson's Operationsweisen S. 43. — Kritik dieser Methoden S. 44.

Verschiebung des Haarbodens durch Anstraffung der äusseren Liddecke von einem fixen Punkte in dem convexen Knorpelrande aus nach Anagostakis S. 44 und Hotz S. 45. — Verbesserungen dieses Verfahrens durch Spaltung des Lides von seiner Randfläche aus nach Oettingen und Warlomont S. 46. — Weitere Verbesserungen durch Ueberpfropfung der offenen Lidrandwunde mit Inseln von Epidermis nach Jäsche S. 47, oder mit dem zertheilten, aus der äusseren Liddecke ausgeschnittenen halbmondförmigen Hautlappen nach Waldhauer S. 47. — Mein Verfahren S. 47.

Behandlung des durch organische Verbildungen der Lider angebahnten Entropium S. 49.

Die Canthoplastik Ammon's und Oettingen's bei Bestand einer Blepharophimosis S. 49.

Entropiumoperationen bei kahnförmiger Verkrümmung des Faserknorpels S. 50. — Graefe's und Pope's Verfahren S. 50. — Ausschneidung eines queren prismatischen Stückes aus der ganzen Breite des Knorpels nach Aëtius, Streatfield, Snellen S. 50. — Berlin's und Jacobson's Methode S. 52. — Einfache Querspaltung des Tarsus nach Burow S. 52. — Beschaffung des nöthigen Gegenzuges durch Umschnürung oder Ausschneidung von Hautfalten S. 53 oder durch Erzeugung von Narbenfäden im Unterhautbindegewebe (Snellen's und Jäsche's Fadenoperation) S. 54.

Nothwendigkeit der schrägen Blepharotomie bei Fortbestand von krampfhaften Muskelspannungen S. 55.

3. Die Auswärtsrollung der Lider, Ektropium S. 56.

Der Muskeldruck und die Falschstellung der freien Lidrandflächen als die alleinigen pathogenetischen Factoren des wahren En- und Ektropium S. 56.

Das Ektropium traumaticum in Folge der Durchtrennung eines Lides, dessen Behandlung S. 57.

Das Ektropium senile und luxurians in Folge der Verlängerung und Verbreiterung des Tarsus nach wuchernden Bindehautentzündungen S. 58.

Die Behandlung des Ektropium senile und luxurians, Verband S. 60. — Snellen's Fadenoperation S. 61. — Walther-Graefe's Tarsoraphie S. 62. — Verkürzung der Bindehaut, Adam's Verfahren, Szymanowsky's Tarsoraphie S. 63.

Das Ektropium mechanicum S. 64.

Die Vorstülpung und Abschnürung der chemotischen Bindehaut (»Ektropium acutum«) und dessen Behandlung S. 65.

Die paralytische Lidsenkung (»Ektropium paralyticum«) S. 66. — Behandlung S. 67. — Tarsoraphie, Arlt's mediale Blepharoraphie, Mooren's Verfahren S. 68.

Verschiebung der Lidranddecken wegen Verkürzung der Haut in Folge von Liddrüsenentzündungen und Thränenträufeln (»Ektropium symptomaticum«) S. 69. — Behandlung, Ad. Weber's subcutane Durchschneidung des äusseren Lidbandes, Blepharoplastik S. 70.

Narbige Verziehungen der Augendeckel S. 70. — Behandlung S. 71. — Vorbauungscuren, Blepharoraphie S. 72. — Blepharoplastik, Landolt's Verfahren S. 73. — Ausschneidung, Durchtrennung und Ueberheilung von Narbensträngen, Arlt's Verfahren S. 74. — Blepharoplastik durch Hautverschiebung nach Samson, Graefe S. 75 und Dieffenbach S. 76. — Blepharoplastik mit gestielten Lappen nach Fricke und Dieffenbach, Deval und Knapp, Hoek und Businelli S. 77. — Blepharoplastik durch Hautpfropfung, Geschichtliches S. 80. — Mein Verfahren S. 83. — Verband S. 90.

II.

Ueber die Operation des grauen Staares.

Einleitung S. 94.

1. Die Zerstückelung des Staares (Discissio cataractae).

Werth der Operation S. 95. — Mechanische Verhältnisse S. 96. — Verschiedene Staarformen in ihrer Eignung S. 97. — Leistungen der Discission S. 99. — Vergleich der Leistungen der Zerstückelung und der »linearen Extraction« S. 99. — Discission in Verbindung mit der Iridektomie S. 101. — Indicationsgrenzen der Zerstückelung S. 102. — Operationen bei angewachsenen und secundären Staaren S. 103. — Uebersicht der Anzeigen S. 104.

2. Die Niederdrückung des Staares (Reclinatio et depressio cataractae) S. 104.

Werth der Operation S. 104. — Geschichtliches S. 105. — Mechanische Verhältnisse S. 105. — Eignung verschiedener Staarformen S. 106.

Niederdrückung durch Keratonyxis, Verfahren, mechanische Verhältnisse S. 107. — Leistungen S. 108.

Niederdrückung durch Scleronyxis, Verfahren S. 110. — Mechanische Verhältnisse S. 112. — Verhalten des in den Glaskörper versenkten Staarkernes S. 114. — Leistungen der Operation S. 116. — Anzeigen S. 118.

3. Die Ausziehung des Staares (Extractio cataractae). S. 119.

Werth der Operation S. 119.

Für die Ausziehung in der geschlossenen Kapsel geeignete Staarformen S. 119. — Operation fest angewachsener Staare S. 120. — Staarformen, welche sich für die Ausziehung nach ausgiebiger Eröffnung der Kapselhöhle eignen S. 121.

Begriff der Staarreife S. 122. — Zeichen derselben S. 123.

Künstliche Staarreifung, Muter-Steffan's Verfahren S. 125. — Graefe's und Mooren's Kapseleinschneidung in Verbindung mit der Iridektomie S. 126. — Kapseleröffnung von hinten S. 127. — Förster's Verfahren der Staarreifung S. 128. — Anzeigen für die künstliche Staarreifung S. 130. — Künstliche Staarreifung bei Schichtstaaren S. 131. — Deren Umgehung durch Verlagerung der Pupille S. 132, durch Iridotomie und Iridektomie S. 133.

Mechanische Verhältnisse, welche bei jeder Staarextractionsmethode in Betracht kommen S. 135.
Der Glaskörperdruck als natürliche Triebkraft S. 135. — Dessen Resultirende und Componenten S. 138. — Damit im Zusammenhange stehende Nothwendigkeit peripherer Schnittlage bei der Extraction harter Staare S. 139. — Die Grösse des Glaskörperdruckes in ihren Beziehungen zum Entbindungsvorgange S. 139.
Widerstände, welche der Glaskörperdruck bei der Entbindung verschiedener Staarformen findet S. 141. — Widerstände bei der Entbindung harter und in der Kapsel eingeschlossener Cataracten S. 143. — Werthschätzung des letztgenannten Verfahrens S. 143.
Eigenschaften, welche der Hornhautschnitt besitzen muss, auf dass die Vorderkapsel genügend durchfenstert, der Staar anstandslos entbunden werden und die Wunde zu einem raschen und dauernden Verschlusse gelangen könne S. 145. — Folgen der Bulbusentspannung nach Entleerung des Staares S. 146. — Der Hasner'sche Glaskörperstich als Mittel, die Bulbusspannung theilweise zu erhalten S. 148.
Das Klaffungsvermögen linearer S. 149 und bogiger Hornhautschnittwunden S. 151. — Der Liddruck und der Schutzverband in Gegenwirkung S. 155.
Widerstände von Seite der Iris S. 157.

Die Ausziehung des Staares mit dem hohen Bogenschnitte, Geschichtliches S. 157. — Das Verfahren Daviel's S. 157, Palucci's und La Faye's S. 158, A. G. Richter's S. 159, J. Beer's S. 160.
Uebelstände der alten Lappenextraction S. 161. — Aeussere, den Misserfolg begünstigende Verhältnisse S. 163.
Verbesserungsversuche, Iridotomie S. 164. — Verbindung der alten Lappenextraction mit der Iridektomie S. 165. — Jacobson's peripherer Lappenschnitt in Verbindung mit der Iridektomie S. 166.
Das übermässige Klaffungsvermögen hoher Bogenschnitte als Grundübel S. 167.

Die Ausziehung des Staares mit dem »linearen« oder niederen Bogenschnitte S. 167.

Die Ausziehung des Staares mit dem Flachlanzenschnitte (einfache »Linearextraction«) S. 168. — Dazu geeignete Staare S. 169. — Suctions- oder Aspirationsmethode S. 171. — Die einfache »Linearextraction« in Verbindung mit der Iridektomie S. 172. — Dazu geeignete Staare S. 174.

Die Auslöffelung (Excochleatio) des Staares S. 175. — Graefe's modificirte »Linearextraction« S. 176. — Das Auslöffelungsverfahren von Schuft, Critchet und Bowmann S. 177. — Kritik der Excochleation S. 178. — Mechanische Wirkung der Löffel und Haken S. 179.

Graefe's Ausziehung des Staares mit dem peripheren »linearen« Schmalmesserschnitte S. 180. — Schlittenmanöver, Haken S. 181. — Vortheile S. 182 und Mängel dieses Verfahrens S. 184.

Graefe's verbessertes Verfahren S. 185. — Dessen Erfolge S. 188.

Ad. Weber's Extractionsmethode mit dem Hohllanzenschnitte S. 190.

Ed. Jäger's Extractionsmethode mit dem Hohllanzenschnitte S. 192 und mit dem Hohlschnitte S. 193.

Steffan's Verwerfung des Graefe'schen peripheren Linearschnittes und Gründe für den alten Lappenschnitt nach unten S. 194. — Graefe's Entgegnung S. 195.

Theoretische Untersuchungen über die Zulässigkeit peripherer linearer Hornhautschnitte S. 197. — Staarmaasse S. 198. — Daraus sich ergebende erforderliche Schnittlängen S. 199. — Unmöglichkeit, dieselben an der Peripherie der Hornhaut herzustellen S. 200.

Arlt's Extractionsverfahren S. 203.

Küchler's Querextraction S. 205.

Die Medianextraction mit dem kleinen Lappen von Lebrun, Warlomont und Perrin S. 206. — Liebreich's S. 206, Horner's S. 208 und Rothmund's Verfahren S. 209.

Die Ausziehung des Staares mit dem peripheren Flachschnitte S. 209.

Wecker's combinirte periphere Lappenextraction S. 209.

Knapp's Extraction mit dem circularmarginalen Schnitte S. 212.

Das Verfahren von Bäuerlein und Schmitz S. 213.

Mein Flachschnitt S. 214.

Zusammenstellung der wichtigsten Formen des Hornhautschnittes S. 214.

Hervorragende Wichtigkeit der inneren Wundöffnung für den Staaraustritt, Nothwendigkeit durchgreifender anatomischer Untersuchungen S. 217. — Verhältnisse, welche die Schnittführung beeinflussen S. 218.

Cornealgrenzen, Cornealbasis S. 221.

Theorie der Schnittführung, Eigenschaften von Kugelschalenschnitten S. 222.

Theorie der Lanzenschnitte S. 224. — Eigenschaften flacher, schiefer und steiler Lanzenschnitte S. 224. — Anwendung auf die anatomischen Verhältnisse des vorderen Bulbusabschnittes S. 226. — Anatomische Befunde von Lanzenschnitten S. 228. — Praktische Folgerungen S. 231.

Theorie der Staarmesserschnitte im Allgemeinen S. 235. — Ein- und Ausstich in ihrem gegenseitigen Verhalten S. 236. — Schrägschnitte S. 238. — Höhenverhältnisse S. 239. — Periphere Schiefschnitte S. 240. — Praktische Folgerungen S. 241.

Theorie der Breitmesserschnitte S. 242. — Blos Flachschnitte zulässig S. 242. — Eigenschaften der Flachschnitte S. 243. — Schiefschnitte S. 244. — Anatomische Befunde von Breitmesserschnitten S. 246. — Praktische Folgerungen S. 248.

Theorie der Schmalmesserschnitte S. 251. — Das Graefe'sche Schmalmesser S. 251. — Eigenschaften der Linearschnitte S. 252, der Flachschnitte S. 252, der Schiefschnitte S. 253 und der Steilschnitte S. 254. — Anatomische Befunde von Schmalmesserschnitten S. 255. — Praktische Folgerungen S. 262.

Vergleichende Werthbemessung des Arlt'schen Schnittes und meines Flachschnittes S. 265.

Mein Verfahren S. 270. — Lagerung des Kranken, Narkose S. 270. — Locale Anästhesirung durch Cocain S. 271. — Mydriatica S. 272. — Myotica S. 273. — Antisepsis S. 273. — Fixation des Bulbus S. 276.

Schnittführung S. 276. — Bindehautlappen S. 278.

Iridektomie S. 278. — Blutungen in die Kammer S. 280.

Eröffnung der Kapselhöhle S. 281. — Meine Fliete S. 282. — Verfahren bei verdickter Kapsel und angewachsenen Staaren S. 283.

Entbindung des Staares S. 284. — Kernluxationen S. 285. — Verfahren bei vorzeitigem Glaskörpervorfalle S. 286.

Ausräumung der Rindentrümmer S. 287.

Verband S. 289.

Nachbehandlung S. 289. — Schräge Blepharotomie bei Entwickelung eines Entropium S. 290. — Geistesstörungen S. 291. — Wundsprengungen S. 292. — Wundeiterung S. 292. — Plastische Entzündungen S. 293.

Nachoperationen S. 294. — Discission und Extraction des Nachstaares S. 294. — Iridektomie S. 295. — Iridektomie mit dem scharfen Haken S. 295. — Weeker's Iridotomie S. 296.

Das Entropium und Ektropium der Lider und deren Behandlung.

Ich habe in dem ersten Hefte dieser »Abhandlungen« (S. 1) auf die schweren Uebelstände, welche der herkömmlichen augenärztlichen Nomenclatur anhaften, und auf die Nothwendigkeit hingewiesen, die oculistischen Krankheitsnamen mit jenen der übrigen medicinischen Zweigwissenschaften in grössere Uebereinstimmung zu bringen oder doch wenigstens in ihrer Bedeutung richtig zu stellen. Es wurden daselbst vorerst blos die entzündlichen Krankheiten des Auges besprochen und dargethan, dass die betreffenden pathologischen Vorgänge und Zustände in der Regel weit über das Gebiet hinausgreifen, welches die bisher beliebten Namen decken. Im Nachstehenden soll von den Statopathien die Rede sein, welche unter der Bezeichnung »Entropium und Ektropium« in den Lehrbüchern als zwei wohl umschriebene besondere Krankheiten geführt werden, während die eine wie die andere höchst verschiedenartige Zustände in sich fasst, welche sowohl in Bezug auf ihre äussere Erscheinung, als in Betreff ihres inneren Wesens stark von einander abweichen und als Symptome völlig verschiedener Grundleiden strenge genommen in ganz differente Abschnitte der Ophthalmologie gehören. Ein kurzer Rückblick auf die anatomischen Verhältnisse der Lider wird die richtige Auffassung dessen erleichtern.

Anatomische und physiologische Verhältnisse.

Als Grundstock der Lider ist bekanntlich die **Fascia tarsoorbitalis** zu betrachten, eine dichte sehnige Haut, welche, ringsum vom Periost des Orbitalrandes ausgehend, die Vorderöffnung der Augenhöhle bis auf die quere Lidspalte abschliesst und daher auch **Septum orbitale** genannt wird. Die beiden Tarsi sowie das innere und das äussere **Lidband** sind eigentlich nur Verdichtungen dieser Aponeurose, keine selbstständigen Gebilde.

Der mittlere Theil der Fascia wird durch die vordere Wölbung des Bulbus, deren Gipfel den äusseren und den unteren Rand der Augenhöhle überragt, hervorgebaucht. Die Randtheile hingegen werden von einer Anzahl sehniger Fortsätze, welche von der Hinterfläche ausgehen, nach rückwärts gezogen, so dass sie ringsum zwischen dem Orbitalrande und dem Augapfel furchenartig einspringen. Nach oben, wo der Orbitalrand am weitesten hervortritt, ist die Furche am tiefsten und erreicht bei sehr abgemagerten Leuten mit spärlichem Augenhöhlenfette fast den Aequator bulbi. Nach innen, wo der Augapfel am weitesten von der randlosen Knochenwand absteht, erscheint selbe am breitesten und nur schwach ausgehöhlt. Nach unten und aussen wird sie rinnenartig und verschwindet über dem äusseren Lidbande, welches vom Schläfenrande in gerader Linie zum Lidwinkel aufsteigt, gänzlich.

Es wird diese Furche unter gewöhnlichen Umständen durch die überliegende Haut und deren Fettpolster theilweise verhüllt. Namentlich ist dies der Fall nach unten und aussen. Nach oben hin aber kommt sie selbst bei fettreichen Personen als obere Lidfurche und nach innen als innere Winkelgrube deutlich zum Ausdrucke.

Der stärkste der oben erwähnten Fortsätze entspringt an der Hinterfläche des inneren Lidbandes und wird als dessen hinterer Schenkel beschrieben. Er bildet ein mächtiges Balkenwerk, welches den Thränensack von aussen her deckt und fascienartig verschmächtigt sich an die Beinhaut des Thränenbeinkammes ansetzt.

Die übrigen Fortsätze sind blattartig und stehen theils mit der Periorbita, theils mit den Scheiden der vier geraden Augenmuskeln in Verbindung. Dadurch gewinnen die letzteren einen Einfluss auf die Randtheile des Septum, ziehen dieselben bei den verschiedenen Bewegungen des Bulbus in der Axenrichtung der jeweilig verkürzten Muskeln nach hinten.

Im Ganzen gehen die geschilderten Bauverhältnisse darauf hinaus, die Fascia tarsoorbitalis und folgerecht auch die Lider bei jeder Blickrichtung, bei offener und bei geschlossener Lidspalte, in möglichst grosser Fläche und unter einer gewissen elastischen Spannung der vorderen Augapfelwölbung angeschmiegt zu erhalten. Der Druck der atmosphärischen Luft und die lebendige Kraft der Lidmuskulatur helfen dabei in sehr wirksamer Weise mit. Namentlich ist der Kreismuskel der Lider vermöge der eigenthümlichen Anordnung seiner Faserbündel von hoher Bedeutung. Einige Andeutungen bezüglich der Anatomie seiner drei Köpfe werden dies klarstellen. Die organischen Muskeln der Lider und der Orbita spielen beim Menschen nur eine untergeordnete und überdies nicht ganz aufgeklärte Rolle.

Die Thränenkammportion, auch hinterer Thränenmuskel und Horner'scher, besser aber Duverney'scher[1]) Muskel genannt, entspringt als ein ziemlich breites und dickes Fleischbündel vom Perioste des oberen Drittels der Crista lacrymalis und von den nachbarlichen Theilen des hinteren Lidbandschenkels. Sie streicht, diesem enge angeschmiegt, gegen den inneren Lidwinkel nach vorne. Bevor sie diesen erreicht, gibt der platte Muskelbauch eine Anzahl von Fasern an das Balkenwerk der hinteren Lidbandfläche ab und theilt sich in eine obere und eine untere Hälfte. Von der letzteren strahlt eine beträchtliche Quote der Fleischbündel fächerartig in die Haut der Wange[2]) und in die mediale Hälfte des unteren Lides aus. Die Hauptmasse des gespaltenen Muskelbauches aber setzt

---

[1]) Gerlach, Beiträge zur norm. Anatomie des menschlichen Auges. Leipzig, 1880. S. 18.

[2]) Merkel, Graefe und Sämisch, Handbuch I., S. 74.

sich in die beiden Lidränder fort, nachdem sie eine ansehnliche Verstärkung erhalten hat durch Fasern, welche von der Vorderfläche und von den Rändern des dem Knorpel zunächstliegenden Theiles des inneren Lidbandes entspringen und als vorderer Thränenmuskel beschrieben werden.[1]) Einzelne Bündel dieses aus der Vereinigung des hinteren und des vorderen Thränenmuskels hervorgehenden Riolan'schen oder subtarsalen Muskels legen sich zu einer das wagrechte Stück der Thränenröhrchen umkleidenden Längsfaserschicht zusammen und umspinnen den senkrechten Theil der Thränenröhrchen bis zu den Wärzchen. Andere Bündel schlängeln sich zwischen den Wurzeln der Wimpern hindurch nach aussen. Die allergrösste Mehrzahl aber verläuft hinter den Cilien im Unterhautbindegewebe und gibt während ihres Zuges nach aussen hin fort und fort Fasern an die Cutis der Lidrandfläche und an die nachbarliche Zone der Conjunctiva ab, so dass der subtarsale Muskel sich verliert, ehe er die äussere Commissur erreicht hat.

Die Lidportion geht sowohl vom vorderen als vom hinteren Schenkel des inneren Lidbandes aus. Die dem freien Lidrande zunächst gelegenen Faserbündel beider Hälften streichen bei geschlossener Lidspalte in wagrechter Richtung über die vordere Wölbung des Augapfels hinüber. Die folgenden Bündel beschreiben um so schärfere Bögen in senkrechter Richtung, je mehr sie sich vom freien Lidrande entfernen. Die Fasern beider Hälften stossen jenseits der äusseren Commissur in spitzen Winkeln aneinander und sind daselbst durch straffes Bindegewebe mit der unterlagernden Fascie verbunden.

Die Orbitalportion nimmt ihren Ursprung nur zum kleinen Theile von den beiden Schenkeln des inneren Lidbandes, die meisten ihrer Fasern gehen vom Periost der nachbarlichen Knochen aus. Die dicken dunkel gefärbten Muskelbündel umgreifen kreisförmig die Lidportion und sind allenthalben, selbst an der Schläfenseite, nur durch lockeres zügiges Bindegewebe an die Unterlage

---

[1]) Henke, Arch. f. Ophthalmologie IV., S. 73.

geheftet. Viele ihrer Bündel geben Fasern in die die vordere Augenhöhlenöffnung umgebenden Theile der äusseren Haut ab.

Als Ganzes betrachtet stellt der Kreismuskel der Lider eine platte scheibenförmige Fleischmasse mit annähernd concentrischer Anordnung der Faserbündel dar, welche durch einen aus ihrer Hinterfläche heraustretenden muskulösen Bauch mit der Beinhaut der Thränenleiste in Verbindung steht. Durch diesen letzteren Ursprung gewinnt der Muskel einen ausserhalb seines platten Körpers gelegenen festen Punkt. Die anderen Fixpunkte liegen in der Fläche des Muskels oder wenigstens derselben sehr nahe. Der wichtigste unter ihnen wird von dem inneren Lidbande und den umgebenden Knochen hergestellt. Ein anderer ist in der straffen Anheftung der Fleischbündel jenseits des äusseren Lidwinkels gegeben, gilt jedoch blos für die Lidportion des Muskels. Die Orbitalportion hat nämlich an der Schläfenseite wegen allzu lockerer Verbindung mit der Unterlage keinen eigentlichen festen Ansatz.

Aus dieser Vertheilung der Fixpunkte ergibt sich von selbst, dass die Lid- und die Thränenkammportion einen im Verhältnisse zur jeweiligen Grösse ihres Kraftaufwandes wechselnden Druck auf das Septum orbitale ausüben. Die Orbitalportion kommt in dieser Beziehung schon vermöge ihrer Lage weniger in Betracht. Sie hat hier nur insoferne eine gewisse Bedeutung, als sie die beiden anderen Muskelköpfe in ihrer Wirkung zu unterstützen vermag.

Was die Lidportion anbelangt, so muss stets im Auge behalten werden, dass diese abgesehen von ihren festen Ansätzen am inneren und am äusseren Lidwinkel ihrer ganzen Fläche nach durch Bindegewebe mit der Fascia tarsoorbitalis zusammenhängt, also allen deren Unebenheiten folgen muss. Der platte Muskelbauch beschreibt demgemäss eine zweifache Flächenkrümmung. Die eine wird durch die Vorwölbung des Augapfels, die andere durch die Einsenkung der Randtheile des Septum orbitale bedingt.

Ein an beiden Enden fixirtes Muskelbündel hat, wenn es im Bogen gespannt wird, das Streben, sich in die Sehne dieses Bogens zu verkürzen, drückt also auf die in der Hohlung des Bogens gelegenen, Widerstand leistenden Theile.

Die die vordere Wölbung des Augapfels überspannenden Fasern der Lidportion sind in doppelter Richtung, in wagrechter und in senkrechter, gekrümmt. Ihr mechanischer Effect lässt sich daher nach den Regeln des Kräftenparallelogrammes in eine horizontale und in eine verticale Componente zerlegen. Bei geschlossener Lidspalte ist die verticale Componente der dem freien Lidrande zunächst streichenden Muskelbündel Null, die horizontale im Maximum. Je weiter weg vom Lidrande die einzelnen Fasern streichen, um so mehr wächst die senkrechte Componente auf Kosten der wagrechten. Bei geöffneter Lidspalte steigt im Verhältnisse zu deren Weite die verticale Componente sämmtlicher Bündel am meisten aber der dem freien Lidrande nahe verlaufenden.

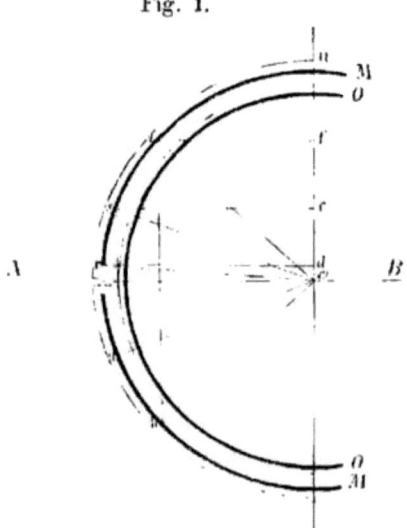

Fig. 1.

Es soll AB (Fig. 1) die Axe des vorderen Bulbusabschnittes sein, welcher als eine Halbkugel OO mit dem Krümmungsmittelpunkte c gedacht wird. MM möge den senkrechten Durchschnitt des dem Bulbus anfliegenden Theiles des Kreismuskels vorstellen. Für die einzelnen Punkte r, s, t, u des Muskels würde sich das Verhältniss der senkrechten zu den wagrechten Kraftcomponenten wie $dc : rd$, $ec : se$, $fc : tf$ und $uc : 0$ gestalten. Sind im Punkte u noch Muskelfasern gelegen, so ist deren wagrechte Kraftcomponente 0; sie wirken blos in senkrechter Richtung.

Die Resultirende der solchermassen zerlegten Kräfte jedes einzelnen Faserbündels lässt sich mittelst einer Ebene darstellen, welche durch die ganze Länge des betreffenden Faserbündels und den Mittelpunkt seiner Krümmung, also auch durch den Mittelpunkt der vorderen Bulbuswölbung gelegt wird. Die Linien hc, gc, rc, sc, tc, uc stellen die verticalen Durchschnitte derselben dar. Da dies von sämmtlichen Elementen gleichmässig gilt, so drückt die Lidportion der Fläche nach auf den Augapfel, soweit sie ihn bei offener und bei geschlossener Lidspalte deckt, mit anderen Worten: sie presst mit einer der jeweiligen Muskelspannung proportionirten Kraft die Innenfläche der Augendeckel gegen die vordere Wölbung des Bulbus.

Ganz anders verhält sich die Sache bezüglich jenes Abschnittes der Lidportion, welcher dem die innere Winkelgrube überbrückenden Theile des Septum orbitale anfliegt. Es steht hier der Bulbus am weitesten von der Orbitalwand ab und der über den breiten Zwischenraum hinübersetzende Vorderschenkel des inneren Lidbandes muss einen nach hinten convexen Bogen machen, um von der Seitenfläche der Nase zum inneren Lidwinkel zu gelangen. Oberhalb und unterhalb des vorderen Lidbandschenkels erscheint die Einsenkung der Fascia tarsoorbitalis noch auffälliger. Die mit den genannten Theilen zusammenhängenden Faserbündel des Kreismuskels beschreiben demgemäss mit ihren medialen Enden einen nach vorne hohlen Bogen und müssen darum bei ihren Zusammenziehungen den Vorderschenkel des inneren Lidrandes und die oben und unten daranstossenden Abschnitte der Aponeurose nach vorne zu ziehen, also von der Unterlage abzuheben trachten. Dieser Zug nach vorne ist um so höher anzuschlagen, als eine grosse Anzahl von Muskelbündeln in dem Fachwerke der hinteren Lidbandfläche seinen Ursprung nimmt und auf diesen Fixpunkt in gleicher Richtung wirkt.

Dem entgegen steht nun die geringe Nachgiebigkeit des hinteren Lidbandschenkels und die lebendige Kraft des vom Thränenbeinkamme ausgehenden mächtigen Muskelbauches. Eine ansehnliche Quote seiner Faserbündel setzt sich nämlich, wie oben erwähnt wurde, im Balkenwerke der hinteren Lidbandfläche fest und vermag demnach einen entsprechenden Theil der Zugwirkung auszugleichen, welchen die Lidbandportion nach vorne hin ausübt. In der That ist ein Vorrücken des Vorderschenkels des inneren Lidbandes unter gewöhnlichen Verhältnissen bei Zusammenziehungen des Kreismuskels nicht zu bemerken. Bei sehr kräftigen, besonders bei krampfhaften Contractionen desselben, scheint eine kleine Vorwärtsbewegung vorzukommen, wird aber von Arlt[1]) als Täuschung erklärt und auf die Schwellung der verkürzten Muskelfasern und auf die Aufkrämpung der Lidbandränder bezogen.

Der überwiegende Theil des hinteren Thränenmuskels geht, wie erwähnt wurde, in die beiden Lidränder über und umspannt die vordere Wölbung des Bulbus in einem weiten Bogen von der Crista lacrymalis bis nahe an den äusseren Lidwinkel. Indem er bei seinen Zusammenziehungen sich in die Sehne dieses Bogens zu verkürzen strebt, muss er auf die in seiner Hohlung gelegenen Theile drücken, also die Lidränder, soweit sie dem Augapfel aufliegen, gegen diesen pressen. Nebenbei hilft er bei geöffneter Lidspalte, wo seine obere Hälfte eine starke Krümmung in senkrechter Richtung beschreibt, den Lidschluss vermitteln.

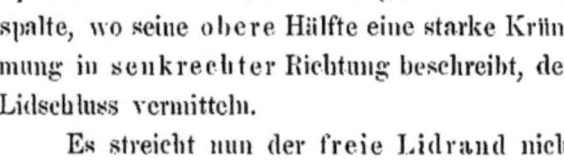

Fig. 2.

Es streicht nun der freie Lidrand nicht in einer geraden oder leicht gekrümmten Linie von dem abgerundeten inneren Canthus zur Vorderfläche des Bulbus hinüber, sondern es springt zwischen dieser und der Carunkel die innere Lefze in einem Winkel, an dessen Scheitel *a* (Fig. 2) der Thränenpunkt sich öffnet, nach hinten. Bei sehr mageren Leuten mit schlaffer Haut kann man, wenn der Muskel nur einigermassen gespannt ist, leicht beobachten, dass die Hauptmasse der hier verlaufenden Faserbündel diese Knickung der hinteren Lefze keineswegs mitmacht, sondern in gerader Linie

---

[1]) Arlt, Arch. f. Ophthalmologie IX., 1. S. 87.

die Oeffnung des Winkels überbrückt und das Dreieck als Basis abschliesst. Es drängt sich nämlich der verkürzte Fleischtheil unter der dünnen Haut wulstähnlich hervor.

Der dadurch mehr oder weniger deutlich abgegrenzte dreieckige Abschnitt der inneren Hälfte der Lidrandfläche erleidet bei Zusammenziehungen des Kreismuskels eine sehr auffällige Gestaltveränderung. Seine Basis wird verkürzt, während die Seitenschenkel sich verlängern und den nach hinten vorspringenden Scheitel des Dreieckes zuspitzen. Dieser stülpt sich zapfenartig aus der hinteren Lidlefze heraus und die Thränenwärzchen senken sich dicht aneinander gedrängt in die Furche zwischen der Carunkel und der Innenwand des Bulbus hinein, den letzten Rest des Thränensees ausfüllend und dessen Inhalt verdrängend.

Es liegt auf der Hand, dass dieses Heraustreten der Thränenwärzchen, welches bei mageren alten Leuten mit schlaffer Haut besonders deutlich ist und an das Herausstülpen eines Fliegenrüssels mahnt, einen bisher unbekannten Mechanismus, namentlich eine entsprechende Anordnung der im senkrechten Stücke der Thränenröhrchen endenden Muskelfasern voraussetzt. Der Gestaltwechsel des erwähnten dreieckigen Lidtheiles als Ganzen lässt sich dagegen ungezwungen aus den anatomischen Verhältnissen des hinteren und vorderen Thränenmuskels erklären.

In erster Linie kommen jene Faserbündel in Betracht, welche aus dem hinteren Thränenmuskel in die innere Hälfte des unteren Augenlides und in die benachbarte Wangenhaut ausstrahlen. Durch ihre Verkürzung wird die innere Hälfte des unteren Lides in schräger Richtung nach innen oben und hinten gegen den Canthus internus gezogen, so stark, dass die überliegende zarte äussere Decke eine Unzahl feiner, nach innen oben convexer Falten wirft. In zweiter Linie ist zu berücksichtigen, dass die als Riolan'scher oder subtarsaler Muskel beschriebenen Faserbündel während ihres Verlaufes von innen nach aussen sich ganz allmälig an der Cutis der freien Lidrandfläche und an der angrenzenden Zone der

Bindehaut festsetzen. Diese Theile sammt dem unterlagernden Bindegewebe sind aber dehnbar und werden bei Zusammenziehungen der genannten Muskelportion in sehr merklicher Weise nach innen gegen den Canthus gezerrt. Bei einer wie bei der anderen Theilwirkung der beiden genannten Muskelabschnitte erleidet die Basis jenes Dreieckes eine wesentliche Verkürzung, der Scheitelwinkel wird folgerecht zugespitzt und nach hinten zwischen die Carunkel und die innere Seitenwand des Bulbus hineingetrieben.

Die freie Lidrandfläche macht bei diesen Einwärtsbewegungen zugleich eine schraubenförmige Drehung nach hinten. Unter normalen Verhältnissen wird diese Drehung durch den Widerstand des Augapfels und die rechtwinkelige Gestaltung des über diesen straff gespannten Lidrandes gehemmt und offenbart sich nur durch eine Hebung, beziehungsweise durch eine Senkung der äusseren Lefze, welche übrigens zum grossen Theile auf das Hervortreten der vor den Wimpern streichenden Faserbündel der Lidportion zu rechnen ist. Wenn aber wegen beträchtlicher Verkleinerung oder wegen völliger Beseitigung des Bulbus jener Widerstand wegfällt, so wird die schraubenförmige Rückwärtsdrehung am ganzen Lidrande sehr auffällig; in der Regel krämpen sich sogar beide Lidränder förmlich um, so dass ihre freie Randfläche nach hinten sieht. Anderseits vermag der Subtarsalmuskel auch wohl die natürlichen Hindernisse zu überwinden. Bei krampfhaften Contractionen desselben wird in der That der freie Lidrand so stark nach hinten gezogen, dass unmittelbar unter, beziehungsweise ober der inneren Lefze eine schmale abgerundete Rinne, der Sulcus subtarsalis, sich bildet. In ihr verhalten sich gerne kleine Fremdkörper, welche durch Zufall in den Bindehautsack gelangen und von hier aus Lidkrämpfe anregen. Am umgestülpten Lide, also bei starker mechanischer Spannung des Riolan'schen Muskels, ist diese Rinne besonders deutlich zu sehen.

Fasst man alles das bisher Erörterte zusammen, so ergibt sich, dass die elastische Spannung der Fascia tarsoorbitalis und die lebendige Kraft des Kreismuskels vereint dahin wirken, die hintere Lidfläche ihrem ganzen Umfange nach bei offener und bei geschlossener Spalte den unterlagernden Theilen genau anzuschliessen. Dieses Anschliessen der hinteren Lidfläche an das rückwärtige Blatt der Bindehaut und an die darin eingeschaltete Hornhaut ist eine wirkliche Pressung und muss daher Alles, was zwischen liegt und nicht fest mit den sich berührenden Flächen zusammenhängt, zum Ausweichen in die Lidspalte bestimmen.

Da nun die freien Lidränder bei jedem Lidschlusse eine sehr merkliche Verschiebung nach innen erleiden und da diese Bewegung sich auf die in der Lidspalte befindlichen Thränen, Secrete, Fremdkörper u. s. w. überträgt, werden die letzteren gegen den Canthus internus hin getrieben. Hier sammeln sich denn auch, die völlige Freiheit der Lidbewegungen und den rhythmischen Fortgang des Lidschlages vorausgesetzt, die überschüssigen Thränen, Bindehautsecrete u. s. w. um so sicherer, als sie vermöge ihrer wässerigen Grundlage den Fettüberzug der freien Lidrandfläche nur schwer zu überschreiten im Stande sind. Es findet ein solches Ueberströmen derselben bei offener Lidspalte in der That nur statt, wenn grössere Mengen sich häufen und so ihre Schwerkraft das Uebergewicht über die Cohäsion und Adhäsion der Theilchen gewinnt.

Wird die Lidspalte geschlossen, so gelangen die in ihr befindlich gewesenen Stoffe unter den Druck des Kreismuskels, wobei noch die Orts- und Gestaltsveränderung jenes dreieckigen Abschnittes der inneren Lidrandhälfte und das zapfenförmige Einspringen der sich vordrängenden Thränenwärzchen in die Furche zwischen Carunkel und der inneren Seitenwand des Bulbus in Anschlag zu bringen ist. So wie aber mit dem allenthalben herrschenden Drucke das Streben auszuweichen wächst, ebenso steigern sich die entgegenstehenden Hindernisse. Es werden nämlich durch die beiden senkrechten Kraftcomponenten der Lidportion des Muskels die beiden Lidränder an einander gepresst und der Verschluss durch die Beölung der freien Randflächen von Seite der zahlreichen benachbarten Schmeerdrüsen luftdicht gemacht. Es bleibt nur Ein Ausweg, und das sind die beiden Thränenpunkte. In diese werden alle überschüssigen Thränen mit einer der jeweiligen Spannung des Kreismuskels proportionirten Druckkraft hineingetrieben.

Unter gewöhnlichen Verhältnissen ist ein Ueberschuss von Thränen nicht gegeben. Alles, was sich davon im Bindehautsacke und in der Lidspalte vorfindet, ist durch die Adhäsionskraft an die Oberfläche der Theile gebunden; es wird eben nur so viel abgesondert, als nothwendig ist zur Befeuchtung und zum Ersatze des durch Verdunstung abhanden Gekommenen. Es treten dann also keine Thränen in die Thränenwege ein, diese bleiben leer und halten an ihren Wandungen nur einen dünnen Feuchtigkeitsüberzug und etwas schleimiges Secret durch Adhäsion fest. Sobald aber der Thränennerv durch Gemüthsbewegungen oder durch Reize, welche auf den Bindehautsack und die Hornhaut oder auf die Nasenschleimhaut wirken, erregt und folgerecht die Thränendrüse zu reichlicher Absonderung veranlasst wird, füllt sich die offene Lidspalte mit Thränen, man sagt: »das Auge schwimme in Thränen«, der Lidschlag erfolgt häufiger mit vermehrter Kraft und treibt den Ueberschuss von Flüssigkeit durch die Thränenwege in die Nase. Das Unisonoselmeuzen des Publicums während einer rührenden Theaterscene gibt davon Zeugniss, und der Zustand der Taschentücher lässt ermessen, welch' gewaltige Menge von Flüssigkeit in einem kurzen Augenblicke durch die Thränenwege gezwängt werden kann.

Immerhin ist diese Durchgängigkeit eine begrenzte. Wenn in einem gegebenen Zeitraume mehr Thränen abgesondert werden, als der Thränenpunkt selbst bei grösstmöglicher Strombeschleunigung aufzunehmen vermag, so muss die im Bindehautsacke sich rasch anhäufende Flüssigkeit unter dem mächtigen Drucke des Muskels die geschlossene Lidspalte durchbrechen und sich nach aussen ergiessen. Ist eine Gemüthsbewegung die veranlassende Ursache, so spricht man dann vom »Weinen« und in richtiger Würdigung des krampfhaften Zustandes des Kreismuskels vom »Thränenauspressen«.

Selbstverständlich ist damit die **Schwerkraft** als Factor der Thränenableitung nicht ausgeschlossen. Sie muss um so gewisser mit in Rechnung gezogen werden, als Flüssigkeiten, welche in den Bindehautsack geträufelt werden, theilweise in die Nase dringen, auch wenn die Lidspalte gewaltsam offen gehalten wird. Bezüglich der im **Thränensacke** und im **Nasengange** bereits angelangten Flüssigkeitsquoten dürfte die Schwerkraft sogar von grosser Bedeutung sein, wenn auch dem **Nachdrängen** der aus dem Bindehautsacke in die Ableitungswege gepressten Thränen beim Weinen die erste Rolle zugesprochen, also der fortgepflanzte Muskeldruck als **Haupttriebkraft** anerkannt werden muss. Nimmermehr aber kann die Schwerkraft allein grössere Mengen von Flüssigkeit in **kurzer Zeit** durch die Thränenwege zwängen, wie ein einfacher Versuch lehrt.

Schleimige, eiterige Absonderungen des Bindehautsackes, **Fremdkörper u. s. w.** können in die enge Mündung der Thränenpunkte **nicht eindringen** und werden beim Lidschlage unter dem Drucke des Kreismuskels rasch in die Lidspalte und weiter nach aussen gefördert. Sind solche krankhafte Secrete nur in spärlicher Menge vorhanden und geht der rhythmische Lidschlag frei und ungehindert von statten, so treten dieselben in der Regel an dem abgerundeten inneren Winkel hervor und vertrocknen daselbst zu Krüstchen. Während des Schlafes dagegen, oder wenn der Lidschlag durch Schwellung der Bindehaut und der Augendeckel u. s. w. gehindert ist, folgerecht also die Einwärtsbewegung des Lidrandes ausfällt, überschreiten derlei pathologische Producte unter dem Drucke der Lidmuskeln die Spalte an der ihnen zunächst gelegenen Stelle.

Die Richtigkeit alles dessen ist derzeit so ziemlich anerkannt, wenigstens spricht man nicht gerne davon in den Fachschriften. Im Jahre 1861 dagegen war ein heisser und nicht durchwegs mit ritterlichen Waffen geführter Kampf entbrannt, als ich[1]) den Kreismuskel als den activen Factor der Thränenableitung erklärt, d. h. die eigentliche Triebkraft auf den Druck zurückgeführt hatte, welchen die Lid- und die Thränenkammportion auf den Inhalt des Bindehautsackes ausüben. Man konnte sich eben nur schwer lossagen von den liebgewordenen Anschauungen.

Am hartnäckigsten klammerte man sich an die sogenannten **Pumptheorien**, nach welchen der Thränensack beim Oeffnen und Schliessen der

---

[1]) Stellwag, Wien. med. Jahrbücher 1861, S. 24; 1862, Fachbericht S. 78; Wien. med. Wochenschrift 1864, Nr. 51, 52; 1865, Nr. 8, 9, 85, 86.

Lidspalte durch die Zusammenziehung und nachfolgende Erschlaffung des hinteren Thränenmuskels abwechselnd erweitert und verengt werden und so eine Art Pumpwirkung vermitteln sollte. Man stützte sich dabei auf Beobachtungen, welche bei Thränenfisteln über den wechselnden Stand des an der äusseren Mündung des Hohlganges erscheinenden Flüssigkeitströpfchens vielseitig angestellt worden waren, konnte sich aber darüber nicht einigen, ob jenes Flüssigkeitströpfchen beim Oeffnen oder beim Schliessen der Lidspalte steige, beziehungsweise sinke. So kam es, dass die Einen eine Erweiterung, die Anderen eine Verengerung des Thränensackes mit dem Lidschlusse gepaart wissen wollten, und dass folgerecht der Zusammenziehung des hinteren Thränenmuskels bald eine Druckwirkung auf den Inhalt des Thränensackes, bald eine Saugwirkung auf den Inhalt der Thränenröhrchen und des Thränensees beigemessen wurde. Man hatte dabei übersehen, dass der Fistelgang sich zwischen den Faserbündeln des Kreismuskels nach aussen winde, und dass diese eben sowohl durch ihren wechselnden Spannungsgrad, als durch die damit einhergehende Verschiebung der äusseren Liddecke und des darunter gelegenen lockeren Bindegewebes die Länge, die Form und den Inhalt des Hohlganges wesentlich beeinflussen, den Stand jenes Flüssigkeitströpfchens also ganz unabhängig von der jeweiligen Weite des Sackes verändern müssen. Man hatte überdies unberücksichtigt gelassen, dass der Fistelgang doch offenbar die Bedeutung eines Loches in der Wandung des vermeintlichen Pumpenrohres habe und dessenungeachtet die Thränenableitung von Statten gehe, ja dass diese erfahrungsmässig selbst dann noch unbehindert ihren Fortgang nehme, wenn die Sackwandung durch eine mittelst Pressschwamm erweiterte Oeffnung in grossem Umfange blossgelegt wird. Wo aber in aller Welt findet sich eine Pumpe, welche bei solcher Verkehrung der physikalischen Bedingungen ihren Dienst zu leisten vermöchte?

Auch die Capillarität wurde zu Hilfe gerufen. Die Thränenröhrchen sollten vermöge ihrer Enge wie Capillarröhrchen wirken, die Thränen aus dem Thränensee aufsaugen und an den Thränensack wieder abgeben. Man liess sich dabei nur wenig von dem Umstande beirren, dass die Thränenröhrchen in ihrem Kniestücke eine bedenkliche Erweiterung zeigen und, wenn sie geschlitzt werden, nicht minder ihre Schuldigkeit thun. Was aber die Hauptsache ist, man vergass, dass die Saugwirkung der Capillarröhrchen eine Folge der Anziehungskraft ist, und dass vermöge dieser letzteren die angezogenen Theilchen auch festgehalten werden, ein steter Wechsel derselben also ausgeschlossen erscheint. Wäre ein solcher Wechsel im Sinne jener Theorie möglich, so wäre in der That das Perpetuum mobile und die denkbar billigste Kraft für den Maschinenbetrieb gefunden. Man dürfte dann blos eine entsprechend grosse Anzahl recht langer und am oberen Ende umgebogener Capillarröhrchen in ein stehendes Wasser, in einen Weiher, ja in einen gefüllten Bottich stecken. Das Wasser würde in den Röhren emporsteigen, an dem oberen umgebogenen Ende ausfliessen, ein Rad treiben, in den Behälter zurückfallen, wieder aufwärts strömen und so ins Unendliche fort.

Immerhin ist die Anziehungskraft, welche in der Saugwirkung capillarer Röhrchen zum Ausdrucke kommt, in anderem Sinne von der allergrössten Bedeutung. Durch sie wird trotz des mächtigen Druckes, welcher von Seite der elastisch gespannten Fascia tarsoorbitalis und des Kreismuskels ausgeübt wird, eine ganz dünne, sozusagen capillare Schichte von Thränenflüssigkeit an die Oberfläche des Bindehautsackes und der Cornea gebunden und damit einerseits die freie Beweglichkeit der Lider ermöglicht, andererseits aber auch die erste und wichtigste Trennungsfläche des dioptrischen Apparates glatt und spiegelnd hergestellt. Dem Kreismuskel fällt die Aufgabe zu, alles Ueberschüssige, was durch die Anziehungskraft der Wandungen nicht festgehalten wird, aus dem Bindehautsacke hinwegzutreiben und solchermassen jedwede Unebenheit der vordersten Trennungsfläche sowie die damit verbundenen Störungen der regelmässigen Lichtbrechung zu beseitigen.

Es spielt nach allem dem der Kreismuskel als activer Factor der Thränenableitung eine viel wichtigere Rolle bei der Sehfunction des Auges, als man bisher anzunehmen für gut befunden hat. Man spricht eben immer von einem unmittelbaren Uebergange der Lichtstrahlen aus der Luft in die Hornhaut, während das Licht doch eigentlich zuerst in jene capillare Schichte von Thränenflüssigkeit und von dieser in die übrigen dioptrischen Medien gelangt.

Insoferne vor und hinter der Cornea eine ziemlich gleichartige Flüssigkeitsschichte lagert, hat Mauthner[1]) nicht ganz Unrecht mit seiner Behauptung: »Die Cornea als solche habe wegen ihrer uhrglasförmigen Gestalt einen »gänzlich zu vernachlässigenden Einfluss auf den Gang der Lichtstrahlen.« Die letzteren haben eben, bevor sie in die Hornhaut gelangen, an jener Capillarschichte bereits die grösste Ablenkung erfahren. Doch verstösst Mauthner

---

[1]) Mauthner. Vorlesungen über die optischen Fehler des Auges. Wien, 1876. S. 13.

gegen das Grundgesetz der Lichtbrechung: Sin. α = n sin. β, indem er die Haupttrennungsfläche des dioptrischen Apparates an die Hinterwand der Cornea verlegt, wo das Brechungsverhältniss n der Einheit sehr nahe kommt, Einfalls- und Brechungswinkel folgerecht nahezu gleich sein müssen, während dieses Brechungsverhältniss an der Vorderwand der Cornea $4/3$ beträgt, gleichviel, ob man jene Flüssigkeitsschichte berücksichtigt oder nicht.

1. Die Einwärtsrollung der Lider, Entropium.

Wird die normale Stellung und Lage der Lider einerseits durch die lebendige Kraft des Kreismuskels und durch die elastische Spannung der Fascia tarsoorbitalis, andererseits durch den Widerstand bedingt, welchen die vordere Wölbung des Augapfels und die nach hinten ziehenden Fortsätze des Septum orbitale dem Drucke jener Gebilde entgegensetzen, so liegt es auf der Hand, dass eine Erörterung der Statopathien von krankhaften Störungen dieser Verhältnisse ausgehen müsse. Insoferne kommt vorerst ein Uebermass der spannenden Kräfte in Betracht, es möge dieses ein relatives, durch Verminderung oder Aufhebung der Widerstände begründetes, oder ein absolutes sein.

— · — · —

Ist der Augapfel durch Schwund oder Vereiterung in allen seinen Durchmessern um ein Namhaftes verkleinert, oder gar aus der Orbita entfernt worden, so müssten sich die sonst gesunden Lider in eine durch die Augenhöhlenränder gelegte Ebene spannen, wenn der scheibenförmige Theil des Kreismuskels und das eigentliche Septum orbitale allein massgebend wären. Es ist dem aber nicht so. Der Druck der atmosphärischen Luft, ferner der Zug der rückwärtigen Fortsätze der Fascia tarsoorbitalis und vornehmlich die Wirkung der Thränenkammportion des Muskels machen, dass die Augendeckel weit über jene Ebene hinaus nach hinten weichen, einsinken. Besonders ausgesprochen ist dieses an den freien Lidrändern, in welche die Hauptmasse der Thränenkammportion ausstrahlt. Dieselben erscheinen deutlich nach innen und hinten gezerrt, so dass sich nur die äusseren Lefzen wirklich berühren, die Randflächen selbst aber sich in einen nach hinten offenen Winkel zu einander stellen.

In Folge dieser veränderten Lage der freien Lidränder fallen die beiden Hälften der Lidportion des Muskels nicht mehr in eine und dieselbe Bogenlinie MM (Fig. 1, S. 6) und können sich demgemäss in ihrer Wirkung gegenseitig nicht ausgleichen, sondern treffen sich in einem nach vorne offenen spitzen Winkel und ihre senkrechten Kraftcomponenten drängen die freien Lidränder in der Richtung der Resultirenden weiter nach hinten. Diese Rückwärtsbewegung kann jedoch an den beiden Canthis wegen des Widerstandes der mächtigen Lidbänder nur eine sehr geringfügige sein und damit ist in Anbetracht der geringen Dehnbarkeit der Fascia tarsoorbitalis auch ein sehr ausgiebiges Ausweichen der mittleren Theile der freien Lidränder ausgeschlossen. Der mechanische Effect kräftigerer Zusammenziehungen der Lidportion äussert sich folgerecht in einer Rollung der freien Lidränder um eine wagrechte Axe, und diese Einwärtsrollung ist in den mittleren Theilen der Lidränder, wo die senkrechten Kraftcomponenten ihr Maximum erreichen, immer am meisten vorgeschritten. (Entropium organicum.)

Veranlassungen zu einer solchen verstärkten Muskelthätigkeit finden sich unter so bewandten Umständen sehr oft schon in der ursprünglichen, durch die Thränenkammportion bewerkstelligten Falschstellung der Lidränder, in deren Berührung mit der Hinterwand des Bindehautsackes und mit dem Bulbusstumpfe, in der mangelhaften Thränenableitung, besonders aber in entzündlichen Processen mit Ciliarreizung oder reichlicher katarrhalischer Absonderung.

Entwickeln sich chronische Bindehautleiden, was im späteren Verlaufe sehr häufig geschieht, so kommt es gerne zur Auflockerung und Erweichung des Faserknorpels, was anfänglich die Gradsteigerung des Entropium begünstigt. Falls aber die

Wucherung überhandnimmt und zu bedeutenderen Flächenvergrösserungen des Tarsus und zu einer ansehnlichen Verlängerung des freien Lidrandes führt, kann das Entropium leicht in ein Ektropium verkehrt und als solches durch Schrumpfung und unregelmässige Verkrümmung des Knorpels ständig werden.

Es liegt in der Natur der Sache, dass allen diesen Uebelständen nur mit der Wiederherstellung der normalen Stellung und Lage der Lider durch Einlegung eines passenden künstlichen Auges gesteuert werden kann.

Im Krampfzustande vermag der Kreismuskel wohl auch Widerstände zu bewältigen, welchen er unter gewöhnlichen Verhältnissen nicht gewachsen ist. Vermittelst der Thränenkammportion gelingt es ihm dann in der That nicht gar selten, die Randfläche der beiden Lider so weit nach hinten zu drehen, dass die obere und die untere Lidportion des Muskels sich in einen nach vorne offenen Winkel zu einander stellen, daher die senkrechten Kraftcomponenten den unteren oder beide freie Lidränder nach rückwärts drängen und dieselben, da ein ergiebiges Ausweichen in der genannten Richtung durch die oben erwähnten Umstände sowie durch den Widerstand der vorderen Augapfelwölbung gehindert wird, nach einwärts rollen, entropioniren.

Es wird dieses unter sonst gleichen Verhältnissen selbstverständlich um so leichter geschehen, je grösser die krampfhafte Muskelspannung und je nachgiebiger, dehnbarer der Lidrand ist. Bei Kindern und bei Greisen mit welker, schlaffer Haut und biegsamem Knorpel kommt es daher auch viel häufiger zu einem »spastischen Entropium«, als bei Leuten im kräftigen Mannesalter mit derbem, straffem Gefüge der Augendeckel. Bei Ersteren genügt öfters ein ganz unbedeutender Krampfzustand des Kreismuskels von kurzer Dauer, um die Einwärtsrollung des unteren und selbst beider freien Lidränder zu Stande zu bringen.

Die Veranlassung zu solchen krampfhaften Zusammenziehungen des Kreismuskels geben in erster Linie Reizzustände im vordersten Ciliarnervengebiete, in jenem reichen Geflechte von Empfindungsnerven, welche unter und in dem Epithel der Hornhaut ihre Endigung finden, es mögen diese Reizzustände unmittelbar durch äussere Schädlichkeitseinwirkungen bedingt oder auf entzündliche Vorgänge zurückzuführen sein, welche sich im Bindehautblatte der Cornea abspielen und dann entweder primär aufgetreten oder aus der Mitleidenschaft der oberflächlichen Hornhautschichten an krankhaften Processen der tieferen uvealen Gebilde hervorgegangen sind. In zweiter Linie kommen jene Reflexkrämpfe der Lidmuskulatur in Betracht, welche ihr häufig unauffindbares Reizcentrum ausserhalb des Augapfels und oft in grosser Entfernung von demselben haben.

Wesentlich begünstigt wird das Zustandekommen eines solchen spastischen Entropiums durch die Schutzverbände, welche ihrer anerkannt ausgezeichneten Dienste halber bei Reizzuständen des vorderen Ciliargebietes und nach operativen Eingriffen fast allgemein in Gebrauch gezogen werden. Das aus Charpie oder Watte gebildete Polster drückt nämlich auf die Basen der wagrecht abstehenden Wimpern und drängt durch diese wie durch einen Keil die äusseren Lidlefzen nach hinten, so dass die beiden Hälften der Lidportion in jene Falschstellung zu einander gelangen, in welcher die senkrechten Krafteomponenten die Einwärtsstülpung des unteren oder wohl auch beider freien Lidränder herbeizuführen befähigt werden. Aus diesem Grunde gehören Entropien zu den häufigeren Vorkommnissen nach Operationen an Greisenaugen.

Ist das Entropium einmal so weit gediehen, dass die Wimpern die Oberfläche des Bulbus berühren, so werden die vorhandenen Ciliarreizungen und die dadurch angeregten Reflexkrämpfe des Kreismuskels nothwendig vermehrt, die Einwärtsrollung der freien Lidränder also unterhalten und gradweise gesteigert, der fehlerhafte Zirkel ist fertig.

Die erste und wichtigste Aufgabe der Behandlung liegt selbstverständlich in der Tilgung jener Reizzustände, welche auf reflectorischem Wege den Krampf des Kreismuskels auslösen, und weiters in der Wegräumung der die Einstülpung etwa begünstigenden mechanischen Verhältnisse. Wo der fehlerhafte Kreis noch nicht geschlossen ist, d. h. wo das Entropium als solches noch nicht zu namhafter Steigerung der Ciliarreizung und der davon abhängigen Reflexkrämpfe geführt hat, genügt es in der That bisweilen, den bisher vielleicht benützten Schutzverband wegzulassen und das Grundleiden mit den übrigen therapeutischen Mitteln wirksam zu bekämpfen, um die Lider in ihre normale Stellung zurückzuführen und darin zu erhalten.

In der grössten Mehrzahl der Fälle jedoch reicht man damit nicht aus, es müssen nebenbei die Muskelkräfte, welche die Einwärtsdrehung verschulden, durch andere Kräfte ausgeglichen werden, welche in entgegengesetzter Richtung auf die freien Lidränder wirken.

Handelt es sich um ein spastisches Entropium des unteren Lides, und das ist der allergewöhnlichste Fall, so kann man den erwünschten Gegenzug dadurch zu bewerkstelligen versuchen, dass man die äussere Haut des Augendeckels mittelst Streifen von englischem oder Heftpflaster, besser aber von collodiumbestrichener Leinwand, in schräger Richtung nach unten und aussen angestrafft erhält. Eine ähnliche Leistung lässt sich erzielen durch feine Entropiumzangen, welche nach Art der Serres fines gebildet und bestimmt sind, eine Hautfalte zwischen den abgeplatteten federnden Branchen einzuzwängen und so einen Zug auf den freien Lidrand auszuüben. Wo man glaubt, den Schutzverband noch nicht entbehren zu können, darf man gelegentlich wohl auch den Versuch machen, die äussere Liddecke dadurch in der erforderlichen Richtung anzuspannen, dass man in die äussere Hälfte der unteren Lidfurche eine dünne Heftpflasterrolle legt und darüber das Polster breitet.

Es sind dies sämmtlich nur Nothbehelfe. Vom geringsten Werthe ist die Heftpflasterrolle und die Entropiumzange. Aber auch die Streifenverbände lassen den behandelnden Arzt sehr oft im Stiche. Es bedingt nämlich oft schon deren Anlegung, noch mehr aber die fortgesetzte Anstraffung der Haut in einseitiger ungewohnter Richtung einen empfindlichen Reiz, welcher die Muskelspannung auf reflectorischem Wege erhöht und das Mittel bald unzulänglich macht. In Anbetracht dessen und im Hinblicke auf die Möglichkeit anderweitig begründeter oder zeitweilig verstärkter Muskelkrämpfe muss der auf den freien Lidrand ausgeübte Zug daher etwas ins Uebergewicht gesetzt, das Lid leicht ektropionirt werden. Damit ist aber auch schon eine Störung der Thränenableitung gegeben; die des herrschenden Reizzustandes wegen reichlicher abgesonderten Thränen fliessen über den Verband und die Wangenhaut, regen durch ihr Jucken verstärkte Muskelthätigkeit an, verleiten den Kranken auch wohl zu öfterem Wischen, weichen überdies die Epidermis auf und bringen so die Streifen um allen Halt.

Immerhin ist diese Unzuverlässigkeit keineswegs gleichbedeutend mit Verwerflichkeit. Bei Leuten mit sehr welker, schlaffer Haut, insbesondere bei Kindern und Greisen, wo öfters schon ganz geringfügige Steigerungen der Muskelspannung, also auch sehr unbedeutende und rasch vorübergehende Reizzustände des vorderen Ciliarnervensystems ausreichen, um ein Entropium des unteren Lides herbeizuführen und weiterhin im fehlerhaften Zirkel zu unterhalten, leisten die erwähnten Verbände im Beginne des Leidens mitunter ganz befriedigende Dienste.

Wo aber einigermassen heftigere Muskelkrämpfe bestehen und eine rasche und sichere Abhilfe geboten ist, auf dass das Grundleiden nicht durch den Reiz der einwärts gekehrten Wimpern gesteigert und für den Fortbestand des Auges als Sehorgan gefahrdrohend werde: da ist keine Zeit mit zweifelhaften Versuchen zu verlieren, da heisst es, die entropionirenden Muskelkräfte ohne Verzug und unfehlbar lahm zu legen. Das Mittel dazu ist die Durchschneidung der Lidportion nahe dem äusseren Canthus. Der Schnitt muss durch die ganze Dicke des Augendeckels schräg nach aussen und unten, bezüglich des oberen Lides schräg nach aussen und oben, geführt werden. (Schräge Blepharotomie.)

Ein wagrechter Schnitt in der Verlängerung der Lidspalte kann dem Zwecke nimmer genügen. Er halbirt nämlich das äussere Lidband seiner Axe nach, ohne die elastische Spannung der Fascia tarsoorbitalis wesentlich zu vermindern, und beraubt die an der Vorderfläche des Ligamentes in breiter Zone durch straffes Bindegewebe festgehefteten Faserbündel des Muskels keineswegs ihres äusseren Fixpunktes, also auch nicht ihrer entropionirenden Wirkung. Wird der Schnitt aber in der angedeuteten Weise schräg durch die ganze Dicke des Lides geführt, so werden alle Faserbündel der Lidportion von ihrem lateralen Ansatze getrennt und können sich ungehindert aus dem Bogen in die gerade Linie verkürzen. In Folge dessen stellt sich der durchschnittene Augendeckel augenblicklich seiner ganzen Fläche nach annähernd tangential zur vorderen Wölbung des Bulbus, während das Colobom mächtig klafft und der freie Lidrand unter dem Drucke des anderen Lides leicht ektropionirt wird. Damit ist der etwa schon geschlossene falsche Zirkel gebrochen, so dass die gegen das Grundleiden gerichteten therapeutischen Massregeln ihre volle Wirksamkeit zu entfalten im Stande sind.

Gewöhnlich geht das Grundleiden rasch zurück oder schreitet wenigstens in der Besserung so weit vor, dass es keine Reflexkrämpfe mehr auszulösen vermag. Dann schliesst sich auch das Lidcolobom von seinem Winkel aus nahezu vollständig. Es bleibt nur eine ganz flache und seichte Rinne zurück, welche die Thränenleitung stört. Im Uebrigen liegt der freie Lidrand allenthalben dem Bulbus an.

Bisweilen jedoch erweist sich das Grundleiden überaus hartnäckig und unterhält die Reflexkrämpfe in wenig verminderter Heftigkeit. Die Wunde kann sich dann unmöglich zusammenziehen. Ihre Schenkel werden im Gegentheile immer mehr auseinander gezerrt und der Winkel gehoben, das Colobom umstaltet sich zu einer einen Centimeter und darüber breiten, flachen, wenig ausgehöhlten Lücke mit zugeschärftem narbigen Rande. Der eigentliche Lidrand erscheint in Folge dessen nach innen verschoben, wulstig. Er grenzt sich mit einem scharf vorspringenden Winkel von dem inneren Colobomschenkel ab und lässt seine tangentiale Stellung zum Bulbus noch gut erkennen. Er ist immer ektropionirt, indem die senkrechten Kraftcomponenten seiner Muskulatur lahm gelegt sind, während jene des anderen Lides ihre volle Wirksamkeit behalten und der colobomtragende Augendeckel wegen seiner wagrechten Verlängerung vom Augapfel etwas absteht.

Ein solches künstlich erzeugtes Ektropium ist selbstverständlich in hohem Grade entstellend. Es wird durch die Behinderung des hermetischen Lidschlusses und der Thränenleitung aber auch überaus lästig und unter Umständen durch seine weiteren Folgen gefährlich. Es muss daher nach Tilgung des Grundleidens und der dadurch angeregten Reflexkrämpfe immer dessen vollständige Beseitigung angestrebt werden. Anfrischung und Vernähung der Colobomränder unter entsprechender Anstraffung des Lides führen leicht zum Ziele.

Es liegt auf der Hand, dass die dauernde Auswärtsstülpung des Lides sammt allen ihren grossen Uebelständen in jedem Falle herbeigeführt werden müsste, wenn man unmittelbar nach der schrägen Durchschneidung des Lides den Wundrand der Bindehaut über jenen der äusseren Decke herausziehen und durch Nähte sowohl im Winkel als an beiden Schenkeln der Wunde festheften wollte. Diese abgeänderte Art der Canthoplastik findet bei rein spastischen Entropien keine vernünftige Anzeige.

Im Ganzen muss bei der operativen Behandlung des spastischen Entropiums stets im Auge behalten werden, dass der Ausgangspunkt der fraglichen Statopathie doch eigentlich in den nervösen Reizungen gelegen sei, welche mit dem Grundleiden einhergehen, und dass diese kaum jemals von unbeschränkter Dauer sind, vielmehr meistens rasch abnehmen oder ganz verschwinden, wenn die Einstülpung des freien Lidrandes behoben wird. Vorübergehenden Krankheitszuständen sollen aber in der Regel nur vorübergehende andere entgegengestellt werden, wie dies die einfache schräge Durchschneidung des Lides ist, welche wirklich in der grössten Mehrzahl der Fälle dem Krampfe ein Ende macht. Bleibende Krankheitszustände an Stelle vorübergehender setzen, ist kaum als sachgemäss zu erachten.

Aus diesem Grunde lassen sich beim reinen spastischen Entropium auch manche andere vielseitig gepriesene Verfahrungsweisen nicht gut in Anwendung bringen. Es gehört hierher die Verkürzung der äusseren Liddecke durch Abschnürung oder Ausschneidung einer Hautfalte, die mehrfache Abschnürung der Faserbündel der Lidportion, die sogenannten Fadenoperationen u. s. w. Alle diese Methoden gehen darauf aus, den mechanischen Effect der entropionirenden Muskelkräfte durch einen Gegenzug wett zu machen und solchermassen den eingerollten freien Lidrand in eine der Norm annähernd entsprechende Stellung zurückzubringen. Um dieses Ziel mit Sicherheit zu erreichen, muss der Gegenzug selbstverständlich den Reflexkrämpfen das Gleichgewicht halten oder selbe gar überbieten, folgerecht also nach Durchbrechung des fehlerhaften Zirkels und nach dem Aufhören der krankhaften Muskelspannung im Uebermasse wirken, das Lid ektropioniren und in dieser falschen Stellung fixiren.

Alle diese auf einen bleibenden Gegenzug gerichteten operativen Eingriffe haben darum nur dort einen vernünftigen Sinn, wo die Einwärtsrollung des freien Lidrandes nicht mehr allein durch Reflexkrämpfe begründet erscheint, sondern durch bleibende krankhafte Zustände unterhalten wird, also aufgehört hat, ein rein spastisches zu sein. In der That kommen solche Fälle häufig vor.

Oft genug sieht man, vornehmlich bei Kindern und Greisen mit schlaffer, welker Haut, ursprünglich spastische Entropien unter geringfügigen Reizzuständen und bei schwacher Reflexthätigkeit der betreffenden Muskeln seit Monaten und Jahren fortbestehen. In Folge der stetigen Einwirkung der rückwärtsgekehrten Wimpern hat sich die Oberfläche des am meisten ausgesetzten Hornhauttheiles mit einer mehr oder weniger dicken pannösen oder wohl gar schon in narbiger Schrumpfung begriffenen Granulationsschichte überkleidet, welche die reichen Netze der dort verzweigten Empfindungsnerven wie ein Panzer schützt, daher die früheren Reizzustände und die davon abhängigen Reflexkrämpfe längst jeder kräftigeren Anregung entbehren. Der Fortbestand des Entropiums findet seine Begründung nunmehr zum grossen Theile darin, dass der einwärts gerollte Lidtheil sich allmälig in die ihm aufgezwungene Lage gefügt, sich derselben angepasst hat und gleichsam in sie hineingewachsen ist.

Wenn in solchen Fällen die einfache Schrägdurchschneidung des Augendeckels sich ungenügend erweisen sollte, was gewiss nur selten geschieht, so kann man unter der Voraussetzung, dass die Bindehaut nicht narbig verkürzt ist, versuchen, nach Snellen's[1]) Methode Narbenstränge im Unterhautbindegewebe zur Entwickelung zu bringen, welche den eingerollten freien Lidrand durch ihren Zug in einer annähernd normalen Stellung zu erhalten und so der Verbildung die Möglichkeit eines Ausgleiches zu bieten vermögen. Es hat dieses Verfahren insoferne einen grossen Vorzug vor anderen einschlägigen Operationsweisen, als es keinen unwiederbringlichen Substanzverlust verursacht und als ein etwaiges Uebermass des mechanischen Effectes dadurch auf den wirklichen Bedarf zurückgeführt werden kann, dass man nachträglich die sich mehr und mehr zusammenziehenden Narbenstränge durchtrennt oder theilweise ausschneidet.

Der zweckmässigste Vorgang bei dieser Art von »Fadenoperation« scheint folgender zu sein. Ein oder zwei an beiden Enden mit krummen Nadeln armirte starke Fäden werden von der tiefsten Stelle der conjunctivalen Uebergangsfalte aus durch die ganze Dicke des Lides geführt, so dass sie im Fundus des Bindehautsackes eine oder zwei dem freien Lidrande parallele

---

[1]) Snellen, Congrès internat. d'ophth. Paris 1863. p. 236.

Schlingen von 4—5^{mm} Länge bilden. Die einzelnen Nadeln werden sodann durch ihre Ausstichswunde in der äusseren Liddecke zurück zwischen dieser und dem Faserknorpel hindurch in senkrechter Richtung bis knapp an die äussere Lidlefze geleitet, dort ausgestochen und die beiden Enden je eines Fadens über einer Heftpflasterrolle nach Bedarf zusammengezogen und geknüpft. Nach 3—4 Tagen stellt sich die Eiterung ein, die Fäden müssen entfernt werden. An deren Stelle bilden sich in der Regel Narbenstränge im Unterhautbindegewebe, welche nicht selten durch die äussere Liddecke hindurch fühlbar sind. Sie ziehen die äussere Lidlefze gegen ihren Fixpunkt, d. i. gegen die dem Orbitalrande zunächst gelegene Zone der Fascia tarsoorbitalis, wirken demnach ektropionirend.

Doch darf nicht vergessen werden, dass die Narbenbildung immer längere Zeit in Anspruch nimmt, und dass, wenn mittlerweile die einwärtsrollenden Muskelkräfte in Thätigkeit bleiben, der Erfolg ein unzureichender sein müsse. Es ist in den fraglichen Fällen daher rathsam, die geschilderte »Fadenoperation« stets mit der schrägen Blepharotomie zu verbinden, am besten so, dass man dort, wo man die Nothwendigkeit zugkräftiger Narbenstränge voraussicht, zuerst die Fäden einzieht und dann die schräge Durchschneidung des Lides nachfolgen lässt.

Weit dringlicher wird die Schaffung eines solchen bleibenden Gegenzuges oder anderer zusammengesetzter operativer Eingriffe in Fällen, in welchen die narbige Schrumpfung der Bindehaut und des Fasernknorpels den Anstoss zur Entwickelung eines Entropiums gegeben haben. Es erfordern diese Verhältnisse eine etwas eingehendere Erörterung.

2. Das Entropium vorbereitende organische Verbildungen.

Narbige Schrumpfungen der Conjunctiva werden ausnahmsweise veranlasst durch Verschorfung, überhaupt durch Wundlegung gegenständiger sich berührender Abschnitte der beiden

Blätter des Bindehautsackes. Es kommt dann nämlich gerne zur Bildung üppig wuchernder Fleischwärzchen, welche bald zur Verwachsung der wund gewesenen Flächen führen und bei ihrem Uebergange in eine dichte sehnige Narbe einen mächtigen Zug auf die Nachbarschaft ausüben. Das betreffende Lid kann so in der mannigfaltigsten Weise verkrümmt und verzogen werden. Mitunter wird der freie Lidrand gleich von vorneherein theilweise nach innen gekehrt oder in eine solche Stellung gebracht, dass die beiden Hälften der muskularen Lidportion sich in einem nach vorne offenen Winkel treffen und die senkrechten Kraftcomponenten so eine wirkliche Einwärtsrollung bewerkstelligen können.

Es liegt auf der Hand, dass die Beseitigung des Narbenzuges, also des Symblepharon selbst, unter so bewandten Umständen die erste und wichtigste Aufgabe der Therapie sein müsse. Die darauf hinzielenden operativen Eingriffe sind selbstverständlich den jeweilig gegebenen überaus wechselvollen Verhältnissen anzupassen und liegen ausserhalb des Rahmens der vorliegenden Arbeit. Nur nebenbei sei erwähnt, dass bei Verwachsungen von grösserem Umfange kaum ein anderes Verfahren zu befriedigenden Erfolgen führen könne, als die Ueberpflanzung derberer gefässreicher Schleimhautstücke auf jene Flächen, welche durch die Ausschneidung oder durch einfache Querspaltung der narbigen Verbindungsstücke wund gemacht worden sind.

Es empfehlen sich zu diesem Versuche Abschnitte eines vorgefallenen Mastdarmes oder Stücke aus der Mundschleimhaut, welche durch Abtragung sogenannter doppelter Lippen gewonnen werden, besonders aber jene uhrtaschenförmigen Falten der Vaginalschleimhaut, welche bei Gelegenheit gynäkologischer Operationen gar nicht selten zur Verfügung gestellt werden können. Es müssen diese ausgeschnittenen Falten nach vorsichtiger Durchtrennung des Zwischengewebes umgestülpt werden, so dass die beiden Schleimhautflächen einander berühren, worauf das jetzt nach aussen zu liegen kommende weitmaschige gefässärmere submucöse Gefüge möglichst gründlich zu entfernen ist. Nachdem nun die umgedrehte Falte oder Tasche mit Rücksicht auf die Gestalt und Grösse der Wunde zugeschnitten ist, wobei man die Maasse angesichts der zu gewärtigenden Schrumpfung etwas reichlicher zu nehmen hat, wird dieselbe zwischen die angefrischten Flächen des

Lides und des Augapfels eingesenkt und befestigt. Dies geschieht am besten, indem man vorerst die beiden mit krummen Nadeln armirten Enden eines starken Fadens mehrere Millimeter von einander entfernt durch den Falz der überzupflanzenden Schleimhauttasche zieht, so dass eine Schlinge gebildet wird, und dann die beiden Nadeln in angemessenem gegenseitigen Abstande von dem tiefsten Grunde der Wunde aus senkrecht durch die ganze Dicke des Lides sticht. Durch Anziehen der Fäden lässt sich jetzt die Schleimhauttasche leicht an den für sie bestimmten Ort geleiten und dort den Wundflächen anpassen, worauf die Fäden über einer Heftpflasterrolle geknüpft werden. Es bedarf dann nur mehr einiger zarter Nähte, um die Wundränder der nöthigenfalls noch etwas zugestutzten Schleimhauttasche mit jenen des Lides einerseits und der Conjunctiva bulbi anderseits in Berührung zu erhalten. Zum Schlusse wird ein fettbestrichenes Stanniolblättchen über die Lider gebreitet und ein Schutzverband mit Wattepolster über beide Augen gelegt. Es ist zu empfehlen, während der ersten Tage nach der Operation unbedingte Körperruhe mit Rückenlage im Bette einhalten zu lassen und den Verband erst nach Ablauf eines gleichen Zeitraumes zu wechseln. Beginnt die Eiterung an den Nähten, so müssen diese entfernt werden. Nichts schadet mehr, als frühzeitiges Untersuchen und Zerren an den frisch verlötheten Theilen, denn es führt meistens zu parenchymatösen Blutungen, zur Abhebung der überpflanzten Hautstücke und zu deren Tod.

Es ist mir schon mehrmals gelungen, Schleimhautstücke in den verödeten Bindehautsack zu pfropfen.[1]) In einem Falle handelte es sich um höchstgradige Entartung der Bindehaut und der Lidknorpel nach einem seit Jahren vorausgegangenen Trachome. Die obere Hälfte des rechten und der ganze Bindehautsack des linken Auges war stark gewulstet, gelockert und stellenweise von polypenähnlichen kropfigen Geschwülsten bestanden. Sämmtliche vier Lidknorpel, besonders aber die beiden oberen, waren zu kolossalen unförmlichen Wülsten aufgetrieben. Die mikroskopische Untersuchung ergab allenthalben weit vorgeschrittene amyloide Degeneration des Gefüges. Die untere Hälfte des rechten Bindehautsackes war völlig untergegangen, so dass der freie Lidrand seiner ganzen Länge nach durch kurzfaseriges sehniges Bindegewebe mit der xerotischen Oberfläche des Bulbus verwachsen erschien. Es wurde dieses Lid seiner ganzen Fläche nach vorsichtig von dem Augapfel abgelöst und in die so entstandene Wundtasche auf die oben geschilderte Weise eine umgestülpte Falte von Vaginalschleimhaut eingesenkt. Die Verheilung erfolgte ohne alle Zwischenfälle und die überpflanzte Mucosa secernirte eine Zeit lang zähen gelblichen Schleim von eigenthümlichem Geruche. Bald aber stiess sich das Epithel ab, die sich berührenden Schleimhautflächen begannen zu granuliren und verwuchsen bis auf eine mehrere Millimeter tiefe Furche.

---

[1]) Illing, Allg. Wien. med. Zeitung 1874, Nr. 32 u. f.; E. Bock, Die Pfropfung der Haut und Schleimhaut etc. Wien 1884. S. 43, 62.

In der Regel wird die narbige Schrumpfung der Bindehaut begründet durch granulirende Entzündungen aller Arten, vom wuchernden Katarrhe bis zur crouposen Form und zum Trachome im engeren Wortsinne. Die damit gesetzte Verkürzung der Bindehaut äussert sich zuerst in der meistens ungleichmässigen Hebung des Uebergangstheiles (Symblepharon posterius), weiterhin aber auch in der allmäligen Verstreichung der inneren und in der Heranziehung der äusseren Lidlefze an die Oberfläche des Augapfels.

Viele sehen in dem letzterwähnten Zustande schon den ersten Grad, also den Beginn eines wahren Entropiums. Mit Unrecht, denn es handelt sich hier noch keineswegs um eine wirkliche Einrollung des freien Lidrandes als Ganzen, sondern lediglich um eine Verschiebung der äusseren Hautdecken über den seine Stellung und Lage unverändert behauptenden Spaltenrand des Septum orbitale. Indem nämlich die narbig schrumpfende Bindehaut sich ihrer ganzen Fläche nach verkürzt, wird die innere Lidlefze an die Hinterwand des Tarsus gegen den Grund der Uebergangsfalte hingezogen, ihre rechtwinkelige Gestalt allmälig in eine mehr stumpfwinkelige umgewandelt und schliesslich ganz verstrichen, damit aber auch die freie Randfläche und mit ihr die äussere Lefze des Lides nach hinten gezerrt.

Wegen der Zügigkeit und Dehnbarkeit der äusseren Decke kommt es dabei immer zu einer mehr oder weniger auffälligen Verbreiterung des Haarbodens oder besser der von den Wimpern durchbohrten Hautzone. Die nothwendige Folge dessen ist eine Stellungsveränderung der Wimpern selbst; dieselben werden aus ihrer wagrechten Richtung in eine der senkrechten sich nähernde gedrängt und können dann unter dem Drucke des anderen Lidrandes leicht in Berührung mit dem Bulbus gelangen. Gewöhnlich aber ist es die Verziehung und Verbreiterung der äusseren Lefze an sich, welche einzelne oder die Mehrzahl der Cilien mit der Oberfläche des Augapfels in Berührung bringt. Es scheint dann, als ob die Wimpern nicht in einer einzigen schmalen Zone aus der äusseren Lefze, sondern in mehreren Reihen, ja selbst ganz unregelmässig aus der freien Randfläche des Lides hervorgewachsen wären, ein Zustand, welcher manchmal auch **angeboren**, aber bei völlig normaler Gestaltung der beiden Lidlefzen, vorkommt und unter dem Namen »Zweiwuchs der Cilien, Distichiasis« in den Lehrbüchern geführt wird.

Erst vor Kurzem habe ich einen sehr ausgesprochenen derartigen Fall von **angeborener Distichiasis** am rechten unteren Lide bei einem Kinde zu beobachten Gelegenheit gehabt. Lidränder und Bindehaut erschienen vollkommen normal. Nicati[1]) hat wirkliche Distichiasis an allen vier Lidern, bedingt durch Bildung von Haaren in den Mündungen der Meibom'schen Drüsen, beobachtet.

Oft wird unter der Herrschaft des Grundprocesses das Gefüge des freien Lidrandes in entzündliche Mitleidenschaft gezogen und dann bisweilen eine Anzahl von Wimperbälgen der Entartung zugeführt, so dass ihre Zwiebeln nur mehr verkümmerte, sich schon an der Wurzel spaltende und nach allen Richtungen krümmende Wollhaare treiben oder gar völlig veröden: die Distichiasis erscheint gepaart mit »Trichiasis« und streckenweise mit Kahlheit »Madarosis«.

Die mit der narbigen Schrumpfung der Bindehaut in unmittelbarem ursächlichem Zusammenhange stehende Distichiasis ist, wie gesagt, ein vom Entropium ganz verschiedener Zustand. Doch wird sie, wenn auch nicht nothwendig, so doch häufig die nächste Veranlassung zu einer wirklichen Einrollung der freien Lidränder, vorzugsweise des unteren. Mit der Verstreichung der inneren Lefze ist nämlich der Widerstand weggefallen, welchen der Subtarsalmuskel bei seinem Streben findet, die Lidrandfläche in einer Schraubenlinie nach hinten zu drehen (S. 10). Hat sich aber einmal die äussere Lefze durch den Zug der Conjunctivalnarbe und durch die Muskelwirkung der vorderen Bulbuswölbung genähert, sind demnach die der Lidspalte zunächst gelegenen Faserbündel der Lidportion über den freien Rand des Knorpels

---

[1]) Nicati, Centralblatt f. prakt. Augenheilkunde, V. S. 124.

hinweg nach hinten getreten, so treffen die beiden Hälften des inneren Kreismuskels wieder in jenem nach vorne offenen Winkel aufeinander, welcher die Entropionirung der Lider so leicht mit sich bringt. Für die dazu etwa erforderliche gesteigerte Muskelspannung sorgen in ausreichendem Masse die Wimpern, welche vermöge ihrer falschen Stellung an sich, oder unter dem Drucke des anderen Lidrandes mit der überaus empfindlichen Oberfläche des Augapfels in Berührung gebracht werden und heftige Reizzustände mit davon abhängigen Reflexkrämpfen des Kreismuskels anregen.

Es wird eine solche Einwärtsrollung in hohem Grade begünstigt durch narbige Verkürzungen der Lidspalte (Phimosis). Indem damit nämlich eine entsprechende Steigerung der Lidspannung einhergeht, wird dem am meisten angestrafften Theile, dem freien Lidrande, das Streben mitgetheilt, an der vorderen Wölbung des Bulbus herabzugleiten und, da ein genügendes Ausweichen durch die geringe Dehnbarkeit des Knorpels und der beiden mächtigen Lidbänder verhindert wird, sich nach hinten umzuschlagen. In der That wird auf solche Weise die Bogenlinie des freien Lidrandes ihrer kürzeren Sehne näher gebracht.

Vielleicht genügt diese rein mechanische Spannung an und für sich, um ein Entropium zu bewerkstelligen, und dann könnte das letztere beide Lider betreffen. Ist aber ein, wenn auch verhältnissmässig geringer Druck von Seite der beiden Hälften der Lidportion dazu erforderlich, so könnte eine solchermassen begründete Einwärtsrollung immer nur am unteren Lide zu Stande kommen. Die geschlossene Lidspalte streicht nämlich bei der Primärstellung des Auges um ein Beträchtliches unterhalb des wagrechten Meridians der Hornhaut; die Entropionirung des oberen Lidrandes würde also nicht ein Absteigen, sondern ein Uebersteigen der grössten Wölbung des Bulbus nothwendig machen.

Eine viel wichtigere Rolle als die Phimose spielt in der Pathogenese des Entropiums die ungleich häufiger vorkommende kahnförmige Verkrümmung des Faserknorpels. Diese erscheint immer in Gesellschaft weit vorgeschrittener narbiger Bindehautschrumpfung, bisweilen auch mit narbiger Verkürzung der Lidspalte gepaart und stammt aus gleicher Quelle. Die granulirenden Formen der Syndesmitis beschränken sich nämlich niemals auf das eigentliche Schleimhautgefüge, sondern greifen stets auf den Tarsus über, ja ziehen bei einigermassen lebhafterem Processe die Lider ihrer Gesammtheit nach und die nachbarlichen Theile in Mitleidenschaft. Die Faserknorpel werden entzündlich infiltrirt, aufgelockert, ihrer natürlichen Steifigkeit und Widerstandsfähigkeit beraubt und können schliesslich, wenn die wuchernden Elemente derselben zu dichten, derben, sehnenähnlichen Narbenmassen schrumpfen, auf die mannigfaltigste Art verzogen und verkrümmt werden. Da geschieht es denn auch wohl, dass der freie Rand des verbildeten Tarsus nach hinten gebogen wird, so dass er sich theilweise oder seiner ganzen Länge nach fast senkrecht zur vorderen Wölbung des Augapfels stellt.

Ohne Zweifel hat auf dieses Ereigniss der mächtige Zug der verödenden Conjunctiva einen massgebenden Einfluss, denn man findet im Grunde der kahnförmigen Vertiefung an der hinteren Lidfläche ausnahmslos eine mehr oder minder massige strahlige Bindehautnarbe. Doch lässt sich die dem freien Lidrande stets annähernd parallele Streichung der Rinnenaxe unmöglich allein auf den ganz unregelmässigen Zug einer schrumpfenden Narbe zurückführen, vielmehr weist dieselbe ganz unzweidentig auf die Kraftwirkung der beiden Hälften der muskulären Lidportion als den eigentlichen Hauptfactor hin. Diese zeichnet dem noch weichen, aufgelockerten, nachgiebigen Knorpel die Richtung vor, in welcher er sich später krümmen soll, und steigert durch ihre fortgesetzte Thätigkeit die Falschstellung des freien Lidrandes zur förmlichen Einwärtsrollung.

Wo es sich um einfache Distichiasis, d. i. um eine Verbreiterung und Rückwärtsziehung der äusseren Lidlefze handelt, geht die therapeutische Aufgabe offenbar dahin, die den Augapfel streifenden oder dies drohenden Wimpern in die normale Stellung und Lage zurückzuführen und darin zu fixiren, oder auf eine andere Art jene höchst gefährlichen Reizwirkungen unmöglich zu machen, welche jene auf die Oberfläche des Bulbus auszuüben pflegen.

Es kommt vor, dass vermöge des ungleichmässigen Zuges der narbig schrumpfenden Bindehaut blos einige wenige Wimpern auf die freie Randfläche der Lider herausgetreten zu sein scheinen und am Bulbus streifen. Die anderen wohlerhaltenen Cilien wachsen noch in geschlossener Reihe aus der etwas verbreiterten äusseren Lefze hervor. Die Basen derselben haben allerdings die wagrechte Richtung mit einer mehr senkrechten vertauscht, die Spitzen aber wenden sich im Bogen von der Oberfläche des Bulbus ab. Da genügt es, die nach rückwärts gekehrten Haare von Zeit zu Zeit auszuraufen, um dem Kranken Ruhe zu verschaffen, immer vorausgesetzt, dass die freie Randfläche des betreffenden Lides nicht allzu schräge nach hinten sieht, widrigenfalls schon das geringste Hervortreten des rasch nachwachsenden Stumpfes über die Mündung des Haarbalges ausreichen würde, um neuerdings die heftigsten Reizzustände hervorzurufen.

In letzterer Zeit ist man auf die Illaqueatio ciliorum zurückgekommen, welche schon von Celsus und Paul d'Egina[1]) bei partieller Trichiasis und Distichiasis geübt wurde. Es soll das falsch gestellte Haar nämlich mittelst einer Draht- oder Fadenschlinge,[2]) oder mittelst einer an der Nadelspitze selbst angebrachten Oese[3]) durch einen Stichkanal, welcher knapp vor der Mündung des zugehörigen Balges am Lidrande beginnt, an die Vorderfläche der äusseren Lefze herausgeleitet werden. Da den Cilien jedoch nur eine Lebensdauer von ungefähr 150 Tagen zugemessen ist[4]), und blos ziemlich ausgewachsene Wimpern, welchen nicht gar viel Zeit davon erübrigt, einer solchen Dressur sich unterwerfen lassen, kann die Methode unmöglich befriedigen.

---

[1]) Anagostakis, Contributions à l'histoire etc. Athènes 1872. p. 13.

[2]) Snellen, Jaarlijksch Verslag 1870, p. 105; Schulek, Wiener med. Wochenschrift 1871, Nr. 23.

[3]) Knapp, Klin. Monatsblätter 1871, S. 422.

[4]) Donders, Arch. f. Ophth. IV., 1, S. 286; Mählí, Klin. Monatsblätter 1879, Beilage S. 25.

Man hat darum empfohlen, die Bälge der nach rückwärts gekehrten Haare zu zerstören, indem man entweder eine feine Metallnadel in sie einführt und auf elektrolytischem Wege zum Glühen bringt,[1]) oder indem man den Balg von der Randfläche des Lides aus mit einem Faden umsticht und so dessen Vereiterung bewerkstelligt.[2])

Es können diese und ähnliche operative Eingriffe immer nur als schwache Nothbehelfe gelten. Mehr leistet bei partieller Trichiasis und Distichiasis die theilweise Abtragung des Haarbodens, allenfalls mit Drehung eines Hautzwickels, wie ich selbe seit nahezu zwanzig Jahren oft mit bestem Erfolge ausgeführt habe.[3])

Neuerlich habe ich ein anderes Verfahren, sozusagen eine partielle Lidrandplastik, versucht.[4]) Es scheint dasselbe nach den bisherigen Erfahrungen Gutes zu versprechen. Es wird hinter den falschgestellten Wimpern von der freien Randfläche aus eine gerade Lanze eingestochen und so das Lid an der betreffenden Stelle in eine vordere und hintere Platte gespalten. Nachdem dann der Trennungsschnitt, welcher hart an der vorderen Knorpelfläche zu führen ist, subcutan genügend erweitert wurde, wird aus der vorderen Platte ein rechtwinkeliges Viereck herauspräparirt, umgedreht und wieder auf die Wundfläche gelegt, so dass der zur äusseren Lefze gehörige Rand mit dem entgegengesetzten Rande der Wundfläche in Berührung kommt. Um das Viereck zu umgrenzen, werden zu beiden Seiten der falsch gestellten Cilien etwa 4^{mm} lange senkrechte Schnitte geführt und deren Enden durch einen dem freien Lidrande parallelen wagrechten Schnitt verbunden. Bei der Ablösung ist sehr wohl zu achten, dass keine Haarbälge an der blossgelegten vorderen Knorpelfläche zurückbleiben. Als Verband dient ein mit Fett oder Vaselin bestrichenes Stanniolblättchen, welches auf die Wunde

---

[1]) Ch. Michel, Klin. Monatsblätter 1882, S. 129; Story, Centralblatt f. prakt. Augenheilkunde. VII., S. 109.
[2]) Herzenstein, Arch. f. Ophth. XII, 1, S. 76.
[3]) Stellwag, Lehrbuch. Wien 1870, S. 525.
[4]) Stellwag, Allgemeine Wiener med. Zeitung 1883, Nr. 49.

gelegt, mit Watte überpolstert und durch eine zügige Fanellbinde festgehalten wird. Um alle Zusammenziehungen der Lidmuskulatur auszuschliessen, ist es gut, beide Augen durch einige Tage verbunden zu lassen und den Kranken zu grosser Körperruhe aufzufordern. Der Lappen heilt sehr leicht an, die Wimpern fallen gewöhnlich aus oder erneuern sich nicht, wenn sie ausgezogen werden, und am Lidrande bleiben nur sehr wenig merkliche Narbeneinziehungen als Spuren der Operation zurück.

Wo die freie Randfläche des Lides schon sehr nach hinten gedreht erscheint, so wie dort, wo eine grössere Anzahl von Wimpern den Bulbus berührt, oder wo bei dem Fortschreiten des Bindehautschwundes ein solcher Uebelstand in nicht ferner Zukunft zu erwarten steht: da heisst es eine ganz verlässliche, gründliche und bleibende Abhilfe schaffen.

Dies leistet die Abtragung des gesammten Haarbodens. Die Operation wurde schon von Fried. Jäger[1] geübt, von Flarer[2] durch vorläufige Spaltung des betreffenden Lidrandes in zwei Platten wesentlich verbessert und ist noch dermalen ziemlich allgemein im Gebrauche, besonders wenn es sich um Distichiasis oder Trichiasis des unteren Augendeckels handelt, indem der letztere den übrigen Methoden grössere Schwierigkeiten bereitet.

Soll die Abtragung des Haarbodens ihrem Zwecke völlig entsprechen, so ist es dringend geboten, den Spaltungs- und Umgrenzungsschnitt über die äussere Commissur hinaus zu verlängern[3] und den blossgelegten Randtheil des Knorpels von allen etwa anhaftenden Resten der Haarbälge zu säubern, widrigenfalls ein Nachwachsen der Cilien kaum ganz verhütet würde. Es liegen nämlich zahlreiche Wimpernbälge am äusseren Lidwinkel und können durch einen in diesem selbst endenden Spaltungs- und Umgrenzungsschnitt unmöglich zur Gänze abgetrennt werden.

---

[1] Fried. Jäger, nach Ch. Hosp. Diss. Viennae 1818. p. 25.
[2] Flarer, Riflessioni sulla trichiasi. Milano 1828. p. 64.
[3] Stellwag, Lehrbuch 1870. S. 526.

Ueberdies sind einzelne Haarbälge bisweilen tief in die vordere Knorpelfläche eingesenkt und müssen mit dem Messer förmlich herausgestochen oder geschnitten werden, sollen die Papillen nicht neue Haare treiben.

In Anbetracht dessen ist es räthlich, das Lid vorerst an der äusseren Commissur in zwei Platten zu spalten, indem eine gerade Lanze von der Randfläche des Winkels aus wagrecht zwischen die Haut und das äussere Lidband gestossen und der Schnitt nach Bedarf erweitert wird. Ist dies geschehen, so wird die Spaltung mittelst eines Scalpells in der ganzen Breite des Lides fast auf Einen Centimeter Tiefe bis zum Thränenpunkte hin fortgesetzt. Nun wird die Liddecke vom äusseren Canthus aus auf etwa 5^{mm} Länge in wagrechter Richtung bis auf das darunter liegende Ligament durchtrennt und der eigentliche Umgrenzungsschnitt geführt. Es steigt dieser von dem äusseren Ende des wagrechten Hautschnittes in flachem Bogen empor, läuft in ungefähr 5^{mm} Abstand der vorderen Lidlefze parallel über die ganze Breite des Augendeckels und biegt schliesslich unter fast rechtem abgerundeten Winkel in die senkrechte Richtung ein, um

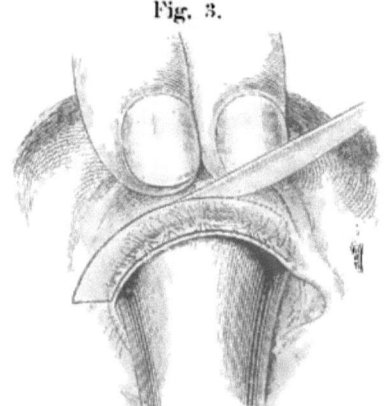

Fig. 3.

nach aussen vom Thränenpunkte in dem freien Lidrande zu enden (Fig. 3). Es lässt sich jetzt die so umschriebene Hautbrücke mit dem Haarboden leicht abheben, höchstens bedarf es einiger Scheerenschläge, um sie von der Unterlage zu lösen. Findet man Reste des bindegewebigen Stromas oder des Muskels der entblössten Knorpelfläche anhaftend, so müssen diese entfernt werden, um etwa stehen gebliebene Wimpernbälge oder Theile derselben entdecken zu können. Concentrirtes Licht lässt sie leicht als schwarze Punkte in der hinteren Wundlefze oder auf der Oberfläche des Tarsus erkennen. Liegen sie nur lose auf, so genügt die Scheere, um sie zu beseitigen. Stecken sie aber tiefer im Gefüge des Knorpels, so müssen sie mit dem Messer ausgeschnitten oder ausgestochen werden. Schliesslich wird nach Stillung der Blutung Jodoform auf die Wundfläche gestreut, ein befettetes Stanniolblättchen darüber gebreitet und ein binocularer Verband angelegt, um Lidbewegungen möglichst auszuschliessen. Nach vierundzwanzig Stunden wird der Verband gewechselt und das nicht operirte Auge offen gelassen. Im Verlaufe von zwei oder höchstens vier Tagen ist die Verheilung in der Regel so weit vorgeschritten, dass der Kranke der ferneren Behandlung entrathen kann.

Mit der Beseitigung der äusseren Lefze geht selbstverständlich die rechtwinkelige Gestaltung des freien Lidrandes verloren; derselbe wird in eine narbige rauhe Kante umgewandelt und unfähig, die ihm bei der Thränenleitung zugewiesene Rolle durchzuführen.

Um diesem mitunter höchst peinlichen Uebelstande zu begegnen, habe ich seit mehreren Jahren immer den ausgeschnittenen mit Wimpern besetzten Hautstreifen in umgekehrter Lage auf die Wundfläche überpfropft.[1]) Es wurde derselbe gleich nach seiner Ablösung in einen Lappen feuchter Leinwand eingeschlagen und aufbewahrt, bis die Wundfläche gehörig gereinigt, von stehen gebliebenen Cilienbälgen gesäubert und die Blutung vollkommen gestillt war. Dann wurde die Hautbrücke mittelst Pincetten sorgfältig auf der Wundfläche ausgebreitet, so dass ihr haariger Rand an den Wundrand der äusseren Liddecke, ihr inneres Ende nach aussen und das äussere Ende nach innen zu liegen kam. Bei sorgfältiger Ausglättung aller Falten und namentlich der sich gerne umkrämpenden Ränder reichte die überpfropfte Hautbrücke immer hin, um die Wundfläche des Lides nahezu vollständig zu decken. Diese verschmälert sich nämlich sehr rasch unter der Wirkung des Kreismuskels und ersetzt solchermassen,

---

[1]) Stellwag, Allgemeine Wiener med. Zeitung 1883, Nr. 49.

was die Hautbrücke durch elastische Zusammenziehung verliert. Der Verband wurde gerade so wie bei der einfachen Abtragung des Haarbodens gemacht, aber mindestens zwei Tage ohne Wechsel belassen, während der Kranke im Bette gehalten wurde. Nach acht bis zehn Tagen war die Verheilung stets eine vollständige und dauernde, so dass es des Verbandes nicht mehr bedurfte.

Ich habe diese totale Lidrandplastik nunmehr in einer ziemlich grossen Anzahl von Fällen durchgeführt und kann den Erfolg als einen befriedigenden bezeichnen. Die Brücke haftete immer ihrer ganzen Ausdehnung nach.

Nur in zwei Fällen zeigte sich an ihrem seitlichen Ende eine umschriebene Eiterung, welche durch einige Cilien veranlasst wurde, welche sich zwischen die Wundränder gelegt hatten. Es genügte die Aufrichtung derselben und die Bestreuung der eiternden Stelle mit Jodoformpulver, um die Eiterung zu beseitigen. Der freie Lidrand gewann eine mehr abgerundete Form und erschien viel geeigneter, dem hermetischen Lidschlusse zu dienen. Die Wimpern fielen in der Regel von selbst aus oder wurden ausgezogen und wuchsen gar nicht oder nur in sehr geringer Zahl nach. Einmal jedoch erhielt sich der grösste Theil der Cilien an der Vorderfläche des Augendeckels und gereichte dem Kranken nicht gerade zur Zierde. Zweimal war die Hautbrücke zu schmal ausgefallen, schrumpfte stark und zog die Wimpern wieder nach einwärts, so dass die Abtragung des Haarbodens nothwendig erschien. Einmal wurde die Operation an allen vier Lidern des Kranken zugleich gemacht. Es verwuchsen beide Lidspalten zu zwei Dritttheilen und mussten auf blutigem Wege eröffnet werden. Das Ergebniss waren vier breite Wundflächen, welche sich an den beiden oberen Deckeln während der Heilung sehr stark zusammenzogen, die spärlichen stehen gebliebenen Wimpern mit dem Bulbus in Berührung brachten und die Abtragung des Haarbodens erzwangen.

Es ist diese Operationsmethode offenbar nur eine Vereinfachung des 1873 von Spencer Watson[1] empfohlenen Verfahrens. Derselbe spaltet das Lid wie bei der Abtragung des Haarbodens von der freien Randfläche aus auf eine gewisse Höhe in ein vorderes und ein hinteres Blatt, welches letztere blos aus dem Knorpel und der Bindehaut besteht. Hierauf führt er senkrecht auf die Lidfläche zwei unter sich und mit der äusseren Lefze parallele Haut-

---

[1] Spencer Watson, Ophth. Hospit. Reports. VII., p. 440.

schnitte über die ganze Breite des Augendeckels, den ersten Schnitt 2—3 Linien oberhalb, beziehungsweise unterhalb des freien Lidrandes, den zweiten Hautschnitt in gleichem Abstande vom ersten. Die Randzone des vorderen Blattes erscheint jetzt in zwei gleich breite Streifen getrennt, welche an ihren beiden schmalen seitlichen Enden festhängen, von ihrer Unterlage aber abgelöst sind. Es wird nun der eine Hautstreifen, welcher den Haarboden in sich fasst, an dem einen seitlichen schmalen Ende und der zweite Streifen an dem entgegengesetzten Ende durch einen senkrechten Hautschnitt abgetrennt, von der Unterlage abgehoben und auf dieselbe so zurückgelegt, dass beide Streifen ihre Stellung gegenseitig vertauscht haben, worauf sie durch Nähte befestigt werden.

Ein ganz ähnlicher Gedanke liegt dem Dianoux'schen[1]) Verfahren zu Grunde. Es wird auch Gayet, Nicati und Warlomont zugeschrieben und mehrseitig gelobt.[2]) Dianoux trennt die beiden Streifen nicht an je einem Seitenende, um ihre Stellung dann gegenseitig zu vertauschen, sondern zieht den von der Lidspalte entfernteren Hautstreifen unter dem der Lidspalte näheren Streifen hinweg längs der Knorpelfläche an den freien Lidrand heran und befestigt ihn daselbst mittelst Nähten.

Tamamcheff[3]) rühmt die ausgezeichneten Erfolge einer Methode, welche darauf hinzielt, die Haarzwiebeln unter Schonung der äusseren Lidlefze, überhaupt mit Vermeidung jedes grösseren Substanzverlustes, zu zerstören. Er spaltet den Lidrand der ganzen Fläche nach hart am Knorpel und ätzt dann die Wunde mit Höllenstein bis zur Erzeugung eines Schorfes. Hierauf wird ein Verband angelegt und die Wunde öfters mit antiseptischen Mitteln bespült. Es stösst sich binnen Kurzem der Schorf ab, die Wimpern fallen aus und in 72 Stunden ist Alles geheilt.

Angesichts der hohen Bedeutung, welche die Cilien als Schutzvorrichtung des Auges und als ein wesentlicher Zug in der

---

[1]) Dianoux, Archiv f. Augenheilkunde. XII., S. 194.
[2]) Kuhnt, Klin. Monatsblätter 1883, S. 432; Story, Centralblatt für prakt. Augenheilkunde. VII., S. 111.
[3]) Tamamcheff, Klin. Monatsblätter 1882, Beilage S. 178, 180; Centralblatt f. prakt. Augenheilkunde. VI., S. 263.

Physiognomie besitzen, hat man sich niemals mit der Abtragung oder Zerstörung des Haarbodens so recht befreunden können. Indem nun auch die im Vorhergehenden geschilderten Methoden der Lidrandplastik eine nur sehr geringe Gewähr für die Erhaltung der Cilien bieten und im günstigen Falle deren Stellung in wenig anmuthiger Weise verändern, hat es seine volle Berechtigung, wenn immer wieder auf Mittel gesonnen wird, um die Wimpern, wo sie nicht gar zu spärlich gesäet oder ganz verkümmert sind, zu erhalten.

Insoweit die Falschstellung der Haare auf eine Verödung der Conjunctiva zurückzuführen ist, schien das Mittel nicht schwer zu finden und einfach darin zu bestehen, dass man dem Zuge, welchen die narbig schrumpfende Bindehaut auf die äussere Lefze ausübt, einen anderen gleichwerthigen Zug entgegensetzt.

Um einen solchen Zug ins Leben zu rufen, wurde empfohlen, mittelst eines feinen Galvanocauters unterhalb, beziehungsweise oberhalb falsch gestellter Wimpern unter Schonung der Zwiebeln ein Loch bis in den Knorpel hineinzubrennen und die Wunde durch Eiterung heilen zu lassen. Die Zusammenziehung der sich bildenden Narbe soll genügen, den Cilien ihre normale Richtung wieder zu geben.[1]

Andere suchten einen entsprechenden Gegenzug dadurch zu bewerkstelligen, dass sie eine Querfalte der äusseren Liddecke umschnürten und die Fäden bis zur Eiterung liegen liessen, damit sich zugkräftige Narben erzeugen.[2] Da dieses Verfahren jedoch nicht ganz gefahrlos ist und die Narbenbildung geraume Zeit braucht, während welcher die Zugwirkung eine sehr geringe und folgerecht für Rückfälle der Weg offen ist, hat man es vorgezogen, die äussere Liddecke durch Ausbrennen, durch Verätzung oder besser durch Ausschneidung eines Hautstückes und Vernähung der Wundränder in entsprechender Richtung zu verkürzen.

In der Regel wurde eine quere, seltener eine schräge oder gar senkrechte Hautfalte entfernt, um den nöthigen Gegenzug aufzubringen. Da dieses Verfahren sich jedoch gewöhnlich als unzureichend erwies, scheute man sich an einzelnen Orten nicht, die Ausschneidung je nach Bedarf ein oder mehrere Male zu wieder-

---

[1] Samelsohn, Arch. f. Augen- und Ohrenheilkunde. III., S. 120.
[2] Gaillard und Rau, Arch. f. Ophth. I., 2. S. 176. 178.

holen, bis endlich der Lidschluss zur Unmöglichkeit gemacht wurde.[1])

Schneller[2]) glaubt den mechanischen Effect dadurch um ein Beträchtliches steigern zu können, dass er die quere Hautfalte nicht sowohl beseitigt, als vielmehr überheilen und wie einen Keil auf die mittlere Zone des Lides drücken lässt. Er umgrenzt ein 2—4^{mm} breites Hautstück durch zwei quere, bis auf den Muskel reichende Schnitte, von welchen der den Wimpern fernere etwas weiter nach innen und nach aussen reicht, und verbindet dann je zwei Wundwinkel durch schräg von oben nach unten geführte Schnitte. Der vorläufig unterminirte Lidspaltentheil der äusseren Decke wird sodann über die derart umschriebene Hautinsel hinweggezogen und durch vier bis fünf Nähte mit dem Wundrande der peripheren Lidzone vereinigt. Die Verheilung erfolgt angeblich in der grössten Mehrzahl der Fälle ohne alle Eiterung. Die Epidermis des unterheilten Hautstückes soll bald zerfallen und aufgesaugt werden, das Derma der Insel aber zu einer derben verschiebbaren Narbe schrumpfen. Als Verband dient ein öfters zu wechselnder Wattabausch mit elastischer Binde.

Graefe[3]) und Busch[4]) legen das Hauptgewicht auf die wagrechte Anstraffung der mittleren Zone der äusseren Liddecke. Ersterer empfiehlt die Ausschneidung eines dreieckigen, mit der Basis gegen den freien Lidrand sehenden Hautstückes aus der Mitte des Augendeckels. Busch spaltet die Haut an der äusseren Commissur und benützt diese Wunde als Basis des zu entfernenden Hautdreieckes. Die gewünschte Zugwirkung wird mittelst Vereinigung der convergirenden Wundschenkel beschafft.

Das beste Mittel, um den durch mässige Verkürzung der überaus dehnbaren Liddecke erzielbaren Zug mit ausreichender Kraft auf die vordere Lefze wirken zu machen, auf dass die einwärts gekehrten Wimpern ihre natürliche Lage und Stellung erhalten, haben schon Aëtius und Paul d'Egina[5]) vorgezeichnet. Es muss die äussere Lefze von der inneren getrennt werden, indem man das Lid seiner ganzen Breite nach von der Randfläche aus auf entsprechende Tiefe in ein vorderes und hinteres Blatt spaltet und so den Haarboden aus seinen Verbindungen mit der Unterlage löst, also den Widerstand bricht, welchen er einer

---

[1]) Landesberg, Arch. f. Augen- u. Ohrenheilkunde. VI., S. 414.
[2]) Schneller, Arch. f. Ophth. XIX., 1. S. 250.
[3]) Graefe, Arch. f. Ophth. X., 2. S. 223.
[4]) Busch, Arch. f. Ophth. IV., 2. S. 107.
[5]) Anagostakis, Contributions à l'histoire etc. Athènes 1872. p. 6.

Verschiebung entgegenzusetzen vermag. Um den erforderlichen Zug aufzubringen, haben Aëtius und Paul d'Egina nach Spaltung der Randzone ein myrthenblattförmiges Hautstück aus der äusseren Liddecke herausgeschnitten und die Wundränder durch Knopfnähte vereinigt.

Es scheint, dass dieses Operationsverfahren ganz der Vergessenheit anheimgefallen war, bis es neuerdings von Jaesche[1]) und Arlt[2]) wieder entdeckt und, mit wesentlichen Verbesserungen ausgestattet, zu einem der am meisten geübten gemacht wurde. Diese schrieben für das auszuschneidende Hautstück die Gestalt eines Halbmondes vor und Arlt rückte ausserdem den äusseren Winkel der Substanzlücke über die Commissur hinaus, damit der Zug, welcher auf die dem Canthus externus nahe stehenden Wimpern zu wirken hat, die erforderliche Stärke gewinnen könne.

Der unmittelbare Erfolg dieser Methode lässt, was die Stellung der Cilien anbelangt, nichts zu wünschen übrig. Der Zug, welcher durch die Verkürzung der Liddecke auf die äussere Lefze und den Haarboden ausgeübt wird, zeigt sich anfänglich völlig zureichend. Auch unterliegt es gar keinem Zweifel, dass das fragliche Verfahren in vielen Fällen von Distichiasis und Trichiasis des oberen Lides dauernde Heilung erzielt habe. Doch kehrt immer die Klage wieder, dass es auf die winkelständigen Wimpern einen zu wenig verlässlichen Einfluss nehme und bei fortschreitender Narbenschrumpfung der Bindehaut sehr oft eine Wiederkehr des Leidens hintanzuhalten nicht vermöge.

Waldhauer[3]) glaubte diesem Uebelstande einigermassen dadurch steuern zu können, dass er unmittelbar vor Anlegung des Schutzverbandes, also nach Vollendung der Operation, den Knorpelrand mit einer Pincette etwa 3mm weit unter der Brücke hervorzog. Oettingen[4]) befestigte die Fäden der Knopfnaht an der Stirne und suchte so den auf die Brücke ausgeübten Zug zu verstärken.

---

[1]) Jaesche, Med. Zeitung Russlands 1814, Nr. 9.

[2]) Arlt, Prager med. Vierteljahrschrift 1845. VII.; Krankheiten des Auges. I. Prag 1851. S. 146; Graefe und Sämisch, Handbuch. III. S. 447.

[3]) Nach Stavenhagen, Klin. Beobachtungen. Riga 1868. S. 13; Klin. Monatsblätter 1883, S. 432.

[4]) Oettingen, Ophth. Klinik Dorpats. Dorpat 1871. S. 44.

Der Grundfehler aller dieser und ähnlicher Methoden ist, dass die Narbe ganz in die dehnsame und verschiebbare äussere Haut zu liegen kommt, also jedes eigentlichen Fixpunktes entbehrt und immer nur mit einem Theile ihrer Zugkraft auf die äussere Lefze wirkt, während der Rest die umgebenden Hautpartien trifft. Der mechanische Effect bleibt darum öfters hinter dem angestrebten Maasse weit zurück, es müsste denn ein ganz unverhältnissmässig grosser Substanzverlust in der Liddecke gesetzt und am Ende der Lidschluss in Frage gestellt werden.

Wecker[1]) sucht daher ohne Ausschneidung einer Hautfalte den nöthigen Zug zu beschaffen. Er spaltet das Lid von der Randfläche aus in ein vorderes und hinteres Blatt, fasst die wimperntragende Randzone des Vorderblattes in die anzulegenden drei bis vier Nähte und schürzt dieselbe am Tarsus empor. Er sticht behufs dessen die Nadeln 8—10^{mm} von der äusseren Lefze entfernt von vorneher durch die Liddecke, führt sie längs der Vorderfläche des Knorpels und hinter der abgelösten Hautbrücke in der Spaltungswunde gegen den freien Lidrand heraus. Die Fäden werden hierauf fest angezogen und geknüpft. Die Nähte sollen fünf bis sechs Tage liegen bleiben, bis sie durchschneiden, worauf sie entfernt werden. Das Ergebniss ist im günstigen Falle die Bildung eines mächtigen Narbenwulstes mit ansehnlicher Verkürzung der äusseren Liddecke.

Graefe[2]) hält eine völlige Aenderung des Verfahrens für geboten. Er räth, die zu verschiebende Hautpartie durch zwei senkrechte, bis auf das Septum orbitale reichende Schnitte zu begrenzen, welche hart am Canthus externus und ausserhalb des Thränenpunktes im freien Lidrande münden, sodann das Lid von der freien Randfläche aus auf eine gewisse Tiefe zu spalten, weiters ein querliegendes Oval aus der Liddecke auszuschneiden und die Substanzlücke durch Knopfnähte der Vernarbung zu überantworten.

Jacobson[3]) verfährt in ähnlicher Weise, unterlässt aber gleich Wecker die Ausschneidung einer Hautfalte und stülpt den rechtwinkeligen Lappen durch drei bis vier Nähte um, welche er von der Spaltwunde der Randfläche aus unter dem Lappen hinwegführt, dann durch die äussere Liddecke heraussticht und auf derselben knotet.

Es möge der Gedanke des Aëtius und des Paul d'Egina in einer oder der anderen Weise zur Ausführung gebracht werden,

---

[1]) Wecker, Klin. Monatsblätter 1879, S. 142.
[2]) Graefe, Arch. f. Ophth. X., 2. S. 225.
[3]) Jacobson, Mittheilungen. Berlin 1880. S. 219.

immer macht sich der Mangel eines Fixpunktes geltend, gegen welchen hin die äussere Lefze gezogen werden soll. Der mechanische Schlusseffect ist schwer im Voraus zu berechnen und steht stets in einem gewissen Missverhältnisse zur Grösse des Substanzverlustes, welchen die äussere Liddecke durch Ausschneidung oder durch theilweise Umbildung in einen narbigen Wulst erlitten hat. Gelingt es jedoch auch, den Wimpern die natürliche Stellung zurückzugeben, so tritt ein anderer Fehler in höchst misslicher Weise hervor, und das ist die Verstreichung der für die Physiognomie des Kranken höchst bedeutungsvollen Lidfurche oder deren Ersetzung durch einen vorspringenden Narbenwulst. Die äussere Lidhaut zieht im ersteren Falle brettartig vom Orbitalrande zur äusseren Lefze und gibt dem Antlitze etwas Befremdendes, Starres, Hartes. Oefters kommt auch wohl noch die Behinderung des Lidschlusses mit allen ihren Folgen dazu: Störung der Thränenleitung, häufig wiederkehrende Reizzustände des Auges u. s. w.

Anagostakis[1]) hat schon 1857 darauf hingewiesen, dass der Zug, welcher durch eine Verkürzung der äusseren Lidhaut auf die vordere Lidlefze ausgeübt werden kann, nur während des Lidschlusses wirke, sogleich aber auf Null sinke, wenn das Auge geöffnet wird. Eine bleibende Rückstülpung der nach einwärts gekehrten Wimpern dünkt ihm ohne Schädigung der betreffenden Theile überhaupt nur möglich, wenn ein starker und dauernder Zug von einem im Augendeckel selbst gelegenen fixen Punkte aus ganz allein auf die äussere Lefze wirkt.

Er empfiehlt demgemäss, die äussere Liddecke 3^{mm} vom Lidrande entfernt und parallel demselben in der ganzen Lidbreite zu durchschneiden, sodann die Muskelfasern, welche das dem convexen Rande zunächst liegende Drittel des Tarsus bedecken, mit Pincette und Scheere zu entfernen und schliesslich den der äusseren Lefze nahen Wundrand der Haut unter entsprechender

---

[1]) Anagostakis, Annal. d'ocul. XXXVIII. p. 5.

Anstraffung mit dem convexen Tarsalrande zu vernähen. Die Nähte sollen bis zur Durcheiterung liegen bleiben.

Hotz[1]) hat dieses Verfahren, welches trotz der Richtigkeit seiner Grundsätze niemals recht Wurzeln fassen konnte, wieder aufgegriffen und, nachdem er reichliche Erfahrungen darüber gesammelt hatte, in einigen wesentlichen Punkten verbessert. Er durchschneidet die äussere Liddecke längs des convexen Knorpelrandes von einer Seite zur andern, entfernt die blossgelegten Muskelfaserbündel in einer Breite von 3mm und heftet dann den der Lidspalte näheren Wundrand der Haut unter entsprechender Anstraffung seiner ganzen Länge nach durch drei bis vier Nähte mit chirurgischen Doppelknoten an die Fascia tarsoorbitalis. Erscheint die so erzielte Wirkung ungenügend, so soll ein schmaler querer Hautstreifen beseitigt werden, um die Spannung zu vermehren. Bei Phimosis ist die Canthoplastik, bei sehr starker Verdickung und Einwärtsbiegung des Tarsus die Ausschneidung eines keilförmigen Knorpelstückes nach der ganzen Breite des Lides nothwendig. Die Nähte werden frühzeitig entfernt, um jene hässlichen senkrechten Narben zu vermeiden, welche beim Durcheitern der Nähte entstehen und die Lidhaut verunstalten.

Bei aller Anerkennung der Vortrefflichkeit ihrer theoretischen Unterlagen können indessen auch diese Methoden nicht als solche betrachtet werden, welche allen Anforderungen genügen. Sie berücksichtigen zu wenig den Umstand, dass die Kraft, mit welcher eine in Schrumpfung begriffene Bindehautnarbe den freien Lidrand an sich heranzieht, eine sehr gewaltige ist und einen Gegenzug erheischt, welcher ohne höchst bedenkliche Spannung der Randzone der Lidhaut unmöglich zu beschaffen ist. Man muss bei genügender Anstraffung der Haut gewärtigen, dass die Nähte vorzeitig durchreissen, oder dass gar Brand eintritt. Hält man aber die Spannung in den Grenzen der Mässigkeit, so müssen die schönsten Erfolge wieder verloren gehen, wenn die Zusammenziehung der Bindehautnarbe weitere Fortschritte macht. Der Hauptfehler liegt in der Vernachlässigung der Spaltung des Lides von seiner Randfläche aus, also in der Belassung von Widerständen, welche den erzielten Zug nur zum Theile effectiv zu werden gestatten und völlig unter der Herrschaft der schrumpfenden Bindehautnarbe erhalten.

---

[1]) Hotz, Arch. f. Augenheilkunde. IX., S. 68; XIII., S. 9; Klin. Monatsblätter 1880, S. 149.

Oettingen[1]) hat in richtiger Erkenntniss dessen das Anagostakis'sche Verfahren mit der Spaltung des Lidrandes verknüpft und dadurch wirklich an effectiver Zugkraft so viel gewonnen, dass er von der Durchschneidung der äusseren Liddecke ganz absehen zu dürfen glaubte.

Er spaltet vorerst das Lid von seiner Randfläche aus bis zum Beginne der Fascia tarsoorbitalis in ein vorderes und hinteres Blatt. Hierauf zieht er den Lidknorpel etwa 2—3 Linien hervor und befestigt auf demselben die Lidhaut in ihrer neugewonnenen Stellung durch eine Naht. Es wird zu diesem Ende ein mit zwei Nadeln besteckter Faden in der Mittellinie des Augendeckels auf 2—3 Linien Abstand vom freien Knorpelrande (eine Linie weit) quer durch die oberflächlichen Schichten des Tarsus geführt. Sodann werden die beiden Enden des Fadens an den entsprechenden Punkten der verschobenen Lidlefze durchgestochen und der Faden locker geknüpft, dass er nicht zu rasch durchschneide. Der Effect ist natürlich in der Mitte am grössten. Steht zu befürchten, dass der Zug an den Seitentheilen zu gering ausfällt, so müssen statt Einer mittleren zwei seitliche Nähte angebracht werden.

Auch Warlomont[2]) ist auf die Spaltung des Lidrandes zurückgekommen. Er durchschneidet jedoch die äussere Liddecke 2—3mm jenseits und parallel der vorderen Lefze in der ganzen Breite des Augendeckels und unterminirt dann die Lidhaut bis zum convexen Rande des Knorpels, um sie zurückschieben und den Kreismuskel, soweit er dem Tarsus aufliegt, blosslegen zu können. Hierauf wird die den Haarboden in sich fassende bandförmige Hautbrücke vom Lidrande weggezogen und, nachdem einige Muskelfaserbündel mit Pincette und Scheere entfernt worden sind, durch vier Nähte an die oberflächlichen Schichten des Tarsus geheftet. Der zurückgeschobene Theil der Lidhaut wird nicht in die Naht einbezogen. Er legt sich bald wieder zurecht und verwächst mit der Unterlage.

Die Spaltung des Lides in zwei Platten kann schwere Uebelstände mit sich bringen, wenn die vordere Lidlefze durch den kräftigen Zug einer Naht weit aus ihrer Stellung gerückt.

---

[1]) Oettingen, Ophth. Klinik Dorpats. Dorpat 1871. S. 45.
[2]) Warlomont, Annal. d'ocul. LXXI., 1874, S. 223.

der Knorpel also längere Zeit in ziemlichem Flächenmasse entblösst gehalten wird. Dann kommt es nicht selten zur Eiterung und diese greift oft auf den verschobenen Lidrand über. Auch Brand ist wiederholt beobachtet worden. Jedenfalls nimmt die Ueberhäutung der Wundfläche eine lange Zeit in Anspruch. Meistens geht die Wundheilung mit üppiger Wucherung von Fleischwärzchen einher, welche zur Entwicklung einer massigen Narbe führt und wegen deren unregelmässiger Zusammenziehung gerne mit einer argen Verbildung des Lidrandes endet. In einzelnen Fällen stellen sich kurz nach der Operation auch sehr heftige Nachblutungen ein.

Um solchen üblen Ereignissen nach Möglichkeit zu steuern, hat Jaesche[1]) das Oettingen'sche Verfahren mit der Ueberpfropfung von einem oder zwei aus dem Oberarme entnommenen Epidermisblättchen auf die blossliegende Knorpelfläche zu paaren empfohlen.

Waldhauer,[2]) auf eine überaus reiche Erfahrung gestützt, hält an dem Jaesche-Arlt'schen Verfahren fest. Er zieht aber, nachdem die klaffende Wunde in der Liddecke durch Nähte geschlossen und die vordere Lefze mit dem Haarboden ausreichend verschoben ist, den Knorpel mit der Pincette um mehrere Millimeter hervor und bepfropft dessen so entblössten Randtheil mit dem in drei bis vier Stücke getrennten ausgeschnittenen halbmondförmigen Hautlappen. Das Operationsfeld wird dann mit carbolisirtem Seidenzeuge bedeckt und ein Schutzverband mit carbolisirter Watta angelegt. Nach wenigen Tagen ist die Heilung so weit vorgeschritten, dass der mittlerweile täglich gewechselte Verband weggelassen werden kann.

Ich habe mich auch in dieser Methode versucht, aber nur einen schmalen myrthenblattförmigen Hautstreifen (3—4^{mm} breit) aus der Liddecke entfernt und denselben nach Vernähung

---

[1]) Jaesche, Klin. Monatsblätter 1881. S. 40.
[2]) Waldhauer, Revue générale d'ophthalm. 1883, Sep.-Abdr. p. 10.

der Wunde unzertheilt auf den entblössten Randtheil des Knorpels überpfropft. Es wurde das Operationsfeld dann mit Jodoform überstreut, mit einem befetteten Stanniolblättchen bedeckt und ein binocularer Schutzverband mit Wattabauschen und elastischer Flanellbinde angelegt. Derselbe wurde erst am dritten oder vierten Tage geöffnet, Alles gereinigt und dann täglich blos monocular erneuert.

Meine Erfahrungen sind noch zu gering, um ein Urtheil abzugeben. So viel kann ich aber mit Zuversicht behaupten, dass die Verheilung rasch erfolge und dass der Lidrand im günstigen Falle eine schön abgerundete Gestalt erhalte, vermöge welcher er dem Lidschlusse und der Thränenleitung besser zu dienen im Stande ist als die narbige rauhe Kante, in welche er bei Unterlassung der Hautpfropfung umgewandelt zu werden pflegt. Auch scheint es, dass durch die Greffirung die übermässige Zusammenziehung der Lidrandnarbe und damit auch die neuerliche Einwärtskehrung der Wimpern wirksam verhindert werde. Es genügt daher eine geringere Verschiebung der äusseren Lidlefze, es braucht nicht ein so breiter halbmondförmiger Hautstreifen beseitigt und durch die Naht eine so grosse Spannung herbeigeführt zu werden. Die geringere Breite des auszuschneidenden Hautlappens lässt die Verstreichung der Lidfurche viel weniger auffällig werden, als dies bei dem Jaesche-Arlt'schen Verfahren der Fall zu sein pflegt. Diese kann übrigens völlig umgangen werden, wenn Hautstücke von anderen Kranken zur Verfügung stehen oder entfernteren Körpertheilen des Operirten entnommen werden.

Die geringere Verschiebung der äusseren Lidlefze mässigt zudem die damit verbundene Entstellung. Es ist dieselbe in der That eine sehr bedeutende, wenn die Wimpern sich erhalten und in beträchtlicher Entfernung vom freien Lidrande aus der Lidfläche selbst hervorwachsen, wo sie dann selbstverständlich auch als Schutzmittel ihre Rolle ausgespielt haben. Es beschränkt diese Entstellung wesentlich die Nutzbarkeit des ganzen Verfahrens, welches sich obendrein nur für das obere Lid lohnt, da am unteren die Haare meistens sehr verkümmert erscheinen und die Umdrehung des Haarbodens vortheilhafter gestalten.

Im Ganzen eignen sich die eben geschilderten Operationsmethoden lediglich für Fälle, in welchen es sich um **einfache Trichiasis oder Distichiasis** handelt. Sie werden ganz unzureichend und müssen mit anderen operativen Eingriffen verknüpft werden, wenn die Narbenschrumpfung zu Verbildungen in den übrigen Bestandtheilen der Lider geführt hat oder durch Muskelwirkung eine wirkliche **Einwärtsrollung** des Lides zu Stande gekommen ist u. s. w.

Erscheint das Leiden in Folge weit gediehener Bindehautschrumpfung und Entartung des Septum orbitale mit beträchtlicher Verkürzung der Lidspalte, mit Blepharophimose (S. 31) gepaart, so muss der Abtragung, Umdrehung oder Verschiebung des Haarbodens die **Ammon'sche Canthoplastik**[1]) unmittelbar vorausgeschickt werden. Zu diesem Behufe wird vorerst die äussere Commissur in der Verlängerung der Lidspalte mittelst eines spitzen Messers oder einer starken Kniescheere ihrer ganzen Dicke nach gespalten und sodann der Wundwinkel der Bindehaut in jenen der äusseren Haut durch einen Nahtknopf eingeheftet.

Da die Bindehaut oftmals schon zu kurz geworden ist, als dass ihr Wundwinkel ohne bedenkliche Zerrung in die verlängerte Commissur hineingebracht werden könnte, empfiehlt **Oettingen**[2]) mit gutem Grunde ein etwas abweichendes Verfahren. Er fasst noch vor der Spaltung der Commissur die Conjunctiva zunächst dem Canthus externus mit einer starken Fixirpincette, hebt sie in einer wagrechten Falte empor und schneidet sie mit einer steil eingesetzten Scheere so ein, dass ein mit der Spitze gegen den Lidwinkel schauender dreieckiger Lappen entsteht. Durch die Wunde wird nun die Scheere hinter die Commissur gebracht und letztere in entsprechender Länge durchschnitten. Hierauf wird der spitzige Bindehautlappen von seiner Unterlage los-

---

[1]) Ammon, Die plastische Chirurgie. Berlin 1842. S. 229; Rau, Arch. f. Ophth. I., 2. S. 182.

[2]) Oettingen, Ophth. Klinik Dorpats. Dorpat 1871. S. 41.

gelöst und durch zwei bis drei Knopfnähte in den neuen Lidwinkel eingeheftet.

Findet sich gar der Knorpel geschrumpft und namentlich in Kahnform eingebogen (S. 32), oder ist dieses nach den gegebenen Verhältnissen für die nächste Zukunft zu erwarten, so ist es nothwendig, den steil gegen die vordere Wölbung des Augapfels gerichteten freien Knorpelrand in eine bessere Stellung zu bringen, überhaupt dem verbildeten Lide eine der Norm annähernd entsprechende Gestaltung und Lage zurückzugeben.

Graefe[1]) suchte diese Aufgabe durch Ausschneidung eines mit der Spitze gegen den Lidrand sehenden dreieckigen Knorpelstückes und durch Zusammenziehung der Wundfläche in wagrechter Richtung mittelst Knopfnähten zu lösen. Er fand jedoch ebensowenig Nachahmer, wie Jene, welche die obwaltenden Schwierigkeiten auf kürzestem Wege durch gänzliche Beseitigung des Tarsus hinwegzuräumen empfohlen haben.[2])

Es liegt klar auf der Hand, dass die kahnförmige Einbiegung des Knorpels am sichersten und einfachsten durch eine Ausbiegung in genau entgegengesetzter Richtung behoben werden könne und dass die Widerstände, welche ein solches Beginnen an der Steifigkeit des verkrümmten und verbildeten Faserknorpels findet, am besten durch einen Ein- oder Ausschnitt zu beseitigen oder wenigstens abzuschwächen sind, welcher auf der Höhe der grössten Wölbung quer über die ganze Breite des Tarsus läuft.

Es scheint, dass schon Aëtius[3]) dies wohl eingesehen habe. Aber erst Streatfield[4]) hat ein auf diesen Grundsatz gebautes Verfahren genau vorgezeichnet. Snellen[5]) verbesserte dasselbe in einigen wesentlichen Punkten und führte es dem allgemeinen

---

[1]) Gräfe, Arch. f. Ophth. X., 2. S. 224.
[2]) Pope, Arch. f. Augen- und Ohrenheilkunde. I., S. 68.
[3]) Aëtius nach Anagostakis, Contributions à l'histoire etc. Athènes 1872. p. 11.
[4]) Streatfield, Ophth. Hosp. Reports 1858, I., p. 121.
[5]) Snellen, Klin. Monatsblätter 1872. S. 34.

Gebrauche zu, worauf auch von anderen Seiten [1]) unter rühmlichster Hervorhebung der überaus günstigen Heilerfolge mannigfache kleine Abänderungen in Vorschlag gebracht wurden.

Die Hauptmomente dieser Methode sind die Ausschneidung eines queren prismatischen Stückes aus der ganzen Breite der Vorderfläche des Faserknorpels und die so ermöglichte Umknickung des letzteren mittelst zweckmässig eingelegter Knopfnähte. Der Vorgang ist etwa folgender: Nachdem die äussere Liddecke auf der Höhe der grössten Vorwölbung des Knorpels quer über die ganze Breite des Augendeckels durchtrennt und der in der Wunde erscheinende Theil des Kreismuskels entfernt worden ist, wird aus der nun blossliegenden Tarsalzone mittelst zweier wagrechter Schrägeinschnitte ein mit der Kante gegen die Bindehaut sehendes prismatisches Stück abgegrenzt und ausgeschnitten. Die Umbiegung oder Knickung des Knorpels wird durch drei Doppelnähte bewerkstelligt, von welchen eine in der Mittellinie des Lides, die anderen zu beiden Seiten angelegt werden. Jede Naht erfordert einen mit zwei krummen Nadeln versehenen feinen Draht oder starken Faden. Die zwei zu einem Draht oder Faden gehörigen Nadeln werden jenseits des peripheren Wundrandes in geringem Abstande von einander in den Tarsus eingeführt, so dass der Draht oder Faden daselbst eine Schlinge bildet und dessen beide Enden in der von der Lidspalte abgewendeten Wundfläche wieder zum Vorscheine kommen. Hierauf werden die beiden Nadeln in der zweiten Wundfläche des Tarsus eingestochen, unter der Hautbrücke bis in die Nähe der äusseren Lefze geleitet, durchgestossen und die beiden Draht- oder Fadenenden über einer kleinen Heftpflasterrolle oder über einer grossen Glasperle fest angezogen und geknotet. Den peripheren Wundrand der äusseren Liddecke in die Naht einzubeziehen, wird nicht für nothwendig erachtet, ist aber im Interesse der leichteren Wund-

---

[1]) Wecker, Clinique ophth. par Martin. Paris 1873. p. 29; Oettingen, Klin. Monatsblätter 1876, S. 272; Mannhardt, Arch. f. Ophth. XIV., 3. S. 42; Kugel, ibid. XVI., 1, S. 340.

heilung zu empfehlen. Die Nähte sollen drei bis vier Tage liegen bleiben.

R. Berlin[1]) zieht es vor, ein schmales myrthenblattähnliches Stück aus der ganzen Breite und Dicke des Knorpels ohne Schonung der daran haftenden narbig geschrumpften Bindehaut auszuschneiden und die Knopfnähte blos in die äussere Haut des Lides zu verlegen. Er durchtrennt das Lid von der Conjunctivalseite aus längs dem Kiele der kahnförmigen Furche seiner ganzen Dicke und Breite nach, legt dann von vorne her den peripheren Wundrand des Tarsus bloss und schneidet ein schmalovales Stück von 2—3mm Höhe aus. Die Umbiegung des Knorpels wird durch Einlegung dreier Knopfnähte in die Hautwunde bewerkstelligt. Zeigt sich der so ausgeübte Zug aber unzureichend, so soll ein nach Bedarf breites myrthenblattförmiges Stück aus der äusseren Liddecke entfernt und die Wunde durch Nähte geschlossen werden.

Jacobson[2]) vermeidet es, eine Substanzlücke im Knorpel zu setzen. Er durchtrennt das Lid seiner ganzen Dicke und Breite nach parallel dem freien Lidrande und je nach der Höhe des Tarsus 3—4mm vom Rande entfernt. Hierauf umschneidet er auf der Basis dieses ersten Schnittes eine halbelliptische Partie der äusseren Liddecke, löst dieselbe ab und vereinigt den bogigen Wundrand der Haut mit der Brücke durch Fäden, welche in der letzteren subcutan bis nahe an die äussere Lefze geführt, ausgestochen und geknotet werden. Aehnlich verfährt Green.[3])

Burow[4]) hält auf Grundlage einer sehr reichen Erfahrung die einfache Durchschneidung des Tarsus längs der kahnförmigen Vertiefung in den meisten Fällen für genügend, um dem freien Lidrande seine normale Stellung zum Bulbus wiederzugeben. Doch empfiehlt er, nebenbei eine Querfalte aus der äusseren Liddecke auszuschneiden und die Wundränder durch Knopfnähte zu vereinigen, um den Erfolg durch einen starken Gegenzug zu sichern.

Es unterliegt in der That gar keinem Zweifel, dass die natürlichen Spannungsverhältnisse des Septum orbitale bei einer Querspaltung des kahnförmig verbogenen Faserknorpels an und für

---

[1]) Berlin, Arch. f. Ophth. XVIII., 2. S. 91; Klin. Monatsblätter 1874, S. 392.
[2]) Jacobson, Mittheilungen etc. Berlin 1880. S. 219.
[3]) Green, Transact. of amer. ophth. soc. 1880, p. 167.
[4]) Burow, Klin. Monatsblätter 1873, S. 300.

sich im Stande seien, dem freien Lidrande eine bessere Stellung zur vorderen Augapfelwölbung zu geben, und dass bei ausgesprochener Phimosis nur noch die Lidspalte durch Canthoplastik (S. 49) verlängert zu werden brauche, um das Ergebniss zu einem vollkommen befriedigenden zu gestalten. Es setzt dies aber einen leidlichen Zustand des Tarsus voraus.

Wo der Faserknorpel sehr verdickt oder gar zu einem knorrigen Wulst aufgetrieben und nach hinten umgebogen ist, da kann eine einfache Querspaltung desselben nimmer genügen. Wenn auch der freie Lidrand bei der Operation sich gehörig aufrichten lässt, so bleibt doch der Enderfolg vom Zufalle abhängig. Indem nämlich die Knorpelwundränder eine ganz ansehnliche Breite haben und in einen Winkel zu einander gestellt werden müssen, um die erforderliche Knickung zu beschaffen, so ergiebt sich an der Bindehautseite des Lides nothwendig eine weit klaffende Wunde, welche sehr zur Eiterung neigt und jedenfalls nur durch reichliche plastische Producte geschlossen werden kann. Diese Producte ziehen sich weiterhin um ein Beträchtliches zusammen und überschreiten hierin nicht selten das gewünschte Maass. Unter solchen Umständen ist also die von Streatfield und Snellen vorgeschriebene Ausschneidung eines prismatischen Querstückes aus dem Tarsus bei Schonung der narbigen Bindehaut und, um die Einwirkung der Luft auszuschliessen, die genaue Vereinigung der Knorpel- und Hautwundränder dringend geboten. Die Ausschneidung eines myrthenblattförmigen Streifens aus der ganzen Dicke des Knorpels erscheint im Hinblicke auf dessen ohnehin gegebene missliche Verschmälerung und Verkürzung kaum räthlich.

Was die Umschnürung und Ausschneidung von Hautfalten zum Behufe der Herstellung eines ausgiebigen Gegenzuges anbelangt, so wird dieselbe häufig schon als ein Theil der gegen die Einwärtskehrung der Cilien beliebten operativen Eingriffe ins Werk gesetzt. Im Uebrigen gelten die bereits oben dagegen vorgebrachten Bedenken (S. 44) und man thut gut, einer solchen Hautverkürzung womöglich auszuweichen. Wo ein prismatisches

Querstück aus der Dicke des verbildeten gewulsteten Knorpels ausgeschnitten werden muss, da wird ohnehin der nothwendige Gegenzug durch die Tarsalnaht beschafft und die Verkürzung der äusseren Liddecke erscheint ganz überflüssig. Wo der Knorpel jedoch nicht auffällig verdickt und gewulstet ist und die Querspaltung desselben zu seiner Aufrichtung genügt, da fährt man besser mit der Herstellung von Narbensträngen im Unterhautbindegewebe, welche einen festen Haltpunkt in der Fascia tarsoorbitalis haben.

Da käme denn vor allen die Snellen'sche Fadenoperation (S. 25) in Betracht. Doch lässt sich dieses Verfahren bei narbiger Schrumpfung der Bindehaut mit Verkürzung des Uebergangstheiles in seiner ursprünglichen Form nicht verwenden, weil die in den Grund der verkürzten Uebergangsfalte eingeführte Fadenschlinge diesen gegen den Orbitalrand zieht und, indem sich der Zug durch die undehnbar gewordene narbige Bindehaut auf den freien Lidrand überpflanzt, eine überwiegend entropionirende Wirkung entfaltet. Man kann diesem Uebelstande unter so bewandten Verhältnissen nur dadurch steuern, dass man die Fadenschlinge von aussen her durch die Haut und den orbitalen Rand der Fascia tarsoorbitalis zieht, nicht aber blos durch die Haut allein, wie Kugel[1]) vorschlägt.

Jaesche[2]) empfiehlt zu gleichem Zwecke, namentlich wenn es sich um ein unteres Lid handelt, welches den übrigen Methoden grosse Schwierigkeiten bietet, das Unterhautbindegewebe in Form eines länglichen quergestellten Viereckes zu umstechen und durch Zusammenschnürung des starken Fadens den nothwendigen Zug auf die äussere Lidlefze wirken zu lassen.

Er sticht die mit dem Faden versehene Nadel 10^{mm} unterhalb des freien Lidrandes in der Mittellinie der äusseren Liddecke ein, führt selbe

---

[1]) Kugel, Arch. f. Ophth. XVI., 1. S. 338.
[2]) Jaesche, Klin. Monatsblätter 1882, S. 452.

in wagrechter Richtung unter der Haut bis zu einem unter der äusseren Commissur gelegenen Punkte, sticht hier aus, geht aber durch die Wunde wieder ein, leitet die Nadel in senkrechter Richtung bis unter den lateralen Lidwinkel, sticht wieder aus und schiebt sie nach abermaligem Einstiche in horizontaler Richtung bis nahe an die Mittellinie des Lides. Hier sticht er nun aus, um in einer Entfernung von 1mm nochmals einzudringen, so dass hier eine Fadenschlinge offen zu Tage liegen bleibt. Nun wird der Faden in ähnlicher Weise bis zum inneren Lidwinkel, von hier senkrecht abwärts und schliesslich in horizontaler Richtung zum ersten Einstichpunkte zurückgeführt. Das eine Fadenende wird dann unter der in der Mitte der oberen Viereckseite freiliegenden Schlinge hindurchgezogen und mit dem anderen Fadenende unter scharfer Anstraffung zusammengeknüpft. Das letztere Manöver hat den Zweck, neben dem wagrechten einen senkrechten Zug auszuüben. Die Fäden werden in einiger Entfernung vom Knoten abgeschnitten und ihre Enden mit Heftpflaster an der Wange befestigt. Nach vier bis fünf Tagen kann der Faden beseitigt werden. Es bildet sich eine solide Narbe, welche das Lid in richtiger Stellung erhalten soll.

Handelt es sich nicht blos um eine Falschstellung der freien Lidrandfläche als unmittelbare Folge der narbigen Schrumpfung der Bindehaut und des Knorpels, sondern sind krampfhafte Muskelspannungen mit im Spiele, welche ein wirkliches Entropium entweder thatsächlich schon begründet haben, oder dasselbe befürchten lassen, so ist keine von allen den geschilderten Operationsweisen ihrer Aufgabe völlig gewachsen; will man sicher gehen, so muss ein wie das andere Verfahren mit der schrägen Durchschneidung des Lides, der Blepharotomie (S. 21) gepaart werden.

Ueberhaupt darf man wohl sagen, dass in jedwedem vorkommenden Falle nicht blos Ein, sondern alle jene Factoren, welche bei der Entwickelung und Unterhaltung der Statopathie zusammenwirken, genau erwogen und die operativen Eingriffe mit Rücksicht auf jeden einzelnen derselben bemessen werden müssen. Die Rückwärtsziehung der freien Lidrandfläche durch die narbig geschrumpfte Bindehaut, die Stellung und der Zustand der Wimpern, die etwaige Verkürzung der Lidspalte, die kahnförmige Verbiegung des Knorpels und der Grad seiner Verbildung, die krampfhafte Spannung der betreffenden Muskelfasern stellen jede für sich ganz bestimmte Anforderungen an die Therapie und nöthigen zu den mannigfaltigsten Combinationen in dem durchzuführenden Heilplane. Nimmermehr kann die schablonenmässige Anwendung einzelner Methoden den Durchschnitt der Erfolge zu einer befriedigenden Höhe emporheben.

3. Die Auswärtsrollung der Lider, Ektropium.

Ueberblickt man das bisher Gesagte, so findet man bald den Angelpunkt heraus, um welchen sich die Genesis des wahren Entropiums, d. i. einer wirklichen Einwärtsrollung dreht. Es sind die beiden Hälften der muskulären Lidportion, deren senkrechte Kraftcomponenten vermöge einer Falschstellung, einer Drehung der Lidrandfläche nach hinten, statt sich gegenseitig auszugleichen, eine Resultirende ergeben, durch welche die freien Lidränder nach rückwärts gedrängt und gezwungen werden, sich einzustülpen. Es wird diese Falschstellung meistens durch organische Krankheitsprocesse im Lide selbst angebahnt, sie kann aber auch sammt der Einrollung durch reine Muskelwirkung begründet werden, wenn die natürlichen Widerstände entweder auf ein Kleines herabgesetzt oder durch ein Uebermass krampfhafter Muskelspannung überboten werden.

In ähnlicher Weise lässt sich auch die Entwicklung des wahren Ektropiums, d. i. der Auswärtsrollung der freien Lidränder, auf eine durch Falschstellung der Randfläche in entgegengesetzter Richtung bedingte fehlerhafte Wirkung der Muskulatur zurückzuführen. Bei einer Drehung der Randfläche nach vorwärts werden nämlich die beiden Hälften der muskulären Lidportion beim Lidschlusse in einen nach hinten offenen Winkel zu einander gestellt und die senkrechten Kraftcomponenten ergeben eine Resultirende, welche die freien Lidränder nach vorne hin drängt. Da die letzteren aber einem solchen Drucke nur innerhalb sehr enger Grenzen zu folgen vermögen, müssen dieselben unter dem Streben der elastisch gedehnten Fascia tarsoorbitalis und der lebendig gespannten Muskelfasern, sich aus der Bogenlinie in die zugehörige Sehne zu verkürzen, umgeschlagen, umgerollt werden.

Demgemäss handelt es sich zunächst darum, alle Verhältnisse genau zu ermitteln, welche eine solche **Falschstellung der Lidrandfläche** herbeizuführen im Stande sein können, und deren Beziehungen zur fraglichen Statopathie zu erläutern, um daraus die therapeutischen Aufgaben folgerecht zu entwickeln.

Es war schon bei Gelegenheit des Entropium spasticum (S. 22) die Rede von der **ektropionirenden Wirkung einer schrägen Durchschneidung des Lides**. Es wurde erwähnt, dass der betreffende Augendeckel in Folge einer Lostrennung der muskularen Lidportion von ihrem lateralen Ansatze sich annähernd tangential zur vorderen Wölbung des Bulbus stelle und demgemäss der freie Lidrand von letzterer abgewendet werde. Dabei bleibt es aber gewöhnlich nicht. Indem nämlich die beiden Randflächen beim Lidschlusse nicht mehr ihrer ganzen Länge nach auf einander treffen, sondern sich unter einem spitzigen Winkel **kreuzen**, die senkrechten Kraftcomponenten der muskularen Lidportion demnach eine Resultirende ergeben, so muss das durchschnittene Lid, dessen senkrechte Kraftcomponente auf ein Kleines herabgesetzt ist, unter dem überwiegenden Drucke des anderen Augendeckels nach vorne gestülpt werden. Handelt es sich um das **untere Lid**, und das ist wohl die Regel, so wirkt hierbei wahrscheinlich auch jener Theil der **Thränenkammportion** mit, welcher in die Haut des unteren Lides und der Wange ausstrahlt und den Augendeckel nach innen und oben zieht (S. 3).

Was nun die **operative Durchschneidung** leistet, das vermag auch jede **zufällige Zusammenhangstrennung** des Lides durch Verwundung, Verschwärung u. s. w. zu bewerkstelligen, immer vorausgesetzt, dass die Substanzlücke ausserhalb der Axe eines der beiden Lidbänder verläuft und die betreffenden Muskelfaserbündel von ihren Fixpunkten wirklich abgelöst sind. Nur wird, wenn die Spaltung des Lides in grösserer Entfernung von der einen oder anderen Commissur erfolgt ist, nicht blos Ein Colobomschenkel mit dem anliegenden Theile des freien Lidrandes nach vorne umgeschlagen werden, sondern beide.

Die therapeutische Aufgabe ist selbstverständlich die kunstgerechte Aneinanderfügung und Vereinigung der Colobomschenkel, auf dass die freien Lidränder sich wieder dem Bulbus anschmiegen können und die Muskulatur in ihre natürlichen Functionsverhältnisse zurückversetzt werde.

Im Grunde genommen schliesst unter sonst normalen Verhältnissen jedwede Verlängerung des freien Lidrandes dessen wenigstens theilweise Abhebung von der vorderen Bulbusoberfläche und damit auch jene Winkelstellung in sich, welche eine Resultirende der senkrechten Kraftcomponenten nach vorne und damit die Möglichkeit einer Ektropionirung ergiebt.

In Uebereinstimmung damit sind denn auch Granulationsprocesse der Bindehaut anerkannt die allergewöhnlichsten Veranlassungen der Auswärtsrollung der Lider. Es betheiligt sich nämlich das Septum orbitale stets in mehr oder weniger auffälliger Weise an den entzündlichen Vorgängen und wird durch Infiltrate aufgelockert, daher in seiner Widerstandskraft geschädigt und dehnsamer. Insbesondere betrifft dies den Faserknorpel, welcher oft sichtlich aufgetrieben, erweicht und in allen seinen Durchmessern vergrössert erscheint. Ebenso wird aber auch die Muskulatur des Lides in Mitleidenschaft gezogen und namentlich der in der Nähe des freien Lidrandes streichende Theil der Faserbündel functionell geschwächt.

Es ist diese Verlängerung und Verbreiterung des aufgelockerten Tarsus nicht selten genügend, um jenes Entropium, welches bei Verlust oder weit gediehener Schrumpfung des Augapfels durch normale Muskelwirkung zu Stande gebracht wird (S. 17), in ein Ektropium des unteren Lides zu verkehren. Um so günstiger sind natürlich die Bedingungen für eine Dehnung und Auswärtsrollung des freien Lidrandes, wenn die Fascia tarsoorbitalis und die Muskulatur durch die vordere Bulbuswölbung in der richtigen Spannung erhalten bleiben.

Es können dann schon einfache wuchernde Katarrhe chronischer Form, vornehmlich bei alten Leuten mit welkem schlaffen Gefüge, das Septum orbitale mit dem Faserknorpel so weit aufweichen und auch nachgeben machen, dass der freie Lidrand ein klein wenig von der Augapfeloberfläche absteht. Ist es aber einmal so weit gekommen, so genügt der rhythmische Lidschlag, um die Abhebung allmälig zu steigern, weiterhin zu einer förmlichen Umrollung zu gestalten und diese mehr und mehr zu vervollständigen (Ektropium senile).

Um so leichter geschieht dieses Alles selbstverständlich bei üppigeren Wucherungsprocessen, vornehmlich beim Trachome. Da ist die entzündliche Infiltration und Auflockerung des Knorpels gewöhnlich eine sehr beträchtliche. Ueberdies kommt es da gar oft zu vorübergehenden Anschwellungen der Bindehaut und selbst des orbitalen Gewebes, was eine entsprechende Spannungsvermehrung und Dehnung des erweichten Septum orbitale mit sich bringt. Demgemäss pflegt unter so bewandten Umständen die Umstülpung rasch zu höheren Graden anzusteigen, so dass öfters ein ansehnlicher Theil der wuchernden Bindehaut blossgelegt erscheint (Ektropium luxurians, sarcomatosum).

Es betreffen die auf solche Weise begründeten Ektropien zumeist blos das untere Lid, da die Zartheit seines Tarsus dessen Ausdehnung begünstigt und auch wohl das Moment der Schwere nicht ganz ohne Einfluss bleibt. Wo jedoch zeitweilig krampfhafte Muskelspannungen ins Spiel kommen, da finden sich bisweilen auch beide Lider umgestülpt.

Die der Wucherung nachfolgende Schrumpfung der Gewebe vermag an und für sich nicht, das ektropionirte Lid in seine natürliche Lage und Stellung zurückzuführen, weil die sich verdichtenden Theile unter dem Drucke der falsch gestellten beiden Hälften der muskularen Lidportion verharren. Die der Verödung parallel gehende Verkürzung der Bindehaut und des Tarsus macht sich nur in unregelmässigen Verbiegungen des umgestülpt bleibenden Lidrandes bemerklich.

Die Behandlung der eben geschilderten Formen des Ektropiums muss begreiflicherweise in erster Linie auf Tilgung des entzündlichen Wucherungsprocesses und auf möglichst vollständige Beseitigung der Infiltrate gerichtet werden, damit die aufgelockerten und gedehnten Theile sich allmälig wieder zusammenziehen und die freien Lidränder sich der vorderen Augapfelwölbung unter normaler Spannung anschmiegen können.

Handelt es sich nur um eine einfache Abhebung des freien Lidrandes, so genügt wirklich in vielen Fällen die sachgemässe Bekämpfung des Grundleidens, um auch die Statopathie der Heilung zuzuführen.

Ist es aber bereits zu einer wahren Auswärtsrollung gekommen, so bleibt der ektropionirende Muskeldruck gegen den allmäligen Zug der sich verdichtenden Gewebe meistens weitaus im Uebergewichte, und es muss dieses Missverhältniss durch Anlegung eines Verbandes, welcher den umgestülpten Lidrand an die vordere Bulbuswölbung angefügt zu erhalten vermag, auf ein möglichst Kleines herabgesetzt, wenn nicht vollständig ausgeglichen werden. Insoferne aber das stetige Tragen eines solchen Verbandes mit der Anwendung der gegen das Grundleiden gerichteten Mittel nicht gut zu vereinbaren ist, empfiehlt es sich, eine Mittelstrasse zu wandeln, den Vormittag der Bekämpfung des Wucherungsprocesses, die übrige Zeit aber der Aufrichtung des ektropionirten Lidrandes zu widmen. Ich pflege des Morgens die üblichen Adstringentien und

Caustica in Gebrauch zu ziehen und Nachmittags, nach völliger Tilgung der nachfolgenden Reizzustände, das umgestülpte Lid in seine natürliche Stellung zu bringen und bis zum nächsten Tage darin zu erhalten. Behufs dessen wird quer über die dem Bulbus angeschmiegten freien Lidränder ein länglicher fester Charpiewulst gelegt, darüber ein Wattabausch gebreitet und das Ganze durch eine zügige Flanellbinde befestigt.

Die Erfolge dieses Verfahrens sind im Ganzen befriedigend, vorausgesetzt, dass der Kranke den gehörigen Vorrath von Geduld besitzt, um die nöthige Verdichtung der aufgelockerten Theile unter dem lästigen Verbande abzuwarten. In der Mehrzahl der Fälle wird die Behandlung vorzeitig unterbrochen oder der Verband mit unzureichender Sorgfalt angelegt, daher das Endergebniss den gehegten Erwartungen nicht entsprechen kann.

Da ist denn die Snellen'sche Fadenoperation[1]) ein höchst werthvoller Behelf. Es werden hiebei die mit krummen Nadeln versehenen beiden Enden eines feinen Drahtes oder besser eines starken Fadens in einem Abstande von beiläufig 6^{mm} nahe der inneren Lefze an der grössten Vorwölbung der gewulsteten Bindehaut eingestochen, so dass der Faden eine Schlinge bildet, zwischen Conjunctiva und Tarsus in senkrechter Richtung bis gegen den Orbitalrand geleitet, hier durch die Fascia tarsoorbitalis und die äussere Haut hindurch nach aussen geführt und über einer Heftpflasterrolle so weit angestrafft, dass der freie Lidrand eine leichte Entropionirung erkennen lässt. Nach gehöriger Knotung des Fadens wird ein mit Fett bestrichenes Stanniolblättchen aufgelegt und das Ganze durch einen Schutzverband fixirt. Etwa drei bis vier Tage darnach müssen die Fäden wegen beginnender Eiterung entfernt werden. Der Schutzverband aber ist fort zu tragen, qis die längs der Stichcanäle reichlich angesammelten plastischen Entzündungsproducte sich zu derben, sehnenartigen Narbensträngen herangebildet haben und einen kräftigen Zug in senkrechter Richtung

---

[1]) Snellen, Klin. Monatsblätter 1872, S. 36.

auf den freien Lidrand auszuüben vermögen, ausserdem aber auch das aufgeweichte Septum orbitale mit dem Knorpel hinlänglich verdichtet ist, um eine Normalstellung des Lides zu erlauben.

Es wird dieser Methode allseitig grosses Lob gespendet und sie verdient es in vollem Maasse, besonders wenn der Rath Wecker's[1]) befolgt wird, statt Eines zwei Fäden in der geschilderten Weise einzuziehen, um nicht blos auf die Mitte, sondern auch auf die Seitentheile des umgestülpten Augendeckels kräftiger einzuwirken.

Immerhin wird die Geduld auch durch die Fadenoperation auf eine harte Probe gesetzt und nicht allemal besteht sie der Kranke. Die Verdichtung der submucösen Narbenstränge säumt öfters wochenlange und wird mittlerweile der Verband nicht in der sorglichsten Weise gehandhabt, so stülpt sich das Lid unter dem Drucke der Muskulatur wieder um, die noch weichen und nachgiebigen Narbenstränge werden gedehnt und unfähig dem Zwecke zu dienen, das Endergebniss bleibt ein unbefriedigendes.

In Anbetracht dessen ist es besonders bei höhergradig entwickelten Ektropien der genannten Art dringend zu empfehlen, die Fadenoperation mit der allbekannten Walther-Graefe'schen Tarsoraphie[2]) zu verbinden, oder wenigstens die lateralen Theile der beiden freien Lidränder mit Schonung der äusseren Lefze anzufrischen und durch Knopfnähte zur Verwachsung zu bringen (Blepharoraphie). Ergibt sich daraus eine missliebige Verkürzung der Lidspalte, so muss nach Abschluss des Wucherungs- und des nachfolgenden Schrumpfungsprocesses das künstlich erzeugte Anchyloblepharon wieder beseitigt werden.

Beim Ektropium senile, wo es sich mehr um Erschlaffung als um Massenzunahme der Theile handelt, demgemäss auch die Wulstung der Bindehaut und des Knorpels eine sehr mässige ist, da lässt sich die Fadenoperation öfters umgehen, man

---

[1]) Wecker, Clinique ophth. par Martin. Paris 1873. p. 28.
[2]) Walther, Graefe und Walther's Journal f. Chir. 1826. IX., S. 86; Graefe. Arch. f. Ophth. IV., 2. S. 201.

kommt mit der Tarsoraphie aus, wenn nebenbei das Grundleiden zweckmässig behandelt und durch längere Zeit ein Schutzverband getragen wird.

Unbedingt verwerflich ist die Ausschneidung, Ausbrennung oder Verätzung der Uebergangsfalte, um eine zugkräftige Narbe in der Bindehaut zu erzeugen, wie dies im Alterthume[1]) gebräuchlich war.

Das Gleiche gilt von dem Verfahren Dieffenbach's und Küchler's,[2]) welche erstlich die Bindehaut auf eine gewisse Tiefe von der inneren Knorpelfläche loslösten, sodann das Lid von aussen her längs des convexen Knorpelrandes quer durchtrennten, durch den Schlitz eine Conjunctivalfalte hervorzogen und mittelst Karlsbader Nadeln befestigten.

Abgesehen von manchen anderen Uebelständen nehmen diese Methoden nämlich keinerlei Rücksicht auf die Verlängerung des Lidrandes und können darum dem Zwecke nur unvollständig genügen.

Auch ist die Ausschneidung eines dreieckigen Zwickels aus der ganzen Dicke des ektropionirten Lides, sei es in der Mitte[3]) oder am lateralen Ende desselben,[4]) im Allgemeinen zu widerrathen und nur dann zulässig, wenn die dem Wucherungsprocesse nachfolgende Schrumpfung und Verdichtung der Bindehaut und des Knorpels bereits zum völligen Abschlusse gekommen, also eine weitere Verkürzung des umgestülpten Lidrandes nicht mehr zu gewärtigen ist. Wird nämlich früher so operirt, so kann es leicht geschehen, dass bei der allmäligen Zusammenziehung der aufgeweichten und gedehnten Theile der Lidschluss unmöglich wird, oder das Lid sich gar entropionirt. Eine richtige Dosirung des Ausschnittes ist dann nämlich sehr schwierig.

Szymanowsky[5]) macht 4—5mm von der äusseren Commissur entfernt einen bei 2cm langen senkrechten Hautschnitt, welcher nach oben hin die Lidspalte um 6—8mm überragt. Von den beiden Wundenden aus führt er dann gegen den Canthus externus hin zwei convergente Hautschnitte, welche sich innerhalb desselben in einem sehr stumpfen Winkel treffen würden und den äussersten Theil des umgestülpten freien Lidrandes zwischen sich fassen. Es wird solchermassen ein Hautdreieck mit abgestutztem stumpfen Scheitel und sehr spitzen, nach oben und unten sehenden Grundwinkeln umgrenzt. Dieses Hautdreieck wird ausgeschnitten, sodann die äussere Haut-

---

[1]) Anagostakis, Contributions à l'histoire etc. Athènes 1872. p. 14.
[2]) Dieffenbach nach Chelius, Handb. f. Augenheilkunde. Stuttgart 1839. S. 153; Küchler, Deutsche Klinik 1865, Nr. 49.
[3]) Adams nach Ruete, Lehrbuch der Ophth. II. Braunschweig 1854. S. 86.
[4]) Ammon, Zeitschrift f. Ophth. I., S. 531.
[5]) Szymanowsky nach Arlt, Graefe und Sämisch, Handbuch. III, S. 466.

am unteren Lidrande von der Wundfläche aus unterminirt und ihr gegen den Canthus sehender Zwickel in den oberen Winkel der Wundfläche hineingezogen. Schliesslich werden die Wundränder durch Knopfnähte vereinigt.

Ganz ausserordentliche Flächenvergrösserungen der Augendeckel mit entsprechender Verlängerung der freien Lidränder ergeben sich, wenn der Bulbus wegen Ektasie seiner Wandungen beträchtlich an Umfang zunimmt, wenn sich entzündliche oder Afterproducte in der Bindehaut oder im Orbitalgefüge massenhaft angesammelt haben, oder wenn die Augenhöhle von ihrer Nachbarschaft aus zusammengedrückt und ihr Inhalt nach vorne auszuweichen gezwungen wird.

Die unmittelbare Folge dieser Lidausdehnung, bei welcher die entzündliche Auflockerung des Septum orbitale auch wohl eine Rolle spielt, ist vorerst stets blos eine vermehrte Klaffung der Lidspalte. Einerseits wachsen nämlich die Widerstände, welche der Kreismuskel beim Lidschlusse zu überwinden hat. Anderseits aber werden die freien Lidränder durch die in scharfer Krümmung nach vorne gedrängten Faserbündel der Thränenkanım- und Lidportion bestimmt, an den Wandungen des ektatischen Augapfels oder der Geschwulst herabzugleiten, indem solchermassen dem Streben der gespannten Fleischelemente, sich der Sehne ihres Verlaufsbogens möglichst zu nähern, entsprochen wird. Zu einer wahren Ektropionirung kommt es vorläufig in der Regel nicht, weil die beiden Hälften der muskularen Lidportion in ihrer falschen Richtung entweder gar nicht, oder doch nicht mit der gehörigen Energie auf einander einzuwirken im Stande sind. Sobald aber die Geschwulst so weit aus der Lidspalte hervortritt, dass sie auf die freie Randfläche zu drücken, also die senkrechte Kraftcomponente der einen oder beider Hälften der Lidportion zu ersetzen vermag, ist die Umstülpung des einen oder beider Augendeckel in nächster Zeit zu gewärtigen (Ektropium mechanicum).

Eine besondere Erwähnung verdient das hierher gehörige sogenannte Ektropium acutum, welches bei Bindehautentzündungen, die mit Chemosis einhergehen, namentlich an Kindern, gar nicht selten beobachtet wird. Die rasch zu mächtigen Wülsten anschwellende Conjunctiva steht vorerst unter dem gewaltigen Drucke des Kreismuskels und der unnachgiebigen Fascia tarsoorbitalis. Sie findet in ihrem Streben, durch die Lidspalte auszuweichen, ein unübersteigliches Hinderniss an der straffen Spannung der subtarsalen Thränenkammportion und der Spaltränder des Septum orbitale. Wird aber zufällig oder behufs der Untersuchung u. s. w. ein Augendeckel vom Bulbus abgehoben, so drängt sich die Geschwulst hervor und wird vom freien Lidrande an ihrer Basis abgeschnürt, so dass die Blutstauung und damit auch die Filtration, also der Umfang des Tumors, auf rein mechanische Weise eine bedeutende Steigerung erfährt. Auch hier kann selbstverständlich von einem Ektropium noch nicht gesprochen werden. Erscheint doch der freie Lidrand unter überaus grosser Spannung in den Fuss der Geschwulst förmlich eingegraben und die Randfläche desselben in Folge der Wirkung des Subtarsalmuskels eher nach hinten gewendet. Bei längerem Bestande des Leidens jedoch macht sich allmälig in dem Knorpel und in der Muskulatur die Mitleidenschaft an dem Entzündungsprocesse geltend, der freie Lidrand wird mehr und mehr ausgedehnt, verlängert, schliesslich unter dem Drucke der Geschwulst nach vorne umgeschlagen und unfähig, trotz der Abnahme der Schwellung in seine normale Lage und Stellung sich aufzurichten.

Die Behandlung fordert in der Regel keine besonderen, gegen das Ektropium selbst gerichteten operativen Eingriffe. Es genügt fast immer die Beseitigung des Grundleidens, um die Statopathie aufzuheben. Ist das Septum orbitale bereits aufgelockert und ausgedehnt, so zieht es sich nach und nach auf seine normalen Maasse zusammen, und es bedarf höchstens einer Nachhilfe durch zeitweiliges Tragen eines Schutzverbandes, um das Lid dem Bulbus wieder dauernd anzuschmiegen. Bei der Abschnürung eines chemotischen Bindehautwulstes, fälschlich Ektropium acutum genannt, aber reicht man, so lange es nicht zu einer Verlängerung des freien Lidrandes gekommen ist, damit aus, dass man den letzteren gewaltsam vom Augapfel abzieht und rasch zurückschnellen lässt, nachdem man die vorgedrängte Bindehautgeschwulst zurückgedrängt hat.

In allen Lehrbüchern wird auch von einem Ektropium paralyticum als einer häufigen Statopathie gesprochen. Wirklich kommt es bei Lähmungen des Kreismuskels sehr oft zu beträchtlichen Verlängerungen der freien Lidränder, in Folge deren der untere Augendeckel sich mehr und mehr von der vorderen Bulbuswölbung abhebt und ein grösserer Theil der Bindehaut blossgelegt wird. Es fehlen aber die Muskelkräfte, welche eine Umrollung im wahren Sinne des Wortes zu bewerkstelligen vermöchten, und in Uebereinstimmung damit trägt denn auch der Zustand keineswegs den Charakter eines echten Ektropiums, sondern lässt sich nach allen seinen Merkmalen nur als ein Herabsinken des unteren Lides auffassen.

Im Grunde genommen ist auch die Lähmung des Kreismuskels an und für sich ganz unzureichend, um eine Statopathie zu begründen. So lange das Septum orbitale seine natürliche Festigkeit und Spannung bewahrt, schliessen die beiden Lider nach wie vor straff an die vordere Bulbuswölbung an, nur wird der obere Augendeckel während des Wachseins des Kranken von Seite des Lidhebemuskels emporgezogen (Lagophthalmus paralyticus). Sobald sich aber entzündliche Zustände in der Bindehaut einstellen und den Faserknorpel in den Process hineinreissen, auflockern und nachgiebig machen, hebt sich das untere Lid unter der allmäligen Verlängerung seines freien Randes vom Bulbus ab und sinkt, seiner Schwere folgend, mehr und mehr herab.

Es wirkt dabei ein zweites hochwichtiges Moment mit, die an jede Schwächung des Kreismuskels nothwendig geknüpfte Störung der Thränenableitung. Durch das häufige Ueberströmen der salzhältigen Flüssigkeit wird die Epidermis des unteren Lides und der Wangenhaut allmälig aufgeweicht und bei der nachträglichen Eintrocknung selbst bis zum Einreissen gespannt. Nebenbei geräth aber auch das unterliegende Derma in entzündliche Reizzustände, es hypertrophirt und wird schliesslich auf dem Wege der Schrumpfung verkürzt, so dass auf den unteren freien Lidrand ein mehr oder weniger ausgiebiger Zug wirkt, welcher denselben immer mehr von dem Augapfel hinwegzerrt.

Die Behandlung muss wie überall so auch hier in erster Linie auf Beseitigung des Grundleidens gerichtet werden. Gelingt es, dem Kreismuskel seine volle Functionstüchtigkeit wieder zu geben, so gehen auch meistens die Folgezustände rasch ihrer Heilung entgegen. Doch ist es immer wohlgethan, mittlerweile einen gut passenden Schutzverband tragen zu lassen, welcher das gesunkene untere Lid aufgerichtet und die Lidspalte geschlossen erhält, um das lästige Thränenträufeln und das Ueberfliessen der katarrhalischen Absonderungen zu mildern, Reizungen des blossgelegten Augapfels zu verhindern, beziehungsweise zu bekämpfen und hauptsächlich, um einem weiteren Sinken des Lides und einer fortschreitenden Ausdehnung des Septum orbitale entgegen zu wirken.

Zögert jedoch der Rückgang der Lähmung allzusehr oder hat man Grund, an der Heilbarkeit derselben zu zweifeln, so muss örtlich gegen die falsche Stellung der Lider eingeschritten werden. Es handelt sich dabei zumeist um eine starke Hebung und laterale Anstraffung des unteren Lides, damit dessen freier Rand sich der vorderen Augapfelwölbung wieder anschmiegen könne. Als Mittel dazu dient die Tarsoraphie nach Walther oder Szymanowsky (S. 63), je nach Bedarf mit oder ohne Ausschneidung eines Zwickels aus dem gedehnten Septum orbitale.

Es wirkt dieses Verfahren besonders auf den lateralen Theil des gesunkenen Lides. Mitunter bleibt daher die dem inneren Canthus nähere Portion des freien Lidrandes vom Bulbus abgehoben.

Um diesem Uebelstande zu steuern, empfiehlt Arlt,[1]) der Tarsoraphie eine Operation nachzuschicken, welche er im Gegensatze zu ersterer **mediale Blepharoraphie** nennt.

Er hebt die äussere Haut des unteren Lides nach einwärts vom Thränenpunkte mit einer Blömer'schen Pincette in einer queren Falte empor und schneidet diese mit einer feinen Scheere gegen den inneren Winkel hin so aus, dass eine 2—3mm breite und 6—7mm lange Wunde entsteht, deren oberer Rand schon nahe an die Bindehaut und Caruukel reicht. Hierauf geschieht dasselbe am **oberen** Lide. Die **beiden** bandförmigen Wunden stossen im Canthus zusammen, wie die Schenkel eines V. Nachdem nun die **äusseren** Wundränder durch Knopfnähte mit einander vereinigt worden sind, wird ein Schutzverband angelegt und mehrere Tage getragen.

Mooren[2]) rühmt als vorzügliches Mittel die Herausnahme eines ellipsoidischen Hautstückes an der Schläfenseite, um durch Narbenspannung das untere Lid am äusseren Canthus zu heben und das obere herabzuziehen.

Die Ellipse soll etwas **schräg** von innen oben nach aussen unten gerichtet sein. Die Nähte sollen in **wagrechter** Richtung angelegt werden. Die Lidspalte erhält dadurch eine **gerade** Streckung; fällt sie in Folge dessen zu lang aus, so kann man sie nachträglich durch Tarsoraphie verengern und das zu lange untere Lid durch Ausschneidung eines dreieckigen Zwickels verkürzen.

Jede länger andauernde Störung der Thränenableitung kann, wie schon erwähnt wurde, dadurch, dass die häufig überströmenden Thränen entzündliche Reizungszustände in der äusseren Liddecke anregen, zu deren Wucherung und schliesslichen Schrumpfung führen, einen gewissen Einfluss auf die Gestaltung und Stellung der freien Lidränder gewinnen. Der Zug der sich verkürzenden äusseren Haut trifft unmittelbar allerdings blos die äussere Lefze, pflanzt sich aber leicht auf die Decke der Randfläche und auf die Tarsalbindehaut fort.

---

[1]) Arlt, Wiener med. Wochenschrift 1876, Nr. 40.
[2]) Mooren, Fünf Lustren. Wiesbaden 1882. S. 69.

Sind dann die unterlagernden Theile, namentlich das Septum orbitale, durch vorausgängige entzündliche Processe schon sehr aufgeweicht und widerstandsunfähig geworden, so gibt wohl auch der freie Lidrand als Ganzes nach und wird aus seiner früheren Stellung herausgezerrt. Auf diese Weise kann die Störung der Thränenableitung, welche mit jeder Abhebung und um so mehr mit jeder Umrollung der freien Lidränder untrennbar verbunden ist, die Veranlassung einer bedeutenden Steigerung der bereits gegebenen Statopathie werden und die Therapie herausfordern.

Bewahrt jedoch die Fascia tarsoorbitalis mit dem Knorpel ihre natürliche Festigkeit und Spannung, so werden die äusseren Decken des freien Lidrandes unter dem Zuge der schrumpfenden Haut über den fixen Spaltenrand des Septum orbitale hinweggezerrt, beide Lidlefzen völlig verstrichen, die äussere behaarte dem convexen Rande des Tarsus genähert und die innere nachgezogen, so dass ein mehr oder weniger breiter Saum gerötheter Bindehaut an der Vorderfläche des Lides blossgelegt erscheint.

Es wird dieser letztgeschilderte krankhafte Zustand allgemein in der Bedeutung eines Ektropium symptomaticum aufgefasst, mit Unrecht, denn es handelt sich dabei durchaus nicht um eine Umrollung des Lides selber, sondern lediglich um eine Verschiebung der Lidranddecken allein.

Den Anstoss dazu geben immer langwierige Liddrüsenentzündungen mit ihren Folgen: mit hypertrophischer Schwellung und Abrundung, später aber narbiger Verbildung des freien Lidrandes, mit theilweiser Verödung der Schmeerdrüsen und Haarbälge. Unter so bewandten Umständen ist nämlich das richtige Aufeinanderpassen der Randflächen und deren ausreichende Beölung, also der hermetische Lidschluss und damit auch die normale Thränenableitung, unbedingt ausgeschlossen.

Das Uebel findet sich begreiflicher Weise vorwiegend am unteren Lide, doch kann es auch beide Augendeckel betreffen. Der Reiz der abfliessenden überschüssigen Thränen zwingt nämlich den Kranken zum häufigen Wischen, wobei eine Benässung des oberen Lides schwer zu vermeiden ist, so dass leicht der Anstoss zu krankhaften Zuständen desselben geboten werden kann.

Die erste und wichtigste Aufgabe der Therapie ist selbstverständlich Tilgung des Grundleidens. Gelingt dieses, so können mindergradige Verschiebungen der Lidranddecken öfters dadurch einer wesentlichen Besserung zugeführt werden, dass man die äussere Haut der Augendeckel längere Zeit mit einem befetteten Leinwandlappen bedeckt unter dem Schutzverbande hält. Die Liddecke wird dadurch dem Einflusse überströmender Thränen mehr entrückt und allmälig schmiegsamer, nachgiebiger gemacht.

Mooren[1]) empfiehlt nach Ad. Weber's Rath das äussere Lidband, einen halben Centimeter vom Canthus externus entfernt, subcutan zu durchschneiden. Er hat nämlich gefunden, dass bei dem in Rede stehenden krankhaften Zustande das untere Lid nicht gehörig nach auf- und einwärts gezogen werden könne, nach einer solchen Operation aber in überraschender Weise an Hebbarkeit gewinne, so dass der untere Thränenpunkt wieder in den Thränensee tauche.

Oftmals ist indessen die Flächenverkleinerung der äusseren Liddecke und selbst der angrenzenden Wangenhautpartie eine viel zu bedeutende, als dass ein solches Verfahren eine wesentliche Annäherung an die normalen Verhältnisse bewirken könnte; der Zustand ist ähnlich dem, welcher durch Narbenbildung in Folge directer Zerstörung der äusseren Liddecke oder ihrer Nachbarschaft gesetzt wird, und fordert gleich diesem einen Ersatz des verloren Gegangenen durch Einschiebung anderer Hauttheile (Blepharoplastik).

Zerstörungen der äusseren Liddecke oder der angrenzenden Stirn-, Schläfen- und Wangenhaut durch Riss- und Quetschwunden mit nachfolgender Verschwärung durch Verbrennung, Anätzung oder Brand, durch zusammenfliessende Blattern,

---

[1]) Mooren, Fünf Lustren. Wiesbaden 1882. S. 68.

durch Ekzem, Erysipel, durch Knochencaries der vorderen Orbitalknochentheile u. s. w. führen immer zur Anbildung mehr oder weniger umfangreicher stark schrumpfender Narben, welche den Augendeckel als Ganzes nach den verschiedensten Richtungen hin weit weg aus der normalen Stellung und Lage zu ziehen vermögen. In der Regel ist damit eine sehr bedeutende Verlängerung des freien Lidrandes verbunden, was sich aus der vorausgehenden entzündlichen Mitleidenschaft des Septum orbitale erklärt.

Auch dieser Zustand kann nicht als ein wahres Ektropium (symptomaticum) gelten, es ist nicht eine Umrollung des freien Lidrandes, sondern eine Verziehung des einen oder beider Augendeckel, wobei grössere Abschnitte der Bulbusoberfläche und der Bindehaut blossgelegt werden.

Die ausserordentliche Mannigfaltigkeit in der Art, Grösse und Lage des ursprünglichen Krankheitsheerdes, in der Gestaltung und Zugsrichtung der nachfolgenden Narbe, also auch in der Stellung des Lides und in dem Zustande seiner einzelnen Theile bedingt die allergrössten Verschiedenheiten, nicht nur was die äussere Erscheinung der Statopathie, sondern auch was die therapeutischen Specialaufgaben betrifft. Streng genommen fordert jeder Einzelnfall seinen besonderen, allen Verhältnissen Rechnung tragenden Heilplan, daher denn auch nicht sowohl von scharf umschriebenen Operationsmethoden, als vielmehr blos von Behandlungstypen die Rede sein kann.

Kommt schon das Grundleiden selbst zur Behandlung, so ist selbstverständlich mit aller Macht darauf hinzuarbeiten, dass die narbige Verziehung der Lider thunlichst hintangehalten oder wenigstens gemässigt werde. Zu diesem Behufe ist es nothwendig, die beiden Augendeckel bei Beginn der Fleischwärzchenbildung, also nach Beschwichtigung des Entzündungssturmes, mittelst der Blepharoraphie in ihrer natürlichen Stellung und Lage zu fixiren. Je nach der Oertlichkeit und Grösse des Krankheitsherdes sowie nach der wahrscheinlichen Zugsrichtung der künftigen Narbe wird bald ein Theil, bald die ganze Lidspalte bis an die Thränenwärzchen, nie aber über diese herein, zur Verwachsung gebracht werden müssen. Es ist dabei zu empfehlen, die **Anfrischungsschnitte** stets innerhalb der freien Randflächen der Lider zu führen und die äussere Lefze zu schonen.[1]) Eine blosse **Abschabung** der freien Randflächen bietet keine genügende Sicherheit des Erfolges. Das mittelst zweckmässiger Anlegung von Knopfnähten erzielte Anchyloblepharon darf erst nach Ablauf mehrerer Monate, wenn die Narbenschrumpfung zu vollem Abschlusse gediehen ist, auf operativem Wege wieder beseitigt werden.

Bei oberflächlichen Zerstörungen der äusseren Liddecke und ihrer nächsten Umgebung leistet dieses Verfahren im Allgemeinen ganz Erspriessliches, kann aber nicht verhindern, dass die vereinigten Lidränder durch den ungleichmässigen Zug der schrumpfenden Narbe aus der geraden Linie heraus in der verschiedensten Weise verbogen werden.

Greift die Zerstörung aber mehr in die Tiefe, so steht die Sache schlimmer. Vorerst ist die unmittelbare Nähe eines grösseren und tiefsitzenden Eiterheerdes der Vereinigung der Randflächen weniger günstig. Falls es indessen zur Verwachsung kommt, wird der Zug der dicken massigen Narbe ein viel zu gewaltiger, als dass die Lider Stand halten könnten, besonders wenn ihr sehniges Gerüste während der vorausgegangenen Entzündungsperiode stark aufgeweicht und nachgiebig geworden ist. Die Augendeckel werden dann trotz des bestehenden Ankyloblepharon hierhin und dorthin weit aus ihrer natürlichen Lage und Stellung gezerrt. Allerdings gedeiht die Statopathie kaum zu jenem Grade, welchen sie erreicht hätte, wenn die Lidspalte offen geblieben wäre. Auch ist es als ein Gewinn zu betrachten, dass der Augapfel und die Bindehaut nicht in grösserem Umfange blossgelegt wurden. Doch drängt sich immer wieder das Bedürfniss hervor, die übermässige Entwicklung von Narbensubstanz und die ungleichmässige Zusammenziehung derselben thunlichst zu beschränken.

[1]) Bowman nach Workman, Ophth. Hosp. Reports. VII., p. 1.

Wo die granulirende Wunde mehr flächenartig sich ausbreitet, liefert die Ueberpflanzung von Hautstücken nach später zu gebenden Vorschriften ein vortreffliches Mittel. Man thut dabei gut, den Rath Wecker's[1]) zu befolgen, die volle Abstossung der Schorfe und der graulichen Massen abzuwarten und erst zu pfropfen, wenn sich ganz gesunde Fleischwärzchen gebildet haben, weil sonst die Pfröpfe schwer haften.

Landolt[2]) findet, dass bei Verbrennungen u. s. w. meistens blos die äussere Haut des unteren Lides zerstört wird. Er spaltet das untere Lid von der Randfläche aus seiner ganzen Breite nach in ein vorderes und hinteres Blatt und armirt den angefrischten Rand der Bindehaut (des inneren Blattes) mit drei, vier und mehr Fäden, deren jeder mit zwei Nadeln versehen ist. Dann spaltet er das obere Lid in zwei Platten, zieht die Bindehaut des unteren zwischen beide hinauf und näht deren Rand in die Wunde, indem er die Fäden durch die äussere Haut des oberen Augendeckels hindurchführt. Schliesslich wird die äussere Platte des oberen Lides an den Hautrand des unteren genäht, die Lidspalte also geschlossen. Nach einigen Monaten soll dann das obere Lid quer durchschnitten und an beiden Wundrändern die Conjunctiva mit der äusseren Haut durch Knopfnähte vereinigt werden. In zwei Fällen soll der Erfolg ein sehr guter gewesen sein.

Ist der Grundherd bereits in Ueberhäutung begriffen und beginnt die Ersatzmasse sich zu sehnigem Gefüge zu verdichten, so kann mittelst der Blepharoraphie und eines geeigneten Verbandes die Verziehung der Augendeckel einigermassen beschränkt und durch Deckung des Bulbus mancher Schaden verhütet werden. Andere gegen die drohende Statopathie gerichtete operative Eingriffe, besonders innerhalb des noch blutreichen Granulationsgewebes, sind vorläufig kaum von Nutzen, und man thut wohl daran, abzuwarten, bis die Narbe völlig ausgebildet ist und eine weitere Schrumpfung nicht mehr gewärtigen lässt. Dann liegen alle den Heilplan beeinflussenden Verhältnisse klar zu Tage, dann ist es Zeit, die erforderlichen Massregeln zu treffen.

Sind schmale, aber tief in das Gefüge der Liddecken eindringende Narbenstreifen die Ursache der Verziehung eines

---

[1]) Wecker, Clinique ophth. par Martin. Paris 1872. p. 32.
[2]) Landolt, Centralblatt f. Augenheilkunde. IV., S. 438.

Augendeckels, so genügt es mitunter, den Narbenstreifen durch zwei bogenförmige Schnitte, deren Sehnen nahezu senkrecht auf dem freien Lidrande stehen, zu umgrenzen, von der Unterlage loszutrennen und die lanzettförmige Wundfläche durch Knopfnähte zu vereinigen, um das Lid in seine natürliche Stellung zurückzuführen.

Geht ein solcher schmaler Narbenstrang vom knöchernen Orbitalrande aus, so gelingt die Aufrichtung des Lides bisweilen schon, wenn die Narbe subcutan vom Knochen losgelöst wird. Meistens aber wird es nebenbei nothwendig sein, die Narbe wie im vorigen Falle durch zwei Bogenschnitte zu umschreiben, hierauf ihre Oberfläche anzufrischen, die Ränder der lanzettförmigen Wunde sammt dem Fettpolster eine Strecke weit von der Unterlage abzutrennen und schliesslich über der Narbe durch Knopfnähte zur Vereinigung zu bringen.[1]

Bei breiteren derartigen Verwachsungen mit dem Knochen lässt sich die erforderliche Streckung des verzogenen Augendeckels nicht selten dadurch ermöglichen, dass einen Centimeter unterhalb, beziehungsweise oberhalb der Narbe ein dem betreffenden Stücke des Orbitalrandes paralleler Schnitt bis auf den Knochen geführt und die Haut sammt der Narbe in genügendem Umfange von der Unterlage losgelöst wird.[2]

Bei Knochennarben am oberen äusseren oder unteren äusseren Rande der Orbitalöffnung, welche die Bindehaut meistens in Form eines abgerundeten Dreieckes blosslegen, empfiehlt Arlt,[3] den abgezogenen freien Lidrand durch zwei Schnitte zu umgrenzen, welche von der inneren und von der äusseren Canthusgegend ausgehend längs der äusseren Lefze in geringem Abstande davon verlaufen und über, beziehungsweise unter dem Gipfel der Abhebung sich in einem spitzen, höchstens rechten Winkel treffen. Hierauf soll am äusseren Schenkel des Bogens, welchen der abgehobene Lidrand beschreibt, der innerhalb des Schnittes gelegene schmale Hautsaum sammt dem Haarboden, von der Commissur aus gerechnet so weit abgetragen werden, als die Verlängerung des Lidrandes beträgt. Nun lässt sich nach vorläufiger Unterminirung der Haut in der Gegend der Narbe das Lid leicht

---

[1] Ammon, Zeitschrift f. Ophth. I., S. 46.
[2] Ammon, Zeitschrift f. Ophth. I., S. 47.
[3] Arlt, Graefe und Sämisch, Handbuch. III., S. 463.

von seinen normwidrigen Verbindungen trennen und so verschieben, dass nur eine schmale Wundfläche übrig bleibt, welche durch Vereinigung der Wundränder am Schnittwinkel auf ein Kleinstes herabgesetzt werden kann.

Sind umfangreichere Vernarbungen der äusseren Liddecke oder der nachbarlichen Hauttheile die Veranlassung der Statopathie, so ist die dauernde Aufrichtung des verzogenen und abgehobenen Augendeckels nicht mehr möglich, ohne dass grössere klaffende Wundflächen gesetzt werden. Diese Lücken verlangen gleich jenen, welche bei Ausschneidung von Aftergebilden sich ergeben, die Einschiebung anderer Hauttheile (Blepharoplastik), widrigenfalls ihre nothwendige Deckung nicht ohne verderbliche Zerrungen und Spannungen bewerkstelligt werden könnte.

Beschränkt sich die Verbildung auf die äussere Liddecke oder gar nur auf deren oberflächliche Schichten, ist also das Unterhautgewebe u. s. w. nicht in die Entartung einbezogen, so lässt sich das abgezogene Lid bisweilen dadurch in seine natürliche Stellung und Lage zurückbringen und darin erhalten, dass die vernarbte Hautportion theilweise umschnitten, von der Unterlage losgetrennt und gegen die Lidspalte hin verschoben, die so entstehende Substanzlücke aber durch Heranziehung der nachbarlichen Hauttheile gedeckt wird.

Hierher gehört das allbekannte, Samson zugeschriebene, aber schon von Dieffenbach am unteren und von Warton Jones am oberen Lide geübte Verfahren.[1]) Zwei von den beiden Lidwinkeln ausgehende convergirende Schnitte umgrenzen mit dem freien Lidrande als Basis ein die Narbe in sich schliessendes Dreieck. Die nach dessen Verschiebung durch Knopfnähte vereinigten Wundränder bilden ein Y.

Graefe,[2]) welcher hauptsächlich die nach langwierigen Liddrüsenentzündungen zu Stande kommenden narbigen Verbildungen der äusseren Liddecke und die damit verknüpften Verziehungen der äusseren Lefze (S. 69) im Auge hat und demgemäss eine starke Anstraffung und Hebung derselben bewerkstelligen will, empfiehlt, das Lid von der Randfläche aus am

---

[1]) Arlt, Graefe und Sämisch, Handbuch. III., S. 465.
[2]) Graefe, Arch. f. Ophth. X., 2. S. 227.

Thränenpunkte beginnend bis zur äusseren Commissur in eine vordere und hintere Platte zu spalten, sodann von den beiden Endpunkten der Wunde aus zwei 8—10''' lange senkrechte Hautschnitte zu führen. Der so an drei Seiten umgrenzte viereckige Lappen soll hierauf in der Richtung gegen die Lidspalte scharf angezogen und in dieser Lage längs den beiden Seitenschenkeln von unten her angenäht werden. Um jedoch den verlängerten Lidrand auf das richtige Maass zu bringen, muss der Lappen zuvor zugestutzt werden, was am besten durch einen gebrochenen Schnitt geschieht, welcher den inneren Lappenrand mit dem wagrechten verbindet. Zum Schlusse wird der Intermarginalschnitt durch Knopfnähte geschlossen. Leider nimmt dieses Verfahren zu wenig Einfluss auf die Falschstellung der beiden Commissuren, ein Fehler, welcher durch Anstraffung der äusseren Liddecke mittelst eingezogener Fäden, die an einem geeigneten entfernteren Punkte durch Pflaster u. s. w. befestigt werden, kaum genügend auszugleichen ist.

Nach Dieffenbach[1]) lässt sich bei Vernarbungen der äusseren Liddecke das angestrebte Ziel auch dadurch erreichen, dass man den am meisten verbildeten Theil in Form eines gleichseitigen Dreieckes ausschneidet, dessen Grundlinie der äusseren Lefze parallel läuft, sodann von den beiden Grundwinkeln aus nach rechts und links je einen etwas schräg verlaufenden Hautschnitt führt und die so von zwei Seiten umschnittenen Lappen nach gehöriger Unterminirung über der Wundfläche zusammenzieht. Die durch Knopfnähte vereinigten Wundränder bilden ein T.

Greifen umfangreichere Narben mehr in die Tiefe, in das Septum orbitale und in das Periost der die Augenhöhle umgebenden Knochen, oder gar noch darüber hinaus, so wird deren wenigstens theilweise Ausschneidung allgemein als geboten erachtet. Es ergeben sich solchermassen mehr oder minder grosse Substanzlücken, welche durch die Zurückführung des verzogenen Lides in seine natürliche Stellung und Lage meistens noch um ein Ansehnliches sich erweitern. Diese Substanzlücken ähneln jenen, welche durch die Beseitigung von Aftergebilden gesetzt werden, und pflegten bisher gleich diesen durch gestielte Lappen aus der umgebenden Stirn-, Schläfen-, Wangen- oder Nasenhaut gedeckt zu werden. Die allbekannten Grundtypen für die

---

[1]) Dieffenbach, nach Mackenzie, Traité etc., traduit par Warlomont et Testelin. Paris 1856. I., p. 287.

Bildung neuer Lidflächen mittelst zungenförmiger Lappen sind von Fricke,[1]) mittelst viereckiger Lappen von Dieffenbach,[2]) für die Neubildung von Lidwinkeln aber von Hasner[3]) vorgezeichnet worden. Sie finden sich in jedem Lehrbuche.

Deval[4]) und Knapp[5]) haben Aftergebilde am Lide gelegentlich in Gestalt eines rechtwinkeligen Viereckes umschnitten, von den Unterlagen abgelöst und die Substanzlücke durch Herbeiziehung zweier rechtwinkeliger Lappen aus der Nasen- und aus der Schläfenhaut gedeckt.

Hock[6]) und nach ihm Businelli[7]) beschreiben eine Blepharoplastik mit doppeltgestieltem Lappen. Bei Zerstörung der äusseren Lidlefze und narbiger Verwachsung des verlängerten freien Lidrandes mit der Stirnoder beziehungsweise mit der Wangenhaut durchschnitten sie die Narbe längs der bogig ausgedehnten äusseren Lefze, oder lösten wohl auch einen Narbenstreifen aus und zerrten den Lidrand nach Trennung aller übrigen krankhaften Verbindungen in seine normale Lage, um ihn hier durch Hefte zu fixiren. Hierauf führten sie parallel dem ersten Narbenschnitte einen zweiten Schnitt durch die Stirn- oder Wangenhaut in solcher Entfernung, dass dadurch eine Hautbrücke umgrenzt wurde, deren Breite und Länge jene der Wundfläche um ein Entsprechendes übertraf. Diese Hautbrücke wurde von der Unterlage abgetrennt, auf die Substanzlücke herübergezogen und durch Hefte mit den Wundrändern vereinigt. Nach sieben Tagen wurde dann die verschobene Hautbrücke an der einen und nach neun Tagen an der anderen Schmalseite losgeschnitten.

Soll die Blepharoplastik, sie möge nach dieser oder jener Weise durchgeführt werden, Erspriessliches leisten, so muss unter allen Umständen für einen gut anliegenden und nicht leicht zu verschiebenden Verband Sorge getragen werden. Derselbe hat durch zweckmässige Polsterung jede etwaige Hohlraumbildung im Wundbereiche unmöglich zu machen und die Theile bis zum

---

[1]) Fricke, nach Ammon's »Plastische Chirurgie«. Berlin 1842. S. 195.
[2]) Dieffenbach, ibid. S. 206; Ammon's Zeitschrift f. Ophth. IV., S. 428.
[3]) Hasner, Entwurf einer anat. Begründung etc. Prag 1847. S. 248.
[4]) Deval, nach Arlt, Graefe und Sämisch, Handbuch. III., S. 477.
[5]) Knapp, Arch. f. Ophth. XIII., 1. S. 183.
[6]) Hock, Centralblatt f. Augenheilkunde. III., S. 69; Klin. Monatsblätter 1880, S. 99.
[7]) Businelli, Klin. Monatsblätter 1880, S. 60.

Abschlusse der Wundheilung und der Narbenschrumpfung in der gewünschten Stellung und Lage zu erhalten.

Ein weiterer hochwichtiger Behelf sind mehr oder minder ausgiebige Blepharoraphien. Ihre Aufgabe ist, neben der Fixirung der Lider dahin zu wirken, dass der bereits wohl angeheilte Lappen nachträglich nicht zur Wulstform zusammenschrumpfe, dass also die Deckung des Auges und das kosmetische Interesse thunlichst gewahrt werde.

Ein grosser Mangel, welcher allen den aufgezählten und ähnlichen Methoden der Blepharoplastik anhaftet, liegt in der mehr oder weniger vollständigen Aufhebung jeder selbstständigen Beweglichkeit des neugebildeten Lides. Es macht sich dieser Uebelstand besonders dann geltend, wenn der Lappen auf eine umfangreichere Substanzlücke der Lidfläche selbst herübergezogen werden muss. Es sind dann nämlich die betreffenden Faserbündel der Lid- und Thränenkammportion entweder schon von dem Grundleiden zerstört worden, oder sie gehen in dem Granulationsprocesse unter, welcher den Lappen in seiner neuen Lage zu befestigen hat. Die Lidbewegungen können darum nur mittelbar durch die entfernteren Theile des Kreismuskels und durch die Stirn- und Wangenmuskeln bewerkstelligt werden. Gerade diese Hilfskräfte leiden jedoch, theilweise wenigstens, sehr unter den Vernarbungsvorgängen, welche sich auf den durch die Entnahme des Lappens gesetzten Blössen abspielen.

Das schwerste der Uebel bleibt unter allen Umständen das theilweise oder gänzliche Zugrundegehen des Lappens durch Brand oder durch Eiterung. Es ist dieser Ausgang sehr zu fürchten, wenn der Lappen aus narbig entarteten und darum gefässarmen Hauttheilen gebildet oder auf eine solche Unterlage überpflanzt wird. Man kann dieser Gefahr öfters ausweichen, wenn man sich nicht allzustrenge an die herkömmlichen Regeln der einzelnen Operationsmethoden bindet, sondern unbedenklich die Vortheile ausbeutet, welche die Benützung gesunder lebenskräftiger Nachbarstellen für die Bildung des Lappens und für die Bereitung seines neuen Bettes zu gewähren scheinen. Nur darf durch eine solche kleine Verschiebung des Operationsfeldes keine Veranlassung zu starken Faltungen des Lappenfusses oder zu Zerrungen überhaupt gegeben werden, widrigenfalls es sicherlich zu Verschwärungen, wenn nicht zum brandigen Absterben käme.

Es kann in dieser Hinsicht nicht nachdrücklich genug auf die Nothwendigkeit hingewiesen werden, den Umfang des überzupflanzenden Hautlappens reichlich zu bemessen und dabei den eigenthümlichen Elasticitätsverhältnissen der einzelnen zu benützenden Hautstücke die gebührende Rechnung zu tragen. Nach C. Langer's[1]) Untersuchungen ist die Zusammenziehung eines von der Unterlage losgetrennten Hautstückes je nach der Oertlichkeit in verschiedenen Richtungen eine sehr verschiedene. Wird das Maximum der Contractilität durch Linien ausgedrückt, so würden diese im Bereiche des Kreismuskels dem Zuge der Fleischfaserbündel folgend die Lidspalte umschreiben, in der medialen Brauengegend gegen die Stirne sich erheben, vom inneren Lidbande und der Schläfengegend nach dem Mundwinkel hin convergiren, oberhalb des Kreismuskels aber wagrecht streichen.

Trotz aller Vorsichtsmassregeln gelingt es indessen nicht immer, das Verderben abzuwenden, namentlich wenn ungünstiges Verhalten des Kranken während der Nachbehandlung, höheres Alter, Blutleere und Schwächezustände in Folge von Krankheiten, Elend, Noth u. s. w. störend mitwirken oder gar der Rothlauf hinzutritt; der Lappen geht dann grösstentheils oder ganz zu Grunde, die Verziehung des Lides wird grösser und entstellender als zuvor, und zu allem dem kommt dann noch die narbige Verbildung jener Gegend, aus welcher der Lappen gewonnen wurde; das Ergebniss ist eine offenbare Benachtheiligung des Kranken, mit der Unmöglichkeit, den Schaden durch Wiederholung der Operation, durch Ueberpflanzung eines neuen Hautlappens aus der Umgebung zu verbessern oder gut zu machen.

---

[1]) C. Langer, Sitzungsberichte der Wiener k. Akad. der Wissenschaften. XLIV., S. 32, Taf. 2, Fig. 4.

Mit Reverdin's[1]) Entdeckung der Ueberpfropfbarkeit kleiner Hautstücke auf granulirende Wundflächen ist nun der Anstoss gegeben worden zu einer langen Reihe glänzender Versuche, welche die Blepharoplastik auf neue verheissungsvolle Bahnen lenken.

Reverdin hatte festgestellt, dass 1^{mm} dicke und 2—4$^{☐mm}$ grosse Inseln, welche mit der Aderlasslanzette von den oberflächlichsten Schichten beliebiger Hautstellen abgetrennt werden, auf granulirenden Wundflächen nicht nur haften, sondern sich zu eben so vielen Mittelpunkten für die rasche Neubildung von Epidermis gestalten, so dass auf diese Weise die zögernde Ueberhäutung wesentlich beschleunigt und die übermässige Schrumpfung der sich entwickelnden Narbe eingeschränkt werden könne.

Es war dies ein überaus glücklicher Wurf, der in Frankreich sowie in Grossbritannien aussergewöhnliches Aufsehen machte[2]) und alsbald auch in Deutschland[3]) der Gegenstand eingehender Forschungen wurde. Man gelangte so rasch zur Erkenntniss, dass auch grössere Stücke aus der ganzen Dicke der Haut und Schleimhaut durch Vermittlung der Gefässe[4]) sowohl auf granulirende, als auf frische Wundflächen mit Erfolg überpfropft (greffirt) werden können, dieselben mögen nun vom lebenden Menschen oder Thiere entnommen werden, oder von frischen Amputationsstumpfen, ja von eben verstorbenen Leichen stammen, vorausgesetzt, dass die Ueberpflanzung innerhalb weniger Stunden erfolgt und für die Erhaltung der Lappen die gehörige Sorgfalt aufgeboten wird. Schliesslich ergab es sich, dass die Ueberpfropfung gänzlich abgetrennter Hautstücke in Indien

---

[1]) Reverdin, Bulletin de la Société de chirurgie. Séance du 8 décembre 1869.

[2]) Ch. Monod, Bulletin de la Société de chirurgie. Séance du 27 juillet 1881. p. 647, 650.

[3]) Lindenbaum, Berliner klin. Wochenschrift. März 1871. S. 128.

[4]) Lindenbaum, Berliner med. Wochenschrift 1871, S. 130.

seit Langem bekannt und im laufenden Jahrhunderte auch von einzelnen europäischen Aerzten ausgeführt worden ist.[1]

Auf augenärztlichem Gebiete wurden von Le Fort[2] und Lawson[3] schon im Jahre 1870, von Driver[4] im Jahre 1871 die ersten Versuche angestellt und dabei in richtiger Vorahnung der späteren Vervollkommnungen ein Weg eingeschlagen, welcher zu der jetzigen hohen Verwendbarkeit der Hautpfropfung geführt hat. Es handelte sich allenthalben um narbige Verziehungen eines Augendeckels. Damit die Rückstülpung des Lides bewerkstelligt werden könne, mussten die krankhaften Verbindungen durchtrennt und eine klaffende Substanzlücke gesetzt werden. Le Fort schnitt aus dem Arme einen Hautlappen, welcher nach Gestalt und Grösse der Wundfläche entsprach, und pflanzte ihn ohne Naht unmittelbar auf die frische Blösse. Der Lappen starb ab. In einem zweiten Falle, wo der Lappen grösser geschnitten und von allem Unterhautfettgewebe gereinigt worden war, glückte das Verfahren vollständig. Lawson wartete die Fleischwärzchenbildung ab und pfropfte zunächst ein dreipennygrosses und zwei Tage darnach ein vierpennygrosses Stück Haut vom Arme auf die Wundfläche. Driver überpflanzte auf die frische Substanzlücke einen aus dem anderen Lide entnommenen Lappen. Als sich dieser aber zu klein erwies, schnitt er einen Hautlappen aus dem Oberarme, zertheilte ihn in sechs etwa linsengrosse Stücke und pflasterte damit die noch übrige Wundfläche.

Im Jahre 1872 trat Wecker[5] mit einer grösseren Arbeit hervor, welche den Gegenstand bereits methodisch behandelt. Auf Ollier's[6] Erfahrungen sich stützend, empfahl er anfänglich die Verwendung von Lappen aus der ganzen Hautdicke, welche zertheilt und mosaikartig ohne alle Zwischenräume auf die granulirende Wundfläche aufgetragen werden sollen. Bald darauf hat er[7] sich jedoch entgegen der Meinung vieler Chirurgen überzeugt, dass man auch auf frische Wundflächen mit Erfolg pfropfen und dazu Einen oder mehrere grosse Lappen aus der ganzen Hautdicke benützen könne, welche die Wunde ganz ausfüllen. Er hält mit Recht daran fest, dass auf granulirenden Flächen kleinere Inseln besser haften. Nach weiteren zwei Jahren ist Wecker[8] bereits zur Erkenntniss

---

[1] Monod, Bulletin de la Société de chirurgie. Séance du 27 juillet 1881. p. 652.

[2] Le Fort, Bulletin de la Société de chirurgie 1872, 3. Serie, I., p. 39, nach Monod l. c. p. 653, 662.

[3] Lawson, Lancet 1870. II., p. 108.

[4] Driver, Klin. Monatsblätter 1871, S. 424.

[5] Wecker, Annal. d'ocul. 1872. Juillet, Août. Sep.-Abdr.

[6] Ollier, Lyon Medical 29. Oct. 1871, nach Wecker l. c. p. 4.

[7] Wecker, Clinique ophth. par Martin. Paris 1873. p. 32.

[8] Wecker, Clinique ophth. par Masselon. Paris 1875. p. 26.

gekommen, dass die Blepharoplastik sich fast durchwegs mit Vortheil durch die Greffe dermique ersetzen lasse. Er überpflanzt nun völlig abgetrennte grosse Hautlappen von 2—4☐cm Fläche auf die frische Wunde, näht dieselben mit feiner Seide an und greift zur mosaikförmigen Pfropfung kleiner Inseln nur dann, wenn ein überpflanzter grösserer Lappen abgestorben ist und es darauf ankommt, die so entstandene Lücke zu decken.

Mittlerweile waren von deutschen Chirurgen Schleimhautstücke mit Erfolg überpfropft worden und Wolfe[1]) hatte mehrere Fälle veröffentlicht, in welchen behufs der dauernden Lösung eines Symblepharon Bindehautstücke vom Kranken selbst oder von Kaninchen entnommen und auf die klaffende Wunde überpflanzt worden waren, ein Verfahren, welches in Wecker[2]) und Anderen alsbald Nachahmer fand. Erst 1875 berichtete Wolfe[3]) über die Heilung eines Narbenektropiums durch Ueberpfropfung eines grossen Hautlappens aus dem Vorderarme des Kranken und bezeichnete dies als eine neue Methode der Autoplastik, was zu Missverständnissen Anlass gab, indem Manche ihn als den Entdecker ansehen zu müssen glaubten.

Ich habe im Jänner 1873 gelegentlich einer Symblepharonoperation ein Schleimhautstück aus der Oberlippe des Kranken auf die frische weit klaffende Wunde gepfropft und später unter ähnlichen Verhältnissen Vaginalschleimhaut benützt. (S. 27.) Mein damaliger Assistent Illing[4]) hat diese beiden Fälle nebst drei anderen, in welchen nach Abtragung von Aftergebilden oder behufs der Rückstülpung eines narbig verzogenen Lides die mosaikartige Pflasterung der frischen Wundflächen mit zertheilten Hautlappen aus dem Oberarme durchgeführt worden war, im Jahre 1874 veröffentlicht. Seither ist die Zahl der Versuche, welche mit der Pfropfung von Haut- und Schleimhautstücken auf meiner Klinik angestellt wurden, ansehnlich gestiegen. Mein dermaliger Assistent E. Bock[5]) hat dieselben zur Grundlage einer Monographie gemacht, in welcher der Gegenstand nach allen Seiten beleuchtet wird und auch die zu einem ganz erstaunlichen Umfange angeschwollene Literatur zusammengestellt ist.

Die Hauptvortheile der Hautpfropfung gegenüber der Verpflanzung gestielter Lappen liegen darin, dass erstere die Zurückführung eines narbig verbildeten oder verzogenen Augendeckels in seine natürliche Stellung und Lage ohne jedweden Substanz-

---

[1]) Wolfe, Glasgow med. Journal. V., 2. p. 220, Febr. 1873 und Nagel's Jahresbericht 1873, S. 249.

[2]) Wecker, Clinique ophth. par Masselon. Paris 1874, p. 29; 1875, p. 26.

[3]) Wolfe, British med. Journal 1875. II., p. 360.

[4]) Illing, Allg. Wiener med. Zeitung 1874, Nr. 32 u. f.

[5]) E. Bock, Die Ueberpfropfung von Haut und Schleimhaut etc. Wien 1884.

verlust an der äusseren Liddecke und deren Umgebungen gestattet, folgerecht also auch die Heranziehung und bedenkliche Spannung oder Verdrehung nachbarlicher Hauttheile überflüssig macht; dass der Ersatzlappen in jeder beliebigen Grösse und Gestalt ganz unabhängig von dem Zustande der Theile in der Nachbarschaft des Operationsfeldes aus völlig gesunder Haut beschafft werden kann und dass im Falle seiner theilweisen oder gänzlichen Zerstörung durch Eiterung oder Brand mit Aussicht auf Erfolg ein zweiter Lappen auf die nunmehr granulirende Wundfläche sich pfropfen lässt. Es sind diese Vortheile so gewichtig, dass sie dem neuen Verfahren den Vorrang sichern, auch wenn sich später mit voller Gewissheit herausstellen sollte, dass die Haftungsfähigkeit gestielter Lappen eine etwas grössere und deren nachträgliche Schrumpfung eine etwas geringere zu sein pflege.

Die erste Aufgabe ist, die beiden Lider in ihre normale Ruhelage zu bringen und darin je nach Bedarf durch eine mehr oder weniger ausgiebige Blepharoraphie zu fixiren, so dass sie allenthalben luftdicht ihrer Unterlage anschliessen, ohne dass irgend ein Theil eine Faltung oder erhebliche Spannung erkennen lasse. Zu diesem Ende ist der Schnitt durch die äussere Decke bis auf die Fascie oder auf die Beinhaut an einer Stelle zu führen, von welcher aus die krankhaften Verbindungen leicht und sicher gelöst werden können. Länge und Richtung des Schnittes sind so zu bemessen, dass nach erfolgter Trennung der Narbenstränge die beiden freien Lidränder sich ohne alle Zerrung in gegenseitiger Berührung erhalten lassen. Je nach den gegebenen Verhältnissen wird bald ein bogiger, bald ein winkeliger Schnitt dem Zwecke am besten entsprechen. Niemals ist es gut, den Schnitt in die nächste Nähe der äusseren Lefze zu verlegen, weil dann die Substanzlücke ihrer ganzen Ausdehnung nach in den Bereich des Faserknorpels fällt und dieser vermöge seines geringen Gefässgehaltes einen minder günstigen Untergrund für die aufzupfropfenden Hautstücke abgibt. Selbst wenn die äussere Liddecke vernarbt wäre, thut man wohl daran, selbe an Ort und Stelle zu lassen und den Schnitt auf einen mehr geeigneten Boden zu verlegen. Es ist durchaus nicht nothwendig, hierbei allen Narben auszuweichen, weil, wie schon Wecker[1]) hervorhebt, aufgepfropfte Hautstücke auch in völlig vernarbter Umgebung ganz gut anheilen, nur muss die Unterlage der entarteten Haut eine gesunde und gefässreiche sein, widrigenfalls regelmässig Absterbung erfolgt.

Eine förmliche Ausschneidung von Narbenmassen ist nur selten nothwendig und erspriesslich, dieselben müssten denn vermöge ihrer Dicke und Steifigkeit der spannungslosen Rückführung des Lides in seine normale Stellung zu grosse Hindernisse in den Weg legen.

Bei Verbiegungen des narbig geschrumpften Faserknorpels wird mitunter eine quere Durchtrennung desselben oder ein prismatischer Ausschnitt angezeigt sein.

Ist der freie Lidrand allzusehr verlängert, um die faltenlose Anlegung des Augendeckels an die vordere Bulbuswölbung zu gestatten, so kann man leicht zur Ausschneidung eines Zwickels verführt werden. Im Hinblicke auf die voraussichtliche spätere Zusammenziehung der Theile ist ein solches Unternehmen nur sehr ausnahmsweise und dann zulässig, wenn der Knorpel ganz verbildet ist, die regelmässige Lagerung des Augendeckels unmöglich macht und eine weitere ausgiebige Schrumpfung des sclerosirten Gefüges ausser dem Bereiche der Wahrscheinlichkeit liegt.

Ist die Blutung nach der Rückstülpung des Lides oder nach Abtragung eines Aftergebildes gründlich gestillt und die Blepharoraphie kunstgerecht durchgeführt, so wird allsogleich zur Hautpfropfung geschritten. Es ist weder nothwendig noch erspriesslich, die Fleischwärzchenbildung abzuwarten. Sollte es sich jedoch um die Deckung einer verätzten oder verbrannten Hautstelle oder um die Erneuerung eines abgestorbenen oder vereiterten Lappentheiles handeln, so darf die Ueberpflanzung erst vorgenommen werden, wenn sich bereits gesunde Granulationen

---

[1]) Wecker, Annal. d'ocul. 1872. Sep.-Abdr. p. 11.

zeigen. Die ersten nach einem solchen Ereignisse auftretenden Fleischwärzchen scheinen noch viele lebensunfähige Elemente zu enthalten, welche in Gestalt weissgraulicher Flocken von der Wundfläche abgestossen sein müssen, sollen die Pfröpfe sicher haften. Aber auch zu alte und grosse, besonders stark wuchernde und solche Granulationen, welche mit Bildung schlechten dünnen missfarbigen Eiters einhergehen, bieten einen schlechten Untergrund[1]) und man wird wohl daran thun, die Wundfläche vorerst durch Bearbeitung mit dem Höllenstein u. dgl. in einen geeigneteren Zustand zu versetzen und die Anbildung frischer, lebhaft geröthcter Fleischwärzchen anzubahnen.

Der Pfropflappen soll aus haarlosen, etwas derberen Hautstellen genommen werden. Die Haare fallen wohl aus und erzeugen sich häufig nicht wieder, doch gerathen sie leicht in die Zwischenräume der einzelnen Inseln und können so eine sehr missliche Eiterung herbeiführen. Allzudünne und sehr locker gewebte Hauttheile schrumpfen übermässig. Aus diesem Grunde sind jene Hautstücke, welche bei der Abtragung oder Verschiebung des Haarbodens in Fällen von Trichiasis und Distichiasis aus den Lidern anderer Kranken gewonnen werden können, zur Deckung grösserer Wundflächen nicht gut verwendbar, auch wenn sie in zureichender Flächenausdehnung zu beschaffen wären.

Die meisten Augenärzte nehmen den Lappen mit Vorliebe von der Innen- und Aussenseite des Ober- oder Unterarmes. Bei Frauen, welche die Arme öfters bloss tragen müssen, hat dies manche Unzukömmlichkeiten, nicht minder auch bei Leuten, welche schwer arbeiten, insoferne diese durch die zurückbleibende grosse Empfindlichkeit der Narbe längere Zeit im Broterwerbe beirrt werden können. Es ist darum räthlicher, die Haut aus der Gegend der letzten Rippen zu wählen. Am vortheilhaftesten erscheint jedoch die Benützung ganz frischer Amputationsstumpfe oder anderer chirurgischer Hautabfälle von sonst gesunden Menschen. Es

---

[1]) Wecker, Clinique ophth. par Martin. Paris 1873, p. 33.

stehen dieselben in jedem grösseren Spitale häufig genug zur Verfügung und, falls sie im Augenblicke des Bedarfes gerade nicht erhältlich wären, kann der Kranke ja in der Regel warten, bis sich eine günstige Gelegenheit darbietet. Nur wo es sich um die Bepfropfung **granulirender Wundflächen** handelt, thut grössere Eile noth, und man muss die erforderliche Haut dem Kranken selbst entnehmen. Hautstücke aus der Zitzengegend weiblicher **Hunde** sind kaum mit grösserer Leichtigkeit zu bekommen als von amputirten Gliedern und werden darum nur sehr ausnahmsweise in Gebrauch gezogen werden können. Gegen die Ausschneidung von Hautstücken aus eben **verstorbenen Leichen** sprechen die Gesetze.

Einen ganz vortrefflichen Stoff zur Bepfropfung von Haut- und Schleimhautflächen vermöchten die **Vorhäute** zu liefern, welche gelegentlich der rituellen Beschneidung der Juden abfallen und bislang verwüstet werden. In Wien werden jährlich nahe an 1000 Judenknaben geboren und beschnitten. Was liesse sich mit den Praeputien leisten?

Es ist ohne Zweifel sehr erspriesslich, wenn die Hautstücke unmittelbar von ihrem lebenden Mutterboden oder von einem kurz vorher amputirten Gliede auf die Wundfläche überpfropft werden können. Doch schliesst ein Zeitunterschied von **mehreren Stunden** den Erfolg nicht aus, nur muss der abgetrennte Lappen vor der Vertrocknung und Verunreinigung bewahrt werden. Wecker[1]) hat Hautstücke von einem amputirten Fusse überpflanzt, welche bereits vier Tage bei einer Temperatur von zehn Graden in einer wohl verstopften Röhre gelegen hatten. Wenn zwischen der Abtrennung und der Ueberpflanzung des Lappens nur einige wenige Stunden vergehen, genügt es, denselben mit einem angefeuchteten reinen Leinwandfetzen zu umhüllen, alle anderen Vorsichtsmassregeln sind überflüssig.

Die Grösse des abzulösenden Pfropfstückes wird selbstverständlich bestimmt durch den Flächeninhalt der zu deckenden Wunde und durch die Zusammenziehungsfähigkeit der gewählten Hautstelle. Die letztere ist eine sehr bedeutende und vermindert die

---

[1]) Wecker, Clinique ophth. par Martin. Paris 1873. p. 34.

Durchmesser des abgetrennten Lappens um ein Drittel und mehr, daher die Maasse immer sehr reichlich zu nehmen sind.

Was die Gestalt des Pfropfstückes betrifft, so empfehlen Manche, welche für die Ueberpflanzung grosser ungetheilter Lappen einstehen, ein durchsichtiges Papier oder englischen Taffet auf die Wundfläche zu breiten, deren Umrisse zu pausen und den Lappen nach der so gewonnenen Patrone zu umschneiden.[1]) Es ist dieses ein ganz unzweckmässiges Verfahren, da die abgetrennte Haut sich nach verschiedenen Richtungen in sehr verschiedenem Grade elastisch zusammenzieht, der Lappen also seine Form gründlich wechselt, folgerecht gar nicht auf die Wundfläche passen und diese nur dann decken kann, wenn er mittelst Nähten nach Bedarf ausgespannt und festgehalten wird. Dass solche Spannungen für das Fortleben des Lappens aber sehr gefährlich sind, und dass die Hefte gerne der Ausgangspunkt bedenklicher Eiterungen werden, braucht nicht erst erwähnt zu werden. Dazu kommt noch ein anderer höchst misslicher Umstand, wenn das Pfropfstück vom lebenden Kranken genommen wird. In derselben Richtung nämlich, in welcher sich dasselbe am meisten verkürzt, ziehen sich auch die Wundränder der durch die Ausschneidung gesetzten Blösse am weitesten zurück und erschweren ganz ausserordentlich die Wiedervereinigung durch Nähte. Meistens wird diese nur durch ansehnliche Zerrungen ermöglicht, was dann zu länger andauernden Eiterungen und zur Bildung hässlicher, nicht immer unbeschwerlicher Narben Anlass gibt.

Abgesehen von diesen Uebelständen ist die Ueberpflanzung ungetheilter, besonders grösserer Lappen, sie mögen vom lebenden Kranken oder von chirurgischen Abfällen herrühren, aus dem sehr triftigen Grunde minder vortheilhaft, weil dieselben sich kaum jemals der Unterlage allenthalben luftdicht anschmiegen und in dieser Lage erhalten lassen, folgerecht also wenigstens theilweise gerne durch Eiterung oder Brand zerstört werden.

---

[1]) Monod, Bulletin de la Société de chirurgie. Séance du 27 juillet 1881. p. 658.

In Anbetracht dessen habe ich es in Fällen, wo es sich um Deckung einer umfangreicheren, nach Länge und Breite ausgedehnten, vielleicht gar unregelmässig gestalteten Wundfläche handelt, von jeher vorgezogen, den im Ganzen ausgeschnittenen Lappen in Stücke von ungefähr 0·5—1 ^{Ccm} zu zertheilen und damit die Wundfläche ohne alle Zwischenräume auszupflastern. Ich trenne zuerst Stücke ab, welche möglichst genau in die meistens spitzwinkeligen Ecken der zu deckenden Blösse passen, und belege dann den Rest der letzteren mosaikartig mit grösseren und kleineren Abschnitten. Es ist wunderbar, wie schön die einzelnen Inseln sich selbst ganz unregelmässigen Lücken einfügen und der Unterlage anschmiegen lassen. Eine wichtige Regel ist, dafür zu sorgen, dass die Ränder der einzelnen Pfropfstücke sich nicht umschlagen oder falten, weil dies die Anheilung sehr erschwert.

Sollte der Lappen aus Versehen zu klein ausgefallen sein und in seiner Zerstückelung nicht ausreichen, um die Wundfläche dicht zu überkleiden, so müsste zu einem weiteren Hautausschnitte geschritten werden. Handelt es sich aber blos um eine sehr kleine Lücke oder um einen schmalen unbedeckten Streifen, so kann man nach dem Rathe Ollier's[1]) mittelst eines Beer'schen Staarmessers eine oder mehrere Pfropfinseln aus den oberflächlichen Dermaschichten einer geeigneten Hautstelle ausstechen und dieselben zur Pflasterung verwenden. Die solchermassen gesetzten, nicht tief eindringenden Hautwunden heilen leicht und rasch ohne Naht bei einfacher Bedeckung mit Watte.

Es ist die Zerstückelung des Pfropflappens in allen Fällen, in welchen derselbe vom lebenden Körper entnommen wird, übrigens schon darum geboten, weil damit jeder Zwang bezüglich der Form des Hautausschnittes wegfällt und diesem eine Gestalt gegeben werden kann, welche die spannungslose Wiedervereinigung der Wundränder, also auch die einfachste und rascheste Verheilung am meisten begünstigt. Es ist dies die Lanzettform. Wird der Lappen aus der Innenseite des Ober- oder Unterarmes genommen, so wird den Elasticitätsverhältnissen der betref-

---

[1]) Ollier, Bulletin de l'Acad. de méd. 1872, p. 243.

fenden Hauttheile[1]) gemäss der Längsdurchmesser der Wundfläche parallel der Axe des Gliedes zu laufen haben, dagegen quer zu richten sein, wenn man die Gegend der letzten Rippen wählt.

Die Pflasterung mit zerstückelten Hautlappen gewährt ausserdem noch den nicht zu unterschätzenden Nutzen, dass sie jedwede Naht entbehrlich macht. Es genügt ein richtiger Verband, um die aufgepfropften Stücke in der gewünschten Lage zu erhalten, was bei grossen ungetheilten Lappen nur ausnahmsweise der Fall ist. Hefte sind aber immer vom Uebel, da sie regelrecht der Ausgangspunkt von Eiterungen sind, welche sich nicht beliebig beschränken lassen. Aus diesem Grunde ist auch die zu bepfropfende Wundfläche möglichst ferne von den freien Lidrändern zu halten, welche durch die Blepharoraphie in grösserer oder geringerer Ausdehnung zur Verwachsung gebracht werden müssen.

Behufs der Abtrennung des Lappens wird empfohlen, die Haut in einer Falte emporzuheben, mit dem Bistouri zu durchstechen und den Ausschnitt mittelst der Scheere zu vollenden. Auf diese Weise sind jedoch niemals ganz regelmässige Umrisse zu gewinnen, welche eine glatte Wiedervereinigung der Wundränder gestatten. Ich ziehe es daher vor, das lanzettförmige Hautstück mittelst des Scalpells durch zwei Bogenschnitte zu umgrenzen und dann in langen Zügen von der Unterlage loszupräpariren. Es bietet dieses Verfahren den Vortheil, die Abtragung in jeder beliebigen Schichtlage vornehmen und nachträgliche weitläufige Hantirungen ersparen zu können. Bleibt nämlich an der Hinterwand des Lappens viel lockeres Unterhaut- oder gar Fettgewebe haften, so muss dieses vor der Zerstückelung und Ueberpfropfung sorgfältig abgelöst werden, widrigenfalls die Anheilung der Pfröpfe sehr zweifelhaft würde.

Ein methodisches antiseptisches Vorgehen konnte ich bisher nicht als Heilbedingung erkennen, und die Erfolge, welche

---

[1]) C. Langer, Sitzungsberichte der Wiener k. Akad. der Wissensch. XLIV., S. 28, 35, Tafel I und II.

Andere mit einer sorgfältigen und ins Kleinlichste gehenden Durchführung desselben bei der Ueberpflanzung stielloser Lappen erzielt haben,[1]) sind eher geeignet, an seiner Nützlichkeit zweifeln zu machen. Ich beschränke mich darauf, das Operationsfeld dick mit Jodoform zu bestreuen.

Wolfe[2]) steht nicht an, den Antisepticismus sowie die Befestigung der Hautpfröpfe mittelst Nähten für schädlich zu erklären, hat sich mit letzterer später aber wieder einigermassen ausgesöhnt.

Von grösster Wichtigkeit ist ein zweckmässiger Verband, welcher das Operationsfeld luftdicht abschliesst und die überpflanzten Hautstücke in ihrer Lage zu erhalten im Stande ist. Wecker[3]) empfiehlt ein gummirtes Goldschlägerhäutchen, welches seiner Durchsichtigkeit halber die Betrachtung der unterliegenden Theile ermöglicht, über die ausgepflasterte Wundfläche zu decken und erst 24 Stunden später einen Schutzverband anzulegen. Ich verbinde immer sogleich nach Vollendung der Pfropfung und verwende bei allen plastischen Lidoperationen Stanniol, welches mit reinem Schweinfett oder mit Vaselin bestrichen über die Wunde gebreitet wird. Es haftet dasselbe vermöge seiner Glätte sehr wenig, schmiegt sich allenthalben luftdicht an und lässt sich beim Verbandwechsel mittelst des Wasserstrahles einer Spritze überaus leicht ablösen, so dass man bei gehöriger Vorsicht kaum in die Gefahr kommt, eine oder die andere Hautinsel mitzureissen oder auch nur in ihren noch sehr jungen Verbindungen zu lockern. Ueber dem Stanniolblatte werden alle Höhlungen und Unebenheiten mit Watte ausgepolstert, damit die aus feinstem Flanelle gefertigte zügige Binde einen möglichst gleichmässigen Druck auf die Unterlage auszuüben vermöge. Ich verbinde immer beide Augen, denn ich halte sehr viel darauf, dass die Lidmuskulatur in möglicher Ruhe verharre. Bleibt Ein Auge offen, so ist dies kaum zu erzielen,

---

[1]) Zehender, Klin. Monatsblätter 1879, S. 213; Wicherkiewicz, ibid. 1882, S. 426.

[2]) Wolfe, Centralbl. f. prakt. Augenheilkunde. IV., S. 11; V., S. 14.

[3]) Wecker, Annal. d'ocul. 1872, Sep.-Abdr. p. 6.

und es kann leicht geschehen, dass einzelne Hautinseln auf ihrem neuen Mutterboden verschoben werden.

Es ist räthlich, den Verband drei bis vier Tage lang auf beiden Augen unverrückt zu erhalten, wenn nicht unvorhergesehene Ereignisse, Nachblutungen u. s. w. eine Abweichung von dieser Regel verlangen. Ich würde mit der Lüftung noch länger warten, wenn nicht die zur Blepharoraphie gehörigen Nähte beseitigt werden müssten, damit die Eiterung der Stichcanäle nicht um sich greife und am Ende gar den Fortbestand der Pfropfstücke gefährde. Bei der Abnahme des Verbandes ist die grösste Vorsicht und Geduld nothwendig. Nach Entfernung der Binde muss das Stanniolblatt am oberen Rande gefasst und so weit abgehoben werden, dass ein stetiger schwacher Strahl lauen Wassers darunter geleitet werden könne. Er löst allmälig die etwaigen Verklebungen, so dass der Verband entweder von selbst abfällt, oder unter ganz leichtem Zuge und ohne die geringste Zerrung der Hautinseln sich abnehmen lässt. Ist dann das Operationsfeld mit reinem lauen Wasser gehörig gereinigt und sorgfältig abgetupft, so wird der Verband wieder angelegt und täglich oder alle zwei Tage in der angegebenen Weise erneuert, bis nach Ablauf von nahezu zwei Wochen die organischen Verbindungen der überpflanzten Hauttheile mit der Unterlage sich genügend gefestigt haben. Während dieser Zeit soll der Kranke bei Bettlage und entsprechend geregelter Diät grösste Körperruhe einhalten. Weiterhin genügt es, blos das kranke Auge zu verbinden, und der Patient mag ausser Bette in grösserer Freiheit die völlige Verheilung abwarten.

Die überpfropften Hautstücke ändern, wenn sie haften, ihre Leichenblässe schon binnen 24—36 Stunden in ein schwaches Rosenroth, und dieses nimmt rasch an Lebhaftigkeit zu, so dass es am vierten Tage schon sehr ausgesprochen ist.[1]) Die Epidermis quillt ausserordentlich stark auf und stösst sich bald ab oder wird bei der Erneuerung des Verbandes abgespült. Es zeigen sich dann

---

[1]) Jacenko, Wiener med. Jahrb. 1871, S. 422.

auf der Oberfläche zahlreiche feine blutrothe Punkte, wahrscheinlich den Beginn der Gefässneubildung andeutend.

Jacenko[1]) hat durch seine rühmenswerthen Untersuchungen den Nachweis geliefert, dass ausser den Zellen des Malpighi'schen Netzes auch die eigentlichen Dermaschichten der überpflanzten Hautstücke und deren Unterlage bei dem Haftungsvorgange selbstthätig eingreifen. »Er fand, dass das Bindegewebe stellenweise von jungen »Zellen sehr reichlich durchsetzt war. Die spindelförmigen Zellen des trans-»plantirten Gewebes zeigten zuweilen Einschnürungen und waren einzelne von »ihnen mehrkernig. Das Grenzgewebe zwischen der Granulationsfläche und »dem transplantirten Stücke war auf Durchschnitten schwer definirbar. Die »oberflächlichsten Zellen des Granulationsgewebes waren indessen auf Durch-»schnitten als deutliche Spindeln erkennbar, was offenbar auf ihren mit cen-»tralen Verdickungen versehenen plattenförmigen Zustand schliessen lässt.«

Hautinseln, welche nicht haften, behalten anfänglich ihre fahle Leichenfarbe, werden aber alsbald missfärbig, umgeben sich mit einem bräunlich-schwärzlichen Ringe, während ihre sehr aufgequollene Epidermis ins Aschgraue übergeht. Schliesslich mumificiren sie oder stossen sich in Gestalt bräunlicher schmieriger stinkender Fetzen ab. In einem solchen Falle ist es nothwendig, täglich ein- bis zweimal Jodoformpulver auf den Herd zu streuen oder andere antiseptische Mittel anzuwenden und abzuwarten, bis sich die Wunde gereinigt und mit frischen gesunden Fleischwärzchen überdeckt hat, um dann die Ueberpflanzung mit anderen Hautstücken zu erneuern. Doch lasse man sich hier nicht täuschen. Mir ist es geschehen, dass ich, durch das Aussehen der Wundfläche erschreckt, eine wiederholte Pfropfung vornahm und nach brandiger Abstossung der letztaufgetragenen Hautstücke die zuerst überpflanzten Inseln in üppiger Granulationsbildung fand. Die Absterbung betrifft nämlich bisweilen allerdings einen Theil oder eine ganze Insel der vollen Dicke nach; häufiger aber beschränkt sich dieselbe auf die vom Mutterboden entfernteren oberflächlichen Schichten, während die tieferen Lagen fortleben, haften und einen günstigen Erfolg ermöglichen.

[1]) Jacenko, Ibid. S. 423, 424.

Nach Jacenko[1]) gehen überpfropfte Hautstücke mitunter auch durch einen eigenthümlichen Process zu Grunde. Es bilden sich nämlich Erosionen, welche sich bald nach der Breite und Tiefe vergrössern. Bei mikroskopischer Untersuchung ergab sich endogene Zellenbildung im Malpighi'schen Netze. »Man konnte verschiedene Entwicklungsstufen der endogenen Bildung »beobachten und endlich fand man einige sehr grosse Zellen, welche mit Eiter- »körpern vollgepfropft waren.« Es versteht sich von selbst, dass in einem »solchen Falle nach Reinigung der Wunde und Anbildung gesunder Granu- lationen eine erneuerte Pfropfung vorzunehmen sei.

Ein schwererer und leider nicht ganz unberechtigter Vorwurf, welcher dem neuen Verfahren gemacht wird, ist die starke nach- trägliche Schrumpfung der überpfropften Haut und die damit gesetzte Gefahr einer Wiederkehr der Lidverziehung. Monod[2]) hat die ursprünglichen und endgiltigen Maasse der Lappen von fünf Fällen zusammengestellt, und es ergibt sich daraus, dass die bepflanzte Wundfläche sich auf die Hälfte bis auf ein Fünftel verkürzen könne. Offenbar hat darauf das Verfahren und nament- lich die Hautstelle, welche zur Entnahme des Lappens gewählt wurde, einen massgebenden Einfluss. Bei Verwendung grosser un- gestielter Hautlappen, welche durch Hefte befestigt werden müssen, nicht allenthalben luftdicht sich an die Unterlage anschmiegen und aus diesen oder anderen Ursachen theilweise zu Grunde gehen, wird die Schrumpfung eine grössere sein, ebenso wie dort, wo der Lappen aus einer sehr dünnen, zarten, locker gewebten, zügigen Hautpartie gebildet wurde. Bei richtigem Vorgehen und glatter Wundheilung ist die schliessliche Zusammenziehung in der Regel nicht so bedeutend, dass das Ergebniss ein völlig nichtiges würde. Ich habe schöne Erfolge erzielt und mich von deren Haltbarkeit nach Jahren überzeugen können. Freilich war in einzelnen Fällen das angestrebte Ziel nicht ganz erreicht worden.[3]) Bei welcher Operation ist dies anders?

---

[1]) Jacenko, Wiener med. Jahrb. 1871, S. 424.

[2]) Monod, Bulletin de la Société de chirurgie. Séance du 27 juillet 1881. p. 656.

[3]) Illing, Allg. Wiener med. Zeitung 1874, Nr. 32 u. f.; E. Bock, Die Pfropfung der Haut und Schleimhaut etc. Wien 1884. S. 69.

Ueber die Operation des grauen Staares.

Es gibt wohl kein augenärztliches Thema, welches bis in die feinsten Einzelnheiten so vielfach durchgearbeitet worden wäre, wie die Staaroperationen. Nichtsdestoweniger bringt der Erfahrene jeder eingehenden Darstellung der auf grösseren Kliniken herrschenden Ansichten und gebräuchlichen Methoden ein lebhaftes Interesse entgegen, indem er hoffen darf, seine eigenen Anschauungen zu läutern, den Technicismus mancher Handgriffe zu verbessern und die therapeutischen Erfolge zu steigern. Vielleicht werden auch die nachstehenden Erörterungen nicht ohne Nutzen sein.

Das oberste Ziel jeder Staaroperation ist die möglichst vollständige Hinwegschaffung der staarigen Linse sammt Kapsel aus dem Pupillargebiete.

Kapselreste, welche das Sehloch theilweise oder ganz verlegen, sind nämlich entweder schon von vornherein trübe, oder sie können nachträglich ihre Durchsichtigkeit einbüssen und schädigen dann das Sehvermögen in empfindlicher Weise, indem sie einerseits Licht verschlucken und folgerecht die scheinbare Helligkeit der Netzhautbilder vermindern, andererseits aber durch Zerstreuung von Licht nebelartige Spectren erzeugen.

Bleiben aber Theile der Linse im Bereiche der Pupille zurück, so verfallen dieselben nicht nothwendig der Aufsaugung, sondern können bei theilweiser Rückbildung in ständige Formen übergehen und dem Durchtritte des directen Lichtes Hindernisse bereiten, ausserdem aber schon vorläufig durch ihre Berührung mit der Iris Reizzustände und Entzündungen anregen, welche den Fortbestand des Auges als Sehorgan in hohem Grade bedrohen.

Um jene Aufgabe zu lösen, hat man verschiedene Wege eingeschlagen, welche im Allgemeinen drei Hauptrichtungen verfolgen:

1. Man zerspaltet die Kapsel und zerstückelt die Linse, um den noch haftenden Zipfeln der ersteren die Möglichkeit zu verschaffen, sich aus dem Bereiche des Sehloches zurückzuziehen, und um die flüssigen Binnenmedien in möglichst grosser Fläche auf die staarige Krystallmasse einwirken zu lassen, dem Zerfalle und der Aufsaugung der Linsentrümmer also die günstigsten Bedingungen zu bieten.

2. Man drückt die Cataracta mit einem grossen Theile oder der ganzen Kapsel auf den Boden des Augengrundes nieder und fordert so reactive Vorgänge im Uvealtracte heraus, welche den Staar einkapseln und in seiner neuen Lage fixiren sollen.

3. Oder man beseitigt den getrübten Krystallkörper kurzweg aus dem Binnenraume des Augapfels.

1. Die Zerstückelung des Staares (Discissio cataractae).

Sie entspricht der aufgestellten Grundforderung in der mindest vollkommenen Weise. Allerdings sind erfahrungsmässig ganz befriedigende, ja selbst ideale Erfolge nicht ganz ausgeschlossen, sie werden aber meistens nur auf langen und mitunter recht gefährlichen Umwegen erreicht. Es bleiben nämlich fast immer ansehnliche Kapselreste im Bereiche des Sehloches stehen[1]) und häufig stösst auch die Aufsaugung der Linsentrümmer auf Schwierigkeiten, daher in der Regel wiederholte Nachoperationen nothwendig werden.

---

[1]) Stellwag, Zeitschrift der Wiener Aerzte 1852, S. 542.

Es ergeben sich diese Uebelstände zum Theile daraus, dass, wie ich schon vor langen Jahren gezeigt habe,[1]) nicht der ganze Krystallkörper, ja nicht einmal die ganze in das Gebiet einer mittelweiten Pupille fallende Kapselmitte, sondern von beiden Kapselhälften je nur bestimmte und zwar incongruente Abschnitte mit der dazwischen gelegenen Linsenmasse der unmittelbaren Einwirkung der Nadel ausgesetzt sind, und dass die Grösse dieser Abschnitte in geradem Verhältnisse zum wagrechten Abstande des betreffenden Theiles des Krystallkörpers von dem Einstichs- und Fixpunkte des Instrumentes steht, an der Vorderkapsel daher auf ein sehr kleines beschränkt werden kann, wenn die Nadel durch die Hornhaut eingestochen wird und die Kammer sehr enge oder in Folge vorzeitigen Abflusses des Humor aqueus ganz aufgehoben ist.

Ferner muss in Rechnung gezogen werden, dass die Nadel nicht durchwegs mit der Schneide allein auf die einzelnen Abschnitte der Kapsel und Linse zu wirken habe, sondern auch der Hals und unter gewissen Umständen die breite Endfläche in Verwendung gezogen werden. Der mechanische Effect muss demgemäss ein sehr verschiedener sein.

In den beiden Kapselhälften werden, soweit die Schneide allein in Verwendung kommt und je nachdem diese Hebel- oder Kreisbewegungen ausführt, speichenartige Zipfel, beziehungsweise niedere Lappen gebildet, deren weitere Zerkleinerung und Abtrennung meistens dadurch sehr erschwert wird, dass dieselben wegen Mangels einer widerstandsfähigen Unterlage den ferneren Angriffen des Instrumentes ausweichen. Wo hingegen der Hals oder die Fläche der Nadel auf die Kapsel drücken, dort entstehen Risse, deren Richtung und Grösse nicht leicht zu beherrschen, also mehr zufällige sind. Ob und wie weit dann die auf eine oder die andere Weise zu Stande gekommenen Zipfel und Lappen der Kapsel sich zurückziehen und das Sehloch freilegen, das hängt von mannigfaltigen Umständen ab: von der gegenseitigen

---

[1]) Stellwag, Ophthalmologie. I., S. 571 u. f.

Stellung je zweier benachbarter Wundwinkel, von dem Fehlen oder Vorhandensein iritischer Auf- und staariger Anlagerungen, von der Beschaffenheit der zertrümmerten Staarmassen, von deren grösserer oder geringerer Befähigung zur Zertheilung und raschen Aufsaugung, von dem Grade der Reaction und von der Menge und Qualität der entzündlichen Producte.

Was die Linse selbst betrifft, so ist bei flüssigem, stärke-kleisterähnlichem oder breiigem Zustande derselben es selbstverständlich ganz gleichgiltig, welcher Theil der Nadel darauf wirkt, da das Magma dem einen wie dem anderen ausweicht. Wachsähnlich dichte Staarmassen hingegen lassen sich mit der Schneide leicht zerspalten, mit dem Halse und der Fläche des Instrumentes aber zerdrücken und durcheinander werfen. Sind einzelne Abschnitte oder der ganze Krystall wohl gar schon hornig geworden oder auf dem Wege der Rückbildung weit vorgeschritten und in eine feste derbe Grundlage mit mehr oder weniger fettig-kalkigen Einlagerungen zusammengeschrumpft, so bieten sie der Schneide, noch mehr aber dem Halse und dem breiten Ende des Instrumentes gewaltige Widerstände, sie werden bei raschem und mächtigem Drucke vielleicht zerklüftet, gewöhnlich aber in grossen Stücken oder im Ganzen aus ihren Verbindungen gerissen und vor der Nadel her da und dorthin verschoben. Sie erregen dann durch ihre Berührung mit den nachbarlichen, Nerven und Gefässe führenden Organen gleich fremden Körpern gerne heftige Entzündungen, welche den durch Freilegung des Sehloches vielleicht erzielten Erfolg rasch zu nichte machen und nur zu oft noch viel schlimmere Folgen nach sich ziehen.

Staare mit hartem Kerne sowie stark geschrumpfte regressive Cataracten gelten darum fast allgemein für ungeeignet zur Zerstückelung, letztere auch aus dem Grunde, weil die rückgebildeten fettig-kalkigen Reste des Malmes sich oft in grossen Massen an der Innenwand der Kapsel festsetzen, die letztere also steif und unfähig machen, sich aus dem Pupillargebiete zurückzuziehen, nachdem sie in Zipfel und Lappen zerspalten worden ist.

Flüssige, weiche und wachsähnlich dichte Staare dagegen werden von den meisten Augenärzten mit Vorliebe der Zerstückelung unterworfen. Doch ist auch bei diesen Cataractformen der Weg zur Heilung ein keineswegs ganz glatter.

Flüssige Staare sind nämlich fast immer schon in der Rückbildung sehr weit vorgeschritten und enthalten sehr gewöhnlich sandähnliche kalkige Krümel, welche, wenn sie aus der Kapselhöhle heraus in den Kammerraum gelangen und sich hier in dem Maschenwerke der vorderen Irisfläche oder des Ligamentum pectinatum verfangen, die heftigsten Entzündungen anfachen und den Erfolg der Operation vereiteln, ja das Auge für immer zu Grunde richten können.

Wachsähnlich dichte Staarmassen sind hinwiederum in dem cataractösen Zerfalle noch sehr zurück und im Stande, grosse Wassermengen in sich aufzunehmen. Ihre Trümmer pflegen sich darum mächtig aufzublähen und können, indem sie solchermassen ihre Berührungspunkte mit dem vorderen Uvealtracte vervielfältigen, in diesem auf mechanischem und, wie Manche meinen, auch auf chemischem Wege die verderblichsten Reizwirkungen hervorbringen. Dazu kommt, dass grössere Linsenstücke, welche ihr faseriges Gefüge noch nicht eingebüsst haben, gerne wieder zusammenbacken. Stellt sich eine lebhaftere entzündliche Reaction ein, so ist ein Zusammenbacken der Staartrümmer der regelrechte Ausgang. Die iridokyklitischen Producte verbinden sich mit denselben organisch zu völlig trüben Massen, welche das Sehloch ganz verlegen, mit den Rändern der Pupille auf das Innigste verwachsen und unter starker Verdichtung alsbald schrumpfen. Ihre Beseitigung unterliegt nunmehr den allergrössten Schwierigkeiten und die Herstellung des Sehvermögens kann meistens blos durch Iridektomie erzielt werden, vorausgesetzt, dass die Functionstüchtigkeit des Auges so weit erhalten ist, dass ein solcher Versuch lohnend erscheint.

Stärkekleisterähnliche Staarmassen haben ihre ursprüngliche Organisation grösstentheils aufgegeben, sind überaus weich, schmiegsam und der Blähung nur in geringem Grade fähig; sie entbehren also aller jener Eigenschaften, welche Veranlassung zu kräftigeren mechanischen und chemischen Reizeinwirkungen geben können. Man hat demgemäss umsomehr Grund, sie für die Zerstückelung ganz besonders geeignet zu halten, als kernlose Totalstaare dieser Art mit seltenen Ausnahmen nur bei kindlichen und jugendlichen Individuen vorkommen, bei welchen die Empfänglichkeit des vorderen Uvealtractes gegen derlei Reize erfahrungsmässig eine viel geringere als bei Erwachsenen und bei älteren Leuten ist.

Wie gering aber diese Reizbarkeit während der frühesten Lebensperioden im Allgemeinen auch sei, ganz fehlt sie niemals und ihre Grösse lässt sich im Einzelnfalle stets erst aus dem Erfolge der Operation beurtheilen, also dann, wenn es vielleicht zu spät ist, indem eine bereits im Gange befindliche Iridokyklitis ihre Producte mit den Staartrümmern vermengt und diese zu dichten derben Massen schrumpfen macht, welche das Sehloch dauernd verlegen und fernere Heilversuche schwierig, wenn nicht gar aussichtslos gestalten.

Im Uebrigen darf auch der Umstand nicht ausser Acht gelassen werden, dass eine vollständige Freilegung der Pupille von Resten der Vorderkapsel bei der Zerstückelung nur sehr ausnahmsweise gelingt und dass die Aufsaugung auch ganz zerfallener Staarmassen selbst unter den günstigsten Bedingungen oftmals eine überaus säumige ist und ungenügende bleibt; dass demgemäss fast immer wiederholte operative Eingriffe nothwendig werden, deren jeder Einzelne Gefahren in sich schliesst.

Werden alle diese Verhältnisse wohl erwogen, so stellt sich mit Nothwendigkeit die Frage, ob denn die Zerstückelung überhaupt gerechtfertigt sei bei Graustaaren, welche sich leicht und sicher auf einmal und zur Gänze durch eine sogenannte lineare Hornhautwunde aus dem Binnenraume herausfördern lassen, so dass alle jene misslichen Verhältnisse hinwegfallen, welche aus einer langsamen, schwierigen und unvollständigen Aufsaugung sowie aus der Berührung der Staarmassen mit dem vorderen Uvealtracte sich so häufig ergeben. Es drängt sich diese Frage umsomehr auf, als eine mit der Lanze hergestellte »lineare« Hornhautwunde dem die Kapsel angreifenden Instrumente einen ungleich grösseren Spielraum gewährt und so die Freilegung des ganzen Pupillargebietes ungemein begünstigt, im Uebrigen aber fast ebenso leicht spurlos verheilt, als eine Nadelstichwunde, ja sogar als eine geringere Verletzung betrachtet werden kann, wenn man die Quetschungen in Anschlag bringt, welche die Wandungen des Hornhautstichcanales bei den weit ausgreifenden Bewegungen der Nadel zu ertragen haben.

Die Antwort könnte keinen Augenblick zweifelhaft sein, wenn die leichte und sichere Entleerung der Staarmassen sowie die vollständige Hinwegräumung der Vorderkapsel aus dem Pupillargebiete nicht eine mehr periphere Lage und eine Richtung der Hornhautwunde verlangte, welche mit der Sehne des entsprechenden Randbogens nahebei zusammenfällt. Diese Wundstellung bringt die Nothwendigkeit mit sich, den hinter der Oeffnung gelegenen Sector der Regenbogenhaut auszuschneiden, weil sonst Irisvorfälle mit allen ihren Gefahren nur selten vermieden werden könnten. Die Entstellung des Auges und die Beeinträchtigung des Blendungsvermögens, welche mit der Iridektomie verbunden sind, werden aber so hoch angeschlagen, dass Viele gerne auf alle Vortheile der directen Staarentleerung verzichten. Dazu kommt, dass frische und kaum verharschte Lanzenwunden von der erforderlichen Länge bei unvernünftigen und ungeberdigen Kranken den überaus verderblichen Sprengungen ausgesetzt sind, während eine solche Gefahr bei Nadelstichwunden ganz ausgeschlossen ist.

Es müssen diese Einwürfe sicherlich als sehr triftige anerkannt werden. Sie lassen sich nicht widerlegen, wohl aber durch den Hinweis auf den Umstand abschwächen, dass auch nach der Zerstückelung des Staares eine regelmässige und frei spielende Pupille nur selten erzielt wird und verderbliche Schädlichkeitseinwirkungen um so schwieriger hintanzuhalten sind, je länger der

Aufsaugungsprocess des Staarmalmes sich hinauszieht und je öfter die Operation wiederholt werden muss.

Graefe[1]) hat die Gefahren, welchen das Auge bei der Zerstückelung der Cataracta durch iridokyklitische Vorgänge ausgesetzt ist, nun allerdings dadurch zu vermindern gestrebt, dass er die Discission mit der Iridektomie verknüpfte und solchermassen die Berührungspunkte zwischen dem vorderen Uvealtracte und den aus der Kapselhöhle sich vordrängenden Staartrümmern auf ein möglichst Kleines zurückführte. Es liegt aber auf der Hand, dass mit der Verstümmelung der Regenbogenhaut und mit der Ermöglichung von Wundsprengungen die wesentlichsten Vortheile, welche die einfache Zerstückelung des Staares vor der »linearen« Extraction voraus hat, aufgegeben werden. Uebrigens lässt es sich bei flüssigen, breiigen und stärkekleisterähnlichen Totalstaaren nach der Ausschneidung eines grösseren Irissectors gar nicht vermeiden, dass während der Eröffnung der Vorderkapsel ein grosser Theil der Cataracta durch die Hornhautwunde entweicht. Ist es dann aber wohl klug, den Rest zurückzuhalten und der oft säumigen Aufsaugung mit allen deren Uebelständen zu überantworten, wenn derselbe in der leichtesten und gefahrlosesten Weise durch ein einfaches Manöver völlig herausgefördert und die Pupille ganz freigelegt werden kann? In gleicher Weise ist die Ausziehung von trockenhülsigen Totalstaaren und von derberen Secundärcataracten nach vorangeschickter Iridektomie meistens ungleich leichter als die Zerstückelung mit der Nadel.

Wären demgemäss die Bedenken, welche sich bei den genannten Staarformen einer einfachen Zerstückelung entgegenstellen, wirklich so gewichtige, dass die Verquickung der Discission mit der Iridektomie geboten erscheint, so müsste der directen Entleerung des Staares unbedingt der Vorrang eingeräumt werden. Es ist aber gerade bei diesen Staarformen das Quellungsvermögen der abgelösten Trümmer und folglich auch die Reizwirkung

---

[1]) Graefe, Arch. f. Ophth. V., 1. S. 173, 178,

derselben auf den vorderen Uvealtract sehr vermindert. Man hat daher allen Grund, die Vortheile der einfachen Zerstückelung in allen jenen Fällen auszunützen, in welchen die Gefahr einer Wundsprengung sehr stark hervortritt. Bei unfolgsamen leichtsinnigen Kranken, namentlich aber bei streitigen und geschreckten Kindern, steigert sich in der That das Procent der Verluste nach der »linearen« Extraction in dem Maasse, dass es wohl gerathen erscheint, sich mit den Erfolgen einer wiederholten einfachen Discission zu begnügen, um nöthigen Falles später unter günstigeren Verhältnissen, beziehungsweise bei gereifterem Alter des Kranken, die zurückgebliebenen Cataractreste auszuziehen. Es ist ein solches Vorgehen bei Kindern umsomehr gerechtfertigt, als bei diesen der Reiz, welchen die Staartrümmer durch Berührung auf den vorderen Uvealtract ausüben, erfahrungsmässig leichter vertragen zu werden pflegt. Bei ruhigen und verlässlichen Kranken hingegen gestalten sich die Heildauer und die Schlussergebnisse nach der Extraction durch eine Lanzenwunde gegenüber jenen nach der einfachen Staarzerstückelung so günstig, dass die Nachtheile der Regenbogenhautverstümmelung gerne in den Kauf genommen werden können.

Nicht völlig zerfallene Staare von Kindern und jugendlichen Leuten lassen sich in unverkleinertem Zustande gar nicht und nach vorläufiger Zerbröckelung nur schwer und unvollständig durch eine corneale Lanzenwunde entleeren. Es ist aber auch die einfache Zerstückelung solcher Staare ein missliches Unternehmen und die mit der beträchtlichen Blähung der Trümmer verknüpfte Gefahr wird durch eine ausgiebige Iridektomie wohl vermindert, nimmer aber ganz aufgehoben. Sie droht um so verderblicher zu werden, je weiter man die Kapselhöhle öffnet, je weniger die Zersetzung der Linsenelemente vorgeschritten ist und je mehr feste Bestandtheile die letzteren in sich bereits aufgenommen haben, je älter also der Kranke ist. Wenn solche Staare daher einen operativen Eingriff ohne längeren Aufschub nothwendig machen, wird man die verderblichen Klippen am besten umschiffen, indem man die betreffenden Theile der Cataracta vorerst dem völligen Zerfalle zuführt, ohne einer stürmischen Wasseraufnahme und übermässigen Blähung Thür und Thor zu öffnen. Das Mittel dazu ist die vorsichtige Anstechung der Vorderkapsel, um den flüssigen Binnenmedien möglichst beschränkte Angriffspunkte zu bieten und die Auflösung der Linsenmasse langsam vorschreiten zu machen. Die Eröffnung der Vorderkapsel hat dann nicht sowohl die Heilung des Staares zum Zwecke, sondern soll denselben für die einfache Zerstückelung oder directe Entleerung vorbereiten, sie ist ein Reifungsverfahren.

Wo zahlreiche oder ausgebreitete Verwachsungen der Regenbogenhaut und Vorderkapsel bestehen, dort ist die Zerstückelung des Staares ein überaus gewagtes Unternehmen. Die Zerrungen, welchen die Iris und mittelbar durch diese die Strahlenfortsätze bei den Angriffen der Nadel auf die verdickte zähe Vorderkapsel ausgesetzt werden, führen in der Regel zu höchst missliebigen reactiven Vorgängen. Diese werden dann noch gewöhnlich dadurch gesteigert, dass die Pupillarzone der Regenbogenhaut von den vordrängenden Staartrümmern in breiter Fläche berührt wird, indem die narbige Verbildung und Steifheit der betreffenden Randtheile ein Hinderniss für ausgiebige Erweiterungen des Schloches abgibt. Unter so bewandten Umständen erscheint demnach die Ausschneidung eines breiten Irissectors und die directe Entleerung des Staares strenge geboten.

Sehr zarte dünnhäutige Nachstaare lassen sich häufig mit Haken und Pincetten gar nicht fassen, um herausgezogen werden zu können, sie reissen immer wieder aus; man muss sich damit begnügen, eine grössere Oeffnung in denselben herzustellen, die Zerstückelung ist hier der einzig mögliche operative Eingriff.

Nicht minder kann auch die Ausziehung massiger Secundärcataracten, welche vermöge ihrer Zähigkeit Zugswerkzeugen ganz gut zu folgen vermöchten, auf bedeutende Schwierigkeiten stossen, wenn die Vitrina zum grossen Theile oder ihrer Gesammtheit nach verflüssigt ist. Wo sich Zeichen einer vorausgegangenen heftigeren Entzündung des Uvealtractes finden, besonders aber bei Nachstaaren, welche nach wiederholten Nadeloperationen oder nach einer mit grossem Glaskörperverluste verbundenen Extraction zurückgeblieben sind, muss man mit dieser Möglichkeit rechnen. Da kann es leicht geschehen, dass sich unmittelbar nach der Eröffnung der Kammer der grösste Theil der flüssigen Binnenmedien entleert, der Augapfel zusammenfällt und alle Versuche, die Secundärcataracta mit der Pincette oder dem Haken zu fassen, scheitern, indem dieselbe stets ausweicht. Man thut unter solchen Verhältnissen daher gut, die Zerstückelung des Nachstaares mittelst der Nadel vorzunehmen. Aber auch diese Operation lässt sich gewöhnlich nur dann mit Erfolg durchführen, wenn die Secundärcataracta in ihren normalen Verbindungen geblieben ist und der angreifenden Nadel Stand zu halten vermag. Flottirende Staare und Kapselzipfel weichen dem Instrumente gerne aus und lassen sich oft auf keine Weise durchtrennen.

Fasst man Alles zusammen, so ergiebt sich, dass die Zerstückelung eigentlich niemals in der Staarform selbst, sondern immer in ausserhalb der Cataracta gelegenen Verhältnissen ihre Berechtigung finde, dass sie bei zarten, sehr dünnhäutigen Nachstaaren nur als Nothbehelf diene, bei nicht ganz zerfallenen Cataracten kindlicher oder jugendlicher Individuen mehr als Reifungsmittel in Verwendung zu kommen habe; bei flüssigen, breiigen, stärkekleisterähnlichen und trockenhülsigen Totalstaaren sowie bei derberen Secundärstaaren aber nur dann angezeigt sei, wenn die Verflüssigung des Glaskörpers der Extraction grosse Schwierigkeiten zu bereiten droht, oder wenn eine Lanzenwunde wegen der Gefahr nachträglicher Wundsprengungen besser umgangen wird.

2. Die Niederdrückung des Staares (Reclinatio et depressio cataractae).

Die Hauptaufgabe jeder Staaroperation, die trübe Linse sammt der Kapsel möglichst vollständig aus dem Pupillargebiete hinwegzuschaffen, wird durch dieses Verfahren in der denkbar einfachsten Weise gelöst. Da überdies die unmittelbaren Heilerfolge im Ganzen als befriedigende anerkannt werden müssen, darf es nicht Wunder nehmen, wenn die Niederdrückung des grauen Staares noch vor vierzig Jahren sehr im Schwange war und von vielen Augenärzten mit Vorliebe oder gar ausschliesslich in jenen Fällen geübt wurde, welche sich für die Zerstückelung wenig oder gar nicht eignen.[1]) In der Wiener Augenklinik war sie damals zur Sommerszeit die vorherrschende Methode, weil man des Glaubens war, der Genius epidemicus gestalte sich während der heissen Monate für die Heilung grösserer Hornhautwunden, wie selbe zur Ausziehung des Staares erforderlich sind, minder günstig. Ich habe darum reichliche Gelegenheit gehabt, die Vorgänge während wie nach der Operation eingehend zu studiren und auch eine Anzahl von Augen, an welchen das fragliche Verfahren kürzere oder längere Zeit vor dem Tode durchgeführt worden war, anatomisch zu untersuchen. Die Ergebnisse sind bereits weitläufig an anderen Orten[2]) auseinandergesetzt worden, daher ich mich hier auf eine kurze Andeutung der Hauptsachen beschränken kann.

Auf dass die staarige Linse mit einem genügenden centralen Stücke oder der ganzen Kapsel aus dem Bereiche des Schloches hinweg auf den Boden des Augengrundes versenkt werden könne, muss die Nadel mit möglichst grosser Fläche auf einen grössten Durchmesser des Krystallkörpers von vorne nach hinten und unten drücken, der Druck muss sehr allmälig auf das zur Verschiebung erforderliche Maass ansteigen und auch der Staar eine ausreichende Dichtigkeit besitzen, um den Widerständen gewachsen zu sein, welche der Glaskörper dem Eindringen der Linse entgegensetzt.

---

[1]) Scarpa, Trattato delle princ. malattie degli occhi. Pavia 1816. II., p. 39; Himly, Krankheiten und Missbildungen des menschlichen Auges. Berlin 1843. II., S. 321.

[2]) Stellwag, Zeitschrift der Wiener Aerzte 1852, S. 432, 531 u. f.; Ophthalmologie. I., S. 596 u. f.

Wirkt die Nadel statt mit ihrer ganzen Fläche schief oder gar mit der Schneide auf den cataractösen Krystallkörper, so wird sie in der allergrössten Mehrzahl der Fälle die Kapsel und unter Umständen wohl auch die Linse an der Druckstelle durchreissen, beziehungsweise durchschneiden und so alle jene Uebelstände herbeiführen, welche der Zerstückelung des Staares anhängen. Es liegen darüber genügende Erfahrungen vor, da die Zerschneidung der Kapsel von manchen Augenärzten vor der Versenkung der Linse methodisch geübt und bei fehlerhaftem Vorgehen nicht selten auch unabsichtlich ins Werk gesetzt worden ist.[1]

Fällt die Axe der drückenden Nadel nicht mit einem grösseren Durchmesser, sondern mit einer Sehne des Krystallkörpers zusammen, so kann der letztere unmöglich vor dem Instrumente her gegen den Boden des Augengrundes weichen, er wälzt sich um und entschlüpft der Nadel.

Ein plötzlich und mit einiger Kraft auf den Staar ausgeübter Nadeldruck findet nicht die Zeit, sich gehörig zu vertheilen, auf den Kapselfalz, auf das Strahlenblättchen und auf den Glaskörper sich zu verpflanzen; die Kapsel reisst daher gerne an der Druckstelle ein und die Linse wird, wenn sie nicht schon eine sehr beträchtliche Dichtigkeit erlangt hat, zerdrückt, zertrümmert.

Bröckelig-breiige und stärkekleisterähnliche Staarmassen lassen sich überhaupt nur schwer niederdrücken, sie wären denn in der unverletzten Kapsel eingeschlossen. Ist diese bereits eröffnet, so weichen sie leicht der drückenden Nadel aus, es gelangen selbst bei wiederholten Versenkungsmanövern nur verhältnissmässig sehr geringe Quoten derselben in den Glaskörper hinein, der grösste Theil des Staarmagmas wird an den Rissporten des Corpus vitreum abgestreift, bleibt im hinteren Kammerraume zurück und kann daselbst verderbliche Reizwirkungen veranlassen.

---

[1] Stellwag, Zeitschrift der Wiener Aerzte 1852, S. 536.

Es galten darum auch stark geschrumpfte und solche Altersstaare für vorzugsweise geeignet zur Niederdrückung, welche einen grossen sclerosirten Kern und demgemäss nur wenig Rindensubstanz führen, besonders wenn die letztere noch nicht zerfallen ist und daher mit dem Kerne und der Kapsel inniger zusammenhängt.

Der unmittelbare mechanische Effect der Operation wird selbstverständlich von dem Orte, an welchem das Instrument angreift, und von der Richtung bestimmt, in welcher der Druck wirkt. Er ist darum ein wesentlich verschiedener, je nachdem die Nadel von der Horn- oder von der Lederhaut aus in den Binnenraum eingeführt wird und demgemäss ihr Hypomochlion vor oder hinter der Linse findet.

Wird die Keratonyxis gewählt, so soll nach Langenbeck's[1]) Vorschrift die Nadel im senkrechten Durchmesser der Cornea etwas oberhalb des unteren Randes der erweiterten Pupille eingestochen, ihre Spitze bis zu dem obersten Punkte des Sehlochrandes geführt, sodann auf den Krystallkörper aufgelegt, durch leisen Druck dessen Lostrennung von dem Strahlenblättchen versucht und endlich unter allmälig gesteigerter Druckkraft der Staar aus der Sehaxe entfernt werden.

Es wirkt bei einem solchen Vorgehen der Druck vorerst auf den oberen Theil des Krystallkörpers in einer auf dessen Gleicher senkrecht stehenden Ebene. Hält die Kapsel den stetig ansteigenden Druck aus, so muss das Strahlenblättchen von dem der Nadelspitze zunächst gelegenen Punkte aus immer weiter einreissen und der nun frei gewordene obere Rand der Cataracta nach hinten unten in den vorderen Abschnitt des Glaskörpers hinein getrieben werden. Die so verdrängte Vitrina wird aber, indem sie an die Stelle der Linse vorzurücken hat, nicht blos am oberen frei gewordenen Rande des Staares vorbei, sondern an dessen ganzen Umfange nach vorne streben und es kommt jetzt darauf an, ob der untere Theil der Zonula dem Drucke widersteht

---

[1]) Langenbeck, Bibliothek für Chirurgie. II., S. 522; IV., S. 333; Neue Bibliothek f. Chir. u. Ophth. I., S. 1.

oder berstet. Im ersteren Falle wird dieses untere Segment des Strahlenblättchens zum Angelpunkte, um welchen herum die in ihrer Kapsel eingeschlossene Cataracta sich dreht, bis sie mit ihrer Hinterfläche auf den vorderen Uvealtract stösst. Im anderen Falle jedoch wälzt sich der Krystallkörper um seinen grössten wagrechten Durchmesser, indem sein oberer Rand von der drückenden Nadel nach hinten und unten, der untere Rand aber von dem an ihm vorbei nach vorne drängenden Glaskörper nach vorne und oben getrieben wird, bis die Fläche des Staares mit der Nadelaxe parallel wird und in der Richtung des Druckes sich weiter bewegen muss.

In der grössten Mehrzahl der Fälle reisst die Vorderkapsel unter dem Drucke der Nadel ein und deren breites Ende wirkt nun unmittelbar auf den oberen Quadranten der staarigen Linse. Flüssige, breiige und stärkekleisterähnliche Rindenmassen weichen dem Instrumente leicht aus, der verhornte Kern mit den ihm anhaftenden dichteren Corticalschichten aber lässt sich unschwer fassen und wird dann in ganz gleicher Weise wie ein in der unverletzten Kapsel eingeschlossener Staar um seinen unteren Rand oder um den grössten wagrechten Durchmesser nach hinten und unten gedreht. Das Erstere geschieht, wenn der Kern in dem normal fortbestehenden unteren Kapselfalze noch einen festen Stützpunkt findet, das letztere aber, wenn der untere Theil des Kapselfalzes durchrissen oder aus seinen Verbindungen gelöst worden ist.

Wird die Niederdrückung mittelst der Keratonyxis bewerkstelligt, so ist das Ergebniss nach allem dem eigentlich blos eine Umlegung des Staares. Der untere Rand desselben verbleibt nämlich an seinem Orte oder er rückt gar nach vorne und oben, den unteren Regenbogenhautabschnitt hervorbauchend. Nur die obere Hälfte der Cataracta ist in den vorderen Umfang des Glaskörpers hineingetrieben worden und hat sich daselbst eine nischenartige Lücke gegraben, welche von der verdrängten Vitrina theilweise wieder ausgefüllt wird, so dass der Staar dadurch in seiner neuen Lage eine Zeit lang festgehalten werden kann. Die Hauptmasse der Cataracta kommt auf den Strahlenkranz zu liegen und wird davon durch eine mehr oder weniger dicke Glaskörperschichte getrennt.

War die Vorderkapsel unter dem ersten Drucke der Nadel parallel zu deren Axe durchbrochen worden, so bleibt sie in Gestalt eines Vorhanges mit spaltförmiger Oeffnung hinter dem Sehloche stehen, wenn sie nicht unter wiederholten Angriffen des Instrumentes in zurückziehungsfähige Zipfel zertrennt wird. Reisst die Vorderkapsel aber **schräg oder quer zur Nadelaxe** ein, so erweitert sich die Wunde unter dem fortwirkenden Drucke des Instrumentes immer mehr und es wird so ein mächtiger Lappen aus dem mittleren Theile der Vorderkapsel abgegrenzt, welcher der Nadel nach abwärts folgt und auf dem Boden des Hinterkammerraumes nächst dem vorderen Rande des umgelegten Staarkernes faltig zusammengeballt sich fixiren kann. Der mittlere Theil der **hinteren Kapselhälfte** wird unter so bewandten Umständen beim Rückwärtsweichen des oberen Kernrandes immer nach allen Richtungen durchbrochen. Die randständigen, am Kapselfalze festhängenden Fetzen derselben schliessen mit den stehengebliebenen Resten der Vorderkapselperipherie taschenförmig die Trümmer der anliegenden Theile der Rindenschichten ein, schützen sie vor völliger Aufsaugung und bewirken so, dass ansehnliche Quoten derselben unter secundären Metamorphosen ständig werden. Es kommt solchermassen zur Entwicklung eines sogenannten »Krystallwulstes«, eines Secundärstaares, welcher in Gestalt eines vollständigen oder unterbrochenen Ringes von wechselnder Breite mit seinem peripheren wulstigen Rande an der Zonula festhängt, mit seinem unregelmässig fetzigen dünnhäutigen centralen Rande aber stellenweise bis in das Pupillargebiet hineinragen und dadurch Sehstörungen veranlassen kann.

Wird bei dem Umlegungsmanöver auch der **untere Theil der Vorderkapsel durchbrochen** oder von dem Strahlenblättchen abgesprengt, so gestalten sich die Verhältnisse zumeist überaus misslich. Der geringste und leicht zu verbessernde Schaden liegt darin, dass der untere Kapselrand mit dem daran haftenden gefalteten Risslappen von dem sich wälzenden Linsenkerne nach vorne und oben in das Pupillargebiet getrieben und dieses dadurch theilweise verlegt wird. Viel schwerer wiegt der Umstand, dass der von dem andrängenden Glaskörper nach vorne und oben geschobene untere Staarrand die betreffende **Irishälfte stark ausbaucht**, dehnt und zerrt, gar oft aber auch der ganze Linsenkern durch das Sehloch hindurch **in die Vorderkammer gestossen** wird und dann nur mittelst schwieriger und verletzender Hantirungen in die gewünschte Lage zurückzubringen ist.

Die Vermeidung dieses üblen Ereignisses liegt nicht ganz in der Hand des Operateurs, daher schon darum die Reclination nicht unbedenklich erscheint. Gelingt es aber auch, diese Klippe zu umschiffen, so kommen andere Uebelstände zur Geltung. Der am Boden des hinteren Kammerraumes zusammengeballte Lappen der Vorderkapsel hat nämlich anfangs nirgends einen festen Halt und kann sich leicht wieder entfalten, das Pupillargebiet also decken.

Ebenso leicht steigt erfahrungsmässig auch der umgelegte Staarkern auf, indem die ihn niederhaltenden Glaskörpertrümmer gerne verflüssigen. Diese Gefahren sind erst dann beseitigt, wenn der Kapsellappen und der Staarkern durch organisirende entzündliche Producte **genügend fixirt worden ist**, was selbstverständlich eine für den Fortbestand der Functionstüchtigkeit des Auges bedrohliche **Reaction im vorderen Uvealtracte** nothwendig voraussetzt.

Wegen der unverhältnissmässigen Häufigkeit beklagenswerther Misserfolge konnte denn auch die Umlegung des Staares mittelst der Keratonyxis niemals recht zu einer herrschenden Stellung gelangen; die meisten Augenärzte bevorzugten die Scleronyxis, um die Cataracta in den Glaskörper zu versenken.

Ich beschränke mich wieder auf die nähere Betrachtung eines bestimmten, des Scarpa'schen Verfahrens[1]) und stelle es dem im Vorhergehenden geschilderten Langenbeck'schen entgegen. Unter

---

[1]) Scarpa, Trattato delle princ. mallattie degli occhi. Pavia 1816. II., p. 59.

den zahlreichen Methoden, welche im Laufe der Zeiten vorgeschlagen und an einzelnen Kliniken in Gebrauch gezogen worden sind, tragen die beiden genannten nämlich den physikalischen und anatomischen Gesetzen am meisten Rechnung, lassen die Nadel naturgemäss in der Eigenschaft eines zweiarmigen Hebels mit fixem Hypomochlion auf den staarigen Krystallkörper wirken und streben die Freilegung des Pupillargebietes in der einfachsten, von Zufälligkeiten am wenigsten beeinflussten und für den Staarkern sowohl als für die nachbarlichen gefäss- und nervenreichen Gebilde schonendsten Weise an.

Wer Neigung hat, sich in das Wirrsal der mannigfaltigen und zum Theile recht abenteuerlichen Vorschriften zu stürzen, welche betreffs der Niederdrückung der Cataracta einstens erflossen sind, der möge den mit grossem Fleisse und staunenswerthem Langmuth bearbeiteten Abschnitt des Himly-schen Handbuches[1]) lesen. Die Verwirrung ist so gross, dass ich, um Missverständnisse zu vermeiden, es nicht rathsam fand, den deutschen Namen »Umlegung« und »Versenkung« des Staares die ihnen entsprechenden »Reclinatio« und »Depressio« anzufügen. Es wird nämlich mit beiden letzteren bald die Umlegung, bald die Versenkung bezeichnet, zum Theile vielleicht, weil man mehr das berücksichtigte, was beabsichtigt wurde, als das, was zu erreichen war.

Scarpa empfiehlt eine Nadel mit schmalem zweischneidigem myrthenblattähnlichem Ende, welches gegen die Spitze hin der Fläche nach leicht gekrümmt ist, um den Staarkern sicherer fassen zu können. Das Instrument soll mit vor- und rückwärts gekehrten Schneiden etwa 4—6^{mm} hinter der Hornhautgrenze durch den unteren äusseren Quadranten der Sclerotica in den Glaskörper eingestochen und dann rechtwinkelig um seine Axe gedreht werden, so dass die beiden Flächen des myrthenblattförmigen Nadelendes senkrecht auf die Meridianebene des Einstichspunktes zu stehen kommen. Alle weiteren Bewegungen des Instrumentes haben weiterhin bei der gleichen Stellung der Endflächen und in derselben Meridianebene des Auges stattzufinden. Es gilt zuerst, die Nadelspitze nach vorwärts zu leiten, durch den unteren äusseren Randtheil des Krystallkörpers hindurch zu stossen und an dem

---

[1]) Himly, Krankheiten und Missbildungen des menschlichen Auges. Berlin 1843. II., S. 291—330.

nächstgelegenen Punkte des Pupillarrandes vorbei in die Vorderkammer dringen zu machen. In dieser soll jetzt die Nadelspitze hinter dem entgegengesetzten Punkte des Schlochrandes weg möglichst nahe an die obere innere Peripherie der Vorderkapsel geführt werden. Hat dann die Nadel mit ihrer breiten Endfläche den Krystallkörper in seinem grössten schrägen Durchmesser von voneher sicher gefasst, so soll dadurch, dass das Heft des Instrumentes immer in derselben Meridianebene gegen die Glabella hin gehoben wird, anfänglich ein leiser, allmälig aber steigender und stetiger Druck auf das Linsensystem ausgeübt, dieses aus seinen Verbindungen gerissen und seiner Fläche nach aus- und abwärts in den hinteren Theil des Glaskörpers gedrängt und daselbst eine kurze Zeit mittelst fortgesetzten Nadeldruckes festgehalten werden, damit die Vitrina Zeit finde, in den weiten Gang wieder zurückzutreten und durch dessen Verlegung den Staar in seiner neuen Lage zu fixiren.

Bei stark geschrumpften Staaren, deren Kapsel durch Anlagerung secundär metamorphosirter Rindenmassen einen hohen Grad von Widerstandsfähigkeit erlangt hat, gelingt es gar nicht selten, mittelst einer einzigen Hebelbewegung das ganze Linsensystem im Zusammenhange vom Pupillargebiete hinweg nach hinten aussen in den Glaskörper zu versenken.

Bei den übrigen zur Niederdrückung geeigneten Staarformen ist ein solches günstiges Ereigniss wohl nicht ganz ausgeschlossen,[1]) aber sicherlich eine grosse Ausnahme und am ersten noch bei Altersstaaren mit dünner, noch nicht zerfallener und darum der Kapsel fest anhängender Rindensubstanz zu erhoffen. In der Regel werden beide Kapselhälften in weitem Umfange durchrissen. Was die Vorderkapsel betrifft, kommt nämlich in Betracht, dass dieselbe von der gekrümmten Nadelspitze an zwei einander entgegengesetzten Punkten senkrecht auf die Meridianebene eingeschnitten wird, beim Vordringen des Instrumentes in die Vorderkammer und

---

[1]) Stellwag, Ophthalmologie. I., S. 775, Anmerkung 276; O. Becker, Graefe-Sämisch, Handbuch. V., S. 327 u. f.

beim Auflegen des myrthenblattförmigen Nadelendes auf den grössten Schrägdurchmesser der vorderen Krystallkörperfläche. Es werden so zwei gegenüberliegende Stücke der Kapselrandzone abgegrenzt und der unmittelbaren Einwirkung des Hebeldruckes entzogen. Der letztere wird direct nur auf das zwischenliegende Mittelstück der Vorderkapsel übertragen und dieses zum Ausweichen in der Druckrichtung gezwungen. Bei einer zu rasch und ruckweise ausgeübten Hebelkraft platzt die Vorderkapsel gerne entlang der Nadelaxe und bleibt dann als ein Vorhang mit spaltförmiger Oeffnung stehen, wenn sie nicht nachträglich zerstückelt wird. Bei richtigem Verfahren aber kann sich der Druck leicht weithin fortpflanzen, so dass ein mächtiges Stück aus der Mitte der genannten Glashaut ausgerissen und mit dem Staarkerne in den Glaskörper versenkt wird. Ist die Vorderkapsel durch An- und Auflagerungen aussergewöhnlich widerstandsfähig geworden, so mag es mitunter wohl auch geschehen, dass der Nadeldruck auf die Zonula übertragen, diese abgesprengt und die erstere in ihrer Ganzheit oder mit Ausnahme der durch die Nadeleinschnitte abgegrenzten Randtheile niedergedrückt wird.

Der Staarkern macht schon in dem Augenblicke, in welchem die Nadelspitze innerhalb der Vorderkammer gegen die obere innere Peripherie des Krystallkörpers vorgeschoben wird, eine Drehung, indem sein unterer äusserer Rand nach hinten innen gedrückt wird, bis die Vorderfläche mit der Axe des Instrumentes in dieselbe Richtung fällt. Liegt nun die Nadel normgemäss einem grössten Schrägdurchmesser des Staarkernes auf, so wird der in der zugehörigen Meridianebene wirkende Druck voll auf letzteren übertragen, drängt ihn seiner ganzen Fläche nach gegen die hintere Kapsel und den Glaskörper und schiebt ihn, diese durchbrechend, im Bogen nach unten aussen und rückwärts, bis er am hinteren Theile der Augapfelwandung auf einen unüberwindlichen Widerstand stösst.

Die hintere Kapsel wird dabei in ihrem mittleren Theile stets zertrümmert. Die randständigen Fetzen derselben bestehen oft fort und bilden mit den Resten der Vorderkapselperipherie die Wandung eines ringförmig geschlossenen oder unterbrochenen Krystallwulstes (S. 109).

Der Glaskörper erleidet mit Ausnahme seiner Rindenschichten eine förmliche Zerwühlung. Indem der Staarkern seiner ganzen Fläche nach in ihn hineingetrieben wird, drängt die zum Ausweichen gezwungene Vitrina an den Cataracträndern vorbei nach vorne in die neuentstandene gangförmige Lücke. Was dem Staarkerne nicht fest anhängt, wird dabei abgestreift, gleichzeitig aber auch das ausgerissene und mit der Cataracta nach hinten geschobene Mittelstück der Vorderkapsel handschuhartig umgestülpt und über der Nadel zusammengefaltet. Die Hauptmasse der wenig dichten oder gar schon breiig zerfallenen oberflächlichen Linsenschichten bleibt schon vor der tellerförmigen Grube im hinteren Kammerraume zurück, der Rest trennt sich vom Staarkerne erst innerhalb des Glaskörpers ab und kennzeichnet als eine bandförmige, öfters unterbrochene, mehr oder weniger dichte streifige Trübung eine Zeit lang den Weg, den die Cataracta genommen hat. Die vor der Einbruchspforte zurückgebliebenen Trümmer der Rindenschichten des Krystalls verhalten sich ganz ähnlich wie nach der Zerstückelung des Staares. Meistens verfallen sie früher oder später der Aufsaugung, wenn nicht Entzündungen im vorderen Uvealtracte angeregt werden, deren Producte sich den Staarresten beimischen und diese in ständige Formen überführen. Was von Trümmern erweichter Linsensubstanz in den Glaskörper selbst eingedrungen ist, pflegt rasch zu verfetten und spurlos zu verschwinden. Die Wandungen des Risscanales schliessen dann wieder aneinander, so dass makroskopisch davon nichts zu sehen ist; selbst die Einbruchspforte im Bereiche der tellerförmigen Grube kann ganz verwischt werden.

Nach dem Zeugnisse einiger verlässlicher Beobachter[1] lässt sich die Möglichkeit einer fast vollständigen Aufsaugung des

---

[1] Himly, Krankheiten und Missbildungen des menschlichen Auges. Berlin 1843. II., S. 318; Beck, Zeitschrift f. Ophth. IV., S. 98; Werueck,

in den Glaskörper versenkten Staarkernes nicht bezweifeln. Es wird ein solches Ereigniss selbstverständlich am leichtesten stattfinden, wenn ein noch nicht verhornter Linsenkern versenkt und dabei vielleicht gar zertrümmert worden ist. Bei sclerosirten Staarkernen dürfte ein gänzliches Verschwinden zu den seltenen Ausnahmen gehören. Beer[1]) bestreitet es entschieden und giebt nur eine Verkleinerung zu. Ich habe den versenkten Staarkern stets im **hinteren unteren äusseren Theile des Glaskörpers** gefunden. Er lag niemals der Netzhaut unmittelbar auf, sondern war davon durch eine 2—3^{mm} dicke Schichte Vitrina getrennt. Seine ehemals vordere Fläche sah nach oben innen und war an einer Stelle, öfters am Rande, von dem tuchähnlich zusammengefalteten ausgerissenen Mittelstücke der Vorderkapsel überlagert. Der Staarkern fand sich übrigens immer umhüllt von einer meistens sehr dünnen, mitunter aber auch etwas mächtigeren Lage trüber Masse, welche in innigster Verbindung mit den angrenzenden Theilen des Glaskörpers stand und in welcher sich meistens noch fettig-kalkige Reste der zerfallenen Linsenschichten nachweisen liessen[2]).

Arlt[3]) fand die reclinirte Linse oder ihre Trümmer grösstentheils in der Zone, welche dem Corpus ciliare entspricht, was auf Abweichungen in der Nadelführung und in der Druckwirkung hindeutet. Er hält dafür, dass sich bei der Einkapselung der Linse zunächst nur das Glaskörpergerüst der unmittelbaren Umgebung betheilige, trüb werde und so allmälig eine innen glatte, aussen zottige oder flockige Hülle bilde. Nach den Vorgängen bei der Entwicklung ähnlicher bindegewebiger Neubildungen im Corpus vitreum zu schliessen, dürfte man aber kaum fehlgehen, wenn man die trübe Hülle oder Kapsel der versenkten Linse auf Höhergestaltung von Producten zurückführt, welche von dem nachbarlichen Abschnitte der Uvea geliefert worden sind, auch wenn die entzündliche Reizung der letzteren symptomatisch nicht augenfällig gewesen ist.

---

ibid. S. 21; Arlt, Graefe und Sämisch, Handbuch. III., S. 257; O. Becker, ibid. V., S. 329.

[1]) Beer, Lehre von den Augenkrankheiten. Wien 1817. II., S. 364.
[2]) Stellwag, Ophthalmologie. I., S. 607—618.
[3]) Arlt, Graefe und Sämisch, Handbuch. III., S. 256, 257.

Der innige Zusammenhang der neugebildeten Hülle mit der umgebenden Vitrina, namentlich mit der etwas dichteren und der Limitans retinae fest anklebenden Glaskörperrinde, ferner der rasche Verschluss des Risscanales im Corpus vitreum und seiner vorderen Einbruchspforte sichern die versenkte Linse so ziemlich in ihrer neuen Lage und Stellung. Demgemäss pflegt, richtige Nadelführung und Vermeidung ungebührlichen Druckes auf den Augengrund vorausgesetzt, der Uvealtract bei Versenkung des Staares weniger oft in deutlicher oder gar gefahrdrohender Weise auf den operativen Eingriff selbst zu reagiren, als bei den übrigen früher gebräuchlichen Methoden, wozu allerdings der Umstand wesentlich beiträgt, dass das fragliche Verfahren in vielen Fällen besser wie jedes andere vor Zeiten in Uebung gewesene die Möglichkeit gewährt, das Pupillargebiet ganz oder bis auf geringe Staarreste freizulegen[1]) und überhaupt mechanische Beleidigungen der Regenbogenhaut auszuschliessen.

Der unmittelbare Erfolg der Operation gestaltet sich aus diesen Gründen in einem hohen Procent der Fälle zu einem überaus günstigen. Allerdings ist ein namhafter Ausfall im Gesichtsfelde mit der neuen Lage des Staares nothwendig verknüpft. Er betrifft jedoch den oberen inneren Abschnitt der Sehfeldperipherie und ist deshalb wenig störend, ja wird von dem Kranken kaum bemerkt. Dafür lässt sich die Sehschärfe unter Beihilfe zweckmässig gewählter Brillengläser auf die grösste erreichbare Höhe bringen, indem durch die Operation selbst weder die Hornhaut noch die Iris unmittelbar beschädigt werden, also das wichtigste dioptrische Medium in seinen Krümmungsverhältnissen unbeirrt bleibt und auch die bedarfsmässige Blendung des Auges durch die unveränderte, frei bewegliche Pupille ungestört ihren Fortgang nehmen kann.

Zu allen diesen Vortheilen kommt noch ein weiterer, früher hoch geschätzter. Es lassen sich nämlich nicht blos reife Staare mit Aussicht auf Erfolg in den Glaskörper versenken, sondern auch

---

[1]) Stellwag, Zeitschrift der Wiener Aerzte 1852, S. 536a; 537, 1.

noch nicht völlig gereifte und besonders solche hartkernige Alterscataracten, deren verhältnissmässig dünne Rinde in ihrer Zerfällung ungemein säumig ist oder wohl auch niemals in einen lockeren Brei aufgelöst wird, sondern eine wachsähnliche oder noch grössere Dichtigkeit bewahrt und der Kapsel sowie dem mächtigen Kerne fest anhaftet. Gerade vermöge dieser Eigenschaften der Rinde dringen derlei Staare nämlich unter dem Hebeldrucke der Nadel leicht in den Glaskörper, ohne dass erhebliche Trümmermassen an der Einbruchspforte desselben abgestreift würden und, im Hinterkammerraume zurückbleibend, durch ihre mächtige Blähung den vorderen Uvealtract mechanisch und chemisch zu heftigen Reactionen anregen könnten. Oefters gelingt es sogar, solche Staare mit der sie umhüllenden Kapsel in den Augenhintergrund zu drängen und dort zu fixiren.

Gegenüber diesen Lichtseiten lagern leider tiefe Schatten. Der in den Glaskörper versenkte Staar bleibt, auch wenn seine Einkapselung ganz glatt und ohne Schädigung der umliegenden Theile erfolgt ist, eine stetig drohende Gefahr für den functionellen Fortbestand des Auges. Da er nämlich specifisch schwerer als die Vitrina ist, geräth er sammt seiner neoplastischen Hülle bei raschen und ausgiebigen Blickwendungen, vornehmlich aber bei Erschütterungen des ganzen Körpers oder auch des Bulbus allein, leicht in stossweise Schwankungen von einiger Breite, durch welche er drückend oder zerrend auf die unterlagernden Abschnitte der Gefäss- und Netzhaut einwirken kann. So erklärt man es sich, dass in vielen Fällen längere Zeit nach der Operation schwere Entzündungen im Uvealtracte angeregt werden, welche mit wechselnder Heftigkeit zumeist chronisch verlaufen, oft die peinigendsten Schmerzen verursachen und nach Wochen oder Monate langer Dauer gewöhnlich zu unheilbarer Erblindung, ja zum Schwunde des Augapfels führen, oder wohl gar den zweiten Bulbus auf sympathischem Wege in Mitleidenschaft ziehen.

Nicht ganz selten wird die Einkapselung und Fixirung des versenkten Staares dadurch verhindert oder nachträglich wieder aufgehoben, dass der bei der Operation schwer geschädigte Kern des Glaskörpers sich auflöst, verflüssigt. Die Linse verliert so ihren Halt, steigt wieder auf, verlegt von Neuem das Pupillargebiet oder wird gar bei den Bewegungen des Auges von einem Orte zum anderen im Binnenraume herumgeschleudert. Die Folge dessen sind immer wiederkehrende heftige Entzündungen des Uvealtractes, welche bald zur völligen Functionsuntüchtigkeit und schliesslich zum Schwunde des Auges führen. Mitunter gelingt es, dem Processe dadurch Einhalt zu thun, dass der Schwimmstaar ausgezogen wird, was bei der Verflüssigung des Glaskörpers grosse Schwierigkeiten bietet. Meistens aber vermag blos die Enucleation des Bulbus den fortgesetzten Leiden des Kranken ein Ziel zu setzen und nicht selten wird diese Operation durch sympathische Bedrohung des zweiten Auges geradezu geboten.

Die älteren Augenärzte haben diese schweren Uebelstände als leidige Anhängsel der Operation mit Ergebung hingenommen. Heutzutage, bei dem fortgeschrittenen Stande der Extractionstechnik, kann die Depression nicht mehr genügen. Bringt man die nachträglichen schweren Gefährdungen des Auges in Rechnung, so erscheint die operative Versenkung des Staares in den Glaskörper als ein Glücksspiel, welches, wenn je, nur in den seltensten Ausnahmsfällen gerechtfertigt werden kann.

Arlt[1]) zählt zu diesen Ausnahmen kleine geschrumpfte Staare bei Kindern, wenn selbe der Zerstückelung voraussichtlich einen zu grossen Widerstand entgegensetzen dürften und wenn die Unruhe und Streitbarkeit der kleinen Inhaber die Anlegung einer längeren Hornhautwunde behufs der Ausziehung bedenklich erscheinen lassen. Arlt glaubt, dass das geringere specifische Gewicht solche Cataracten vor unliebsamen Ortsbewegungen gelegentlich einer Erschütterung des Auges so ziemlich sichert. Er rechnet dabei überdies auf das mangelnde Quellungsvermögen der geschrumpften Linse und auf die geringere Reizempfänglichkeit der kindlichen Uvea. Er verschweigt aber auch nicht, dass etwaige Verwachsungen des Staares mit der Regenbogenhaut und mit dem Strahlenkranze sowie Verflüssigungen des Glaskörpers grosse Schwierigkeiten zu bereiten vermögen und bei Cataracten traumatischen Ursprunges gar oft Misserfolge begründen.

---

[1]) Arlt, Graefe und Sämisch, Handbuch. III., S. 258.

3. Die Ausziehung des Staares (Extractio cataractae).

Die Ausziehung des Staares ist derzeit das am meisten geübte, ja geradezu das allgemein herrschende Verfahren. Der Endzweck jeder Cataractoperation, die möglichst vollständige Freilegung des Pupillargebietes, wird dadurch nämlich wohl in etwas umständlicher, dafür aber in vollkommener und nachhaltiger Weise erzielt.

Die erfolgreiche Durchführung desselben ist an gewisse Voraussetzungen geknüpft. Am günstigsten liegen die Sachen, wenn der staarige Krystallkörper als ein Ganzes, sammt der geschlossenen Kapsel, sich ohne sonderliche Gefährdung der Nachbartheile aus seinen Verbindungen lösen und nach aussen fördern lässt. Wo dies aus irgend einem Grunde nicht thunlich ist und daher grössere Abschnitte der Kapsel im Binnenraume zurückgelassen werden müssen, da soll die cataractöse Linse ihren natürlichen Zusammenhang mit der Innenwand ihrer glashäutigen Hülle entweder vollständig aufgegeben haben, oder doch nur so lose anhaften, dass die Rindenschichten nach vorläufiger Entleerung der Hauptmasse des Staares ohne erheblichen Rückstand blähungsfähiger Trümmer durch gewisse zarte Hantirungen leicht und sicher von den Kapselresten abgestreift und nach aussen geschoben werden können.

Für eine schonende Abtrennung und Herausbeförderung des Staares im Ganzen sind alle Bedingungen gegeben bei stark geschrumpften Totalcataracten, welche entweder ganz frei oder doch nur locker mit dem Pupillartheile der Regenbogenhaut verwachsen sind. Obenan stehen in dieser Beziehung die trockenhülsigen sowie die scheibenförmigen Cataracten, die Balgstaare aller Arten und die massigeren und darum auch dichteren Secundärstaare. Der Zusammenhang aller Bestandtheile ist bei denselben nämlich in der Regel ein sehr inniger, daher sie einem auf sie ausgeübten Zuge leicht folgen können, ohne zu zerreissen. Aber auch Altersstaare mit sclerosirtem Kerne und fettigkalkig entarteter Rinde lassen sich häufig in der geschlossenen Kapsel aus dem Binnenraume entleeren, da die glashäutige Hülle derselben durch Anlagerung rückläufig metamorphosirter Rindenmassen an die Innenwand sehr oft in dem Grade derb und zähe geworden ist, dass sie den Angriffen eines Hakens, einer feinen Zange u. s. w. Widerstand zu leisten vermag. Dabei pflegt das Strahlenblättchen durch Schwund oder durch Zerrung bereits sehr gelitten zu haben, daher es leicht abspringt, während die Hinterkapsel von der tellerförmigen Grube entweder schon abgelöst ist, oder doch ihr nur sehr lose anhaftet.

H. Pagenstecher[1]) glaubt ähnliche Verhältnisse voraussetzen zu dürfen bei allen Staaren, welche in Folge von Iritis oder Iridochorioiditis chronica entstanden sind, gleichgiltig ob hintere Synechien vorhanden sind oder nicht; bei allen Staaren, bei welchen eine langjährige vordere Synechie besteht; bei allen Staaren secundär glaucomatöser Augen; bei Cataracta Morgagniana; bei gewissen Formen von Cataracta, welche aus einer sogenannten Cataracta polaris posterior hervorgehen und die gleichzeitig mit Netz- und Gefässhautleiden complicirt sind; endlich bei solchen Staaren, welche sehr langsam reifen, ja bei denen es unter Umständen nie zu einer völligen Trübung der Linse kommt, der cataractöse Zerfall vielmehr in der hinteren Rindenschichte und im Kerne bis zur Schrumpfung vorschreiten kann, während die übrigen Theile der Linse ihre Durchsichtigkeit bewahren.

Es ist ganz richtig, dass die normalen Verbindungen des Krystallkörpers in vielen Fällen dieser Art sehr gelockert sind und den Versuch lohnen, den Staar in der geschlossenen Kapsel zu entleeren. Wer aber mit Bestimmtheit darauf rechnet, der wird sich oft arg getäuscht finden. Was insbesondere die nach chronischer Iritis und Iridochorioiditis auftretenden Cataracten betrifft, muss stets im Auge behalten werden, dass durch organisirende entzündliche Ausschwitzungen häufig Verwachsungen gesetzt werden, welche die natürlichen Verbindungen an Festigkeit weitaus übertreffen.

Geschrumpfte und auch nicht geschrumpfte Staare, welche durch organisirte entzündliche Producte in grösserem Umfange mit den Nachbartheilen fest verlöthet sind, lassen sich nur unter starker und darum auch höchst gefährlicher Zerrung des vorderen Uvealtractes losreissen. Der Versuch, solche Cataracten als Ganzes in der geschlossenen Kapsel auszuziehen, ist darum ein

---

[1]) H. Pagenstecher, Die Operation des grauen Staares in geschlossener Kapsel. Wiesbaden 1877. S. 12.

sehr gewagtes und nicht selten auch ein fruchtloses Unternehmen. Wo sich daher bedenkliche Widerstände mit Wahrscheinlichkeit voraussehen lassen oder im Laufe der Operation ergeben, muss auf ein solches Manöver Verzicht geleistet werden. Bei sehr stark zusammengeschrumpften angewachsenen Staaren reicht öfters eine zweckmässig angelegte künstliche Pupille aus, um ein befriedigendes Sehvermögen zu erzielen. Erweist sich aber nach Ausschneidung eines breiten Irissectors die Oeffnung für den Durchtritt des directen Lichtes als zu klein oder Null, so muss der das Sehloch verlegende Theil der geschrumpften und verwachsenen Cataracta mittelst einer scharfen Nadel, einer Fliete oder mittelst der Wecker'schen Pincettenscheere abzutragen und aus dem Binnenraume zu entfernen gesucht werden. Bei wenig oder nicht geschrumpften fest verwachsenen Staaren wird man nach vorausgeschickter Iridektomie sich weislich damit begnügen, ein grosses Fenster in die durch An- und Auflagerungen verdickte Kapsel zu schneiden und die cataractöse Linse möglichst vollständig zu entleeren.

Bei freien oder doch nur lose mit dem Pupillarrande der Regenbogenhaut verwachsenen und nicht merklich geschrumpften Staaren sind die natürlichen Verbindungen des Krystallkörpers in der Regel widerstandsfähiger als die Kapsel. Eine Ausziehung der Linse in der geschlossenen Kapsel kann dann ausnahmsweise wohl gelingen. In der grössten Mehrzahl der Fälle aber reisst bei einem solchen Versuche die Kapsel ein und es bleibt dieselbe ganz oder grossen Theiles neben beträchtlichen Mengen von Rindensubstanz im Pupillargebiete zurück, indem massige Glaskörpervorfälle die nachträgliche Herausförderung sehr erschweren oder ganz vereiteln. Das Schlussergebniss ist daher häufig ein die Pupille ganz deckender dichter Nachstaar und nicht selten ein iridokyklitischer Process mit seiner verderblichen Gefolgschaft. In Anbetracht dessen hält man bei solchen Staaren fast allgemein an der Vorschrift fest, nach welcher vor der Entleerung der cataractösen Linse ein möglichst grosser Abschnitt der vorderen Kapsel im Bereiche des Sehloches abzutrennen und zu entfernen ist.

Die vollständige Entleerung der cataractösen Linse aus dem Binnenraume findet die geringsten Schwierigkeiten bei flüssigen, breiigen und stärkekleisterähnlichen kernlosen Totalstaaren. Wo ein Kern vorhanden ist, er möge von wachsähnlicher Dichtigkeit oder bereits sclerosirt sein, da erfordert die Ausziehung schon etwas zusammengesetztere Hantirungen. Immerhin lassen sich selbst Altersstaare mit dem grössten verhornten Kerne anstandslos ausziehen, wenn die äussersten Rindenschichten allenthalben zerfallen, in Brei aufgelöst sind oder bei wachsähnlicher Dichtigkeit mit dem Kerne fester als mit der Innenwand der Kapsel zusammenhängen.

Wo die äussersten Rindenschichten, wenn auch nur streckenweise, ihr natürliches Gefüge beibehalten haben und der Innenwand der Kapsel fester als dem Kerne anhaften, da lässt sich nach Durchfensterung der Vorderkapsel der Staarkern wohl herausbrechen und nach aussen schaffen, es ist aber meistens ganz vergebliche Mühe, die oberflächlichen Krystalllagen von den stehengebliebenen Kapselabschnitten lostrennen oder diese letzteren aus ihrer Verbindung mit der Zonula und der tellerförmigen Grube reissen zu wollen. Die Rindenschichten nehmen dann, da sie in weiter Fläche der unmittelbaren Einwirkung des Kammerwassers ausgesetzt sind, rasch grosse Mengen von Flüssigkeit auf, blähen sich ausserordentlich stark und geben Veranlassung zu uvealen Entzündungen, welche die Functionstüchtigkeit des Auges in hohem Grade gefährden und nur zu oft für immer vernichten. Es sind derlei Staare also für die Ausziehung nicht geeignet oder, wie man zu sagen pflegt, nicht reif.

Man betont darum auch fast allgemein mit dem grössten Nachdrucke die Nothwendigkeit, sich schon vor dem operativen Eingriffe von dem Zustande der Rindenschichten möglichst genau zu unterrichten.

Im Zerfalle vorgeschritten oder völlig zersetzt gelten dieselben erfahrungsmässig nur dann, wenn sie ziemlich gleichmässig grauweiss oder bläulichweiss, dicht getrübt und darum nur wenig durchscheinend sind, und wenn diese diffuse Trübung vermöge der geringen Kapseldicke allenthalben bis an die äusserste Oberfläche des Krystallkörpers heranzureichen, also selbst bei mittelweiter Pupille den Rand des Schloches zu berühren scheint. Wo zwischen dem Pupillarrande der Iris und der staarigen Trübung noch ein durchleuchtbarer Raum gefunden wird, in welchen hinein der erstere seinen Sehlagschatten zu werfen vermag, oder wo neben den dicht getrübten Stellen noch stark durchscheinende bemerkt werden, dort darf man annehmen, dass die staarige Auflösung der Rindenschichten kaum begonnen habe oder nicht genügend weit gediehen sei. Ebenso muss der Staar als unreif gelten, wo sich die parallele Faserung der einzelnen Rindenschichtenwirbel in der bläulichweissen Trübung noch durch sectorenartig angeordnete streifige Zeichnungen mit perlmutter- oder seidenähnlichem Glanze zu erkennen giebt.

Doch stösst man gar nicht so selten auf Altersstaare mit grossem, dunkel weingelbem oder ambrafärbigem Kerne, in welchen die Zersetzung der äussersten Rindenschichten nur sehr langsam fortschreitet und diese selbst nach jahrelangem Zuwarten noch gut durchleuchtbar erscheinen, oder höchstens bei schiefem concentrirten Lichte eine feine staubige oder zart streifige Trübung wahrnehmen lassen. Stösst dann der Kern unmittelbar, ohne Zwischenlagerung zerfallener und darum dicht graulich getrübter Linsenschichten, an die dünne durchsichtige Corticalis, so darf man erwarten, dass die letztere eine mehr wachsähnliche Dichtigkeit erlangt habe und dem Kerne fest anhänge, sich also beim Herausbrechen des Staares aus der Kapselhöhle grossen Theiles von der genannten glashäutigen Hülle ablösen und unmittelbar der Cataracta folgen oder sich nachträglich abstreifen lassen werde, so dass wenig oder gar nichts davon im Binnenraume zurückbleibt; der Staar ist als reif zu betrachten.

Aehnlich verhalten sich auch gewisse überaus langsam vorschreitende Cataracten mit hellgelbem oder weissem, verhältnissmässig kleinem Kerne und einer mächtigen halb durchscheinenden Rinde (Becker's Kernstaar[1]). Wenn nach einer Reihe von Jahren eine dünne subcapsulare Schichte sich endlich getrübt hat, lassen sich auch diese Staare, ohne dass Rindentrümmer in erheblicher Menge zurückbleiben, aus dem Binnenraume entleeren.[2])

Als **überreif** muss man einen Staar betrachten, bei welchem die völlig zerfallenen Rindenlagen bereits deutlich die **rückschrittliche Umwandlung** wahrnehmen lassen. Das Kennzeichen sind kleine zerstreute Punkte von sehnig oder kalkig weisser Farbe, mitunter auch von cholestearinartigem Glanze, welche sich allmälig häufen, zusammenfliessen und der dicht getrübten Oberfläche der Cataracta ein getüpfeltes, marmorirtes, netzartiges oder streifiges Aussehen geben. Oftmals findet man nebenbei, namentlich im Pupillargebiete grössere sehnenähnliche, mattglänzende Streifen und Flecken von ganz unregelmässiger Gestalt mit fransigen oder wolkenähnlich verwaschenen Grenzen. Ist die regressive Metamorphose bereits **sehr vorgeschritten**, so kommen dazu noch die Merkmale der Schrumpfung, das Widerscheinen des Schlagschattens, das Irisschlottern u. s. w.

Untrügliche Zeichen der völligen Reife oder Ueberreife eines Staares giebt es indessen nicht. Auch die dichteste gleichmässige Trübung der gesammten vorderen Rindenschichten gewährleistet nicht die gleiche Zersetzung der **hinteren**. Kommen doch Fälle vor, in welchen die ganze vordere Hälfte des Krystalles staarig zerfallen oder sogar bis auf wenige fettig-kalkige Reste aufgesaugt worden ist, während die hintere Hälfte der Linse ihre normale Beschaffenheit und den natürlichen Zusammenhang mit der inneren Kapseloberfläche aufrecht erhalten hat.[3])

---

[1]) O. Becker, Graefe und Sämisch. Handbuch. V., S. 296.
[2]) Förster, Archiv f. Augenheilkunde. XII., S. 6.
[3]) Stellwag, Ophthalmologie. I., S. 520, §. 376 u. f.

Die allermeisten Augenärzte halten es aus guten Gründen für streng geboten, mit der Ausziehung des Staares zu warten, bis sich die Zeichen der Reife in deutlicher Weise offenbaren. Die Lebensverhältnisse der Kranken sind jedoch gar nicht selten von der Art, dass ein langes Hinausschieben der Operation überaus schwierige, wenn nicht unerträgliche Lagen schafft. Man hat daher auf Mittel gesonnen, die Staarreifung auf künstlichem Wege zu beschleunigen.

Das einfachste Verfahren ist unstreitig das von Muter[1]) vorgeschlagene. Steffan[2]) empfiehlt dasselbe neuester Zeit auf Grundlage sehr günstiger Ergebnisse in etwas veränderter Form. Er »pflegt »der vorderen Kapsel einen kleinen senkrechten Schlitz beizubringen, »dessen Enden mindestens 1^{mm}, eher aber noch etwas mehr von »der durch Atropin erweiterten Pupille entfernt bleiben. Dabei ver- »meidet er jedes Eindringen in die Linsensubstanz. Die scharfe »Discissionsnadel oder eine Knapp'sche Scalpellnadel mit ihrer Fläche »parallel zur Iris in die vordere Kammer eingestossen, damit kein »Tropfen vom Kammerwasser abfliesse und weiter keine Verschiebung »der Linse eintrete — wie beides sehr leicht stattfindet, wenn die »Discissionsnadel, respective Scalpellnadel, senkrecht zur Cornealober- »fläche eingestochen wird — schlitzt nur ganz oberflächlich die »Kapsel auf.« Nach 8—14 Tagen ist der Staar so weit gereift, dass er, gleichwie jeder andere von selbst gereifte, ausgezogen werden kann. Steffan hält sein Verfahren für ein absolut sicheres. Er hat bei harten Staaren niemals etwas von Linsenquellung bemerkt und daher auch die Iridektomie, welche er früher sechs bis acht Wochen der Kapselschlitzung vorausschicken zu müssen glaubte, als Vorbereitungsact aufgegeben. Völckers[3]) ist derselben Meinung. Er hat mit einem ganz ähnlichen Verfahren vorzügliche Resultate erzielt.

---

[1]) Muter, Practical observations etc. London 1813, nach Arlt, Graefe und Sämisch, Handbuch. III., S. 324.

[2]) Steffan, Arch. f. Ophth. XXIX., 2. S. 209.

[3]) Völckers nach Wieck, Ueber die Discissio maturans. Diss. Kiel 1883.

Es stehen diese Ansichten in schroffem Gegensatze zu den bisher geltenden. In der That ist die Furcht, es möchte sich die Kapselwunde unter dem Drucke der aufquellenden Linsentheile erweitern und so die Zersetzung eine stürmische werden, auch wohl eine grössere Staarflocke hervortreten und Veranlassung zu verderblichen Entzündungen geben, eine sehr verbreitete und gewiss nicht ganz unbegründete. Insoferne nun durch die Ausschneidung eines grösseren Irissectors die Berührungspunkte der aus der Kapselwunde sich hervordrängenden Staartrümmer wesentlich eingeschränkt werden, hat Graefe's[1]) Rath, der Kapselanschneidung eine Iridektomie vorauszuschicken, Manches für sich. Es erscheint der letztere Eingriff auch insoferne erspriesslich, als nach vielseitigen Erfahrungen die Reifung des Staares dadurch gefördert werden dürfte.[2])

Graefe will, dass zwischen beiden Eingriffen ein Zeitraum von mindestens fünf Wochen verstreiche. Die Vorderkapsel soll durch einen Kreuzschnitt eröffnet werden, dessen Enden wenigstens eine halbe Linie von dem Rande der durch Atropin erweiterten Pupille entfernt bleiben. Sechs bis zwölf Tage darnach kann die mittlerweile gereifte Cataracta entfernt werden.

Mooren[3]) spaltet die Vorderkapsel 18—21 Tage nach der Iridektomie »in etwa drei Viertheilen ihres Umfanges entsprechend ihrem Längs-»durchmesser mit einer Discissionsnadel« im vorläufig wohl atropinisirten Auge. Der Einschnitt soll ganz oberflächlich laufen und nicht tief in die Linsensubstanz eindringen. Auch soll dabei jede Berührung der Regenbogenhaut sowie jedes Aufrühren der Rindenschichten sorglich vermieden werden. Das Auge ist dann unter dem Einflusse von Atropin zu halten, bis nach ein bis drei Wochen die Cataracta ausgezogen werden kann, wobei man sich vor der Verwendung einer Schlosspincette zu hüten hat, da durch deren Druck auf das Auge leicht eine Luxation der Linse veranlasst wird.

Arlt[4]) beurtheilt diese Reifungsmethoden, soweit es sich um harte Altersstaare handelt, ungünstig, »weil dieser Eingriff bei »senilen Cataracten nur zu leicht Iritis oder Iridokyklitis, wohl

---

[1]) Graefe, Arch. f. Ophth. X., 2. S. 209.
[2]) Snellen, Graefe und Sämisch, Handbuch. V., S. 311; Förster, Arch. f. Augenheilkunde. XII., S. 8.
[3]) Mooren, Ophth. Mittheilungen. Berlin 1874. S. 73.
[4]) Arlt, Graefe und Sämisch, Handbuch. III., S. 324.

»auch starke Blähung zur Folge hat« und dann die Extraction unter sehr ungünstigen Verhältnissen vorgenommen werden muss. Auch meine Erfahrungen sprechen nicht für eine völlige Gefahrlosigkeit der wenn auch noch so vorsichtigen Kapseleröffnung bei Altersstaaren. Zudem schien es mir, als ob das Verfahren nicht immer die völlige Zersetzung der hinteren Rindenschichten verbürge, wenigstens nicht in der Zeit, welche man zwischen der Kapselspaltung und der Ausziehung des Staares verstreichen lassen soll. Ich fand nämlich wiederholt mehrere Tage nach der Extraction solchermassen künstlich gereifter Cataracten erhebliche Mengen geblähter Linsentrümmer im Hinterkammerraume, trotzdem bei der Operation alle trüben Reste sorgfältig entfernt worden sind und die Pupille glänzend schwarz erschienen war.

Um in dieser Hinsicht sicher zu gehen und den Gefahren auszuweichen, welche durch die Berührung der aus der Kapselwunde hervortretenden Staarflocken mit dem vorderen Uvealtracte begründet werden, habe ich es versucht, die Reifung der Cataracta dadurch zu beschleunigen, dass ich einige Wochen vor der Extraction die Kapselhöhle von hinten her eröffnete. Es wurde eine gewöhnliche Discissionsnadel wie bei der Zerstückelung des Staares durch die Lederhaut in den Glaskörper eingeführt, dann die Spitze derselben in die Mitte der hinteren Kapsel vorgestossen und dabei jede Druckwirkung auf die Linse sorgfältigst vermieden. Es sollte auf diese Weise noch ein weiterer Zweck erreicht werden, nämlich die Zahl der operativen Eingriffe von dreien auf zwei zurückzuführen. In der That wird die Iridektomie als Vorbereitungsact überflüssig und kann in Einem mit der Ausziehung des Staares durchgeführt werden, wenn die Kapselhöhle von hinten eröffnet wird, indem etwa sich vordrängende geblähte Linsenflocken in den mittleren vorderen Theil des Glaskörpers gelangen und ausser aller Berührung mit dem Uvealtracte bleiben. Die Ergebnisse dieses Verfahrens waren insoferne günstig, als in keinem Falle Zeichen einer entzündlichen Reizung bemerklich wurden, die Staarreifung rasch vorwärts schritt, schon nach wenigen Tagen speichenförmige

Trübungen an der Randzone der vorderen Rindenschichten zum Vorscheine kamen und binnen Kurzem bis zu deren Mitte sich ausbreiteten. Im Verlaufe von drei bis vier Wochen war die Reifung so weit gediehen, dass die Ausziehung mit voller Beruhigung durchgeführt werden konnte. Doch ergab sich dabei in zwei Fällen von sechs Glaskörpervorfall, welcher mit grosser Wahrscheinlichkeit auf die Durchtrennung der Hinterkapsel oder auf eine Dehnung und theilweise Einreissung des Strahlenblättchens zurückgeführt werden musste. Angesichts dieses Uebelstandes habe ich die Versuche aufgegeben.

Mittlerweile ist Förster[1]) mit einem neuen viel versprechenden Verfahren hervorgetreten. Er hat »bei Altersstaaren Iritis oder »Kyklitis nach einer Punction der vorderen Kapsel nie entstehen »gesehen, es dagegen bemerkenswerth gefunden, dass der Effect, »den eine Kapselincision auf die schnellere Trübung einer bereits »im staarigen Processe ziemlich weit vorgeschrittenen senilen Linse »mit grossem Kerne ausübt, ein ausserordentlich geringer und des- »wegen keineswegs zufriedenstellender ist. Man kann bei solchen »Staaren Schnitte von 3 - 4^{mm} Länge in die Kapsel machen, ohne »dass eine ausgedehntere Trübung der Corticalis einträte. Nach »acht bis zwölf Tagen ist oft kaum eine kleine, in die vordere »Kammer hervorragende Flocke von Corticalsubstanz bemerkbar; »ein harter Linsenkern aber scheint überhaupt durch das Kammer- »wasser nicht zur Quellung und Resorption gebracht werden zu »können. . . . Dagegen war ihm aufgefallen, dass eine Iridektomie »die Reifung der Cataracta bisweilen sichtlich beschleunigt. . . . Es »liess sich vermuthen, dass bei der Formveränderung der Linse, »die nach Abfluss des Kammerwassers durch ihre Verschiebung »nach vorne eintreten muss, der Zusammenhang der zum Theil »getrübten, zum Theil ungetrübten Linsenfasern gelockert und so »der Zerfall der Corticalschichte beschleunigt werde. Diesen Zerfall

---

[1]) Förster, Klin. Monatsblätter 1881. Beilage S. 133: Archiv f. Augenheilkunde. XII., S. 7.

»kann man zweifellos noch befördern, wenn man unmittelbar nach
»vorausgeschickter Iridektomie mit dem stumpfen Knie eines Schiel-
»hakens oder einer geschlossenen Irispincette unter leichtem
»Drucke reibende oder streichende Bewegungen auf der Cornea
»vornimmt.... Die einzige Schwierigkeit bei dieser Manipulation
»beruht vielleicht in der Bemessung der Stärke des anzuwenden-
»den Druckes. Ein zu starker Druck könnte wohl ein Einreissen
»der Zonula Zinni bewirken und bei der später erfolgenden
»Extraction wären Glaskörperausfluss und schwierige Linsenent-
»bindung die unvermeidlichen Folgen.... War hingegen der Druck
»zu schwach, so wird der Zusammenhang der Linsenfasern zu
»wenig gestört und die rasche Reifung bleibt aus. Man darf sich
»übrigens nicht der Hoffnung hingeben, einen jeden Staar, gleich-
»viel wie weit er in der Ausbildung vorgeschritten ist, durch dieses
»Kneten der Hornhaut rasch zur Reife zu bringen. Sogenannte
»Chorioidalstaare z. B., bei denen die Trübung nur eine dünne
»Schicht Cortex am hinteren Pol betrifft, der weitaus grösste Theil
»der Linse aber lange Zeit klar bleibt, werden durch diese Mani-
»pulation in der Regel nicht verändert. Nach Förster's Erfahrungen
»— und diese erstrecken sich auf mehr denn 200 Fälle — tritt die
»beschleunigte Reifung am sichersten ein, wenn ein fester, etwas
»trüber Kern vorhanden ist. Die Corticalsubstanz wird dann zwi-
»schen der eingedrückten Hornhaut und dem festen Kerne gewisser-
»massen zermalmt. Ein ferneres Postulat für einen sicheren und
»raschen Erfolg ist, dass Trübung im vorderen Cortex, wenn auch
»sehr peripherisch liegend, bereits vorhanden sein, der Zerfall der
»Cortexfasern also schon begonnen haben muss. Ganz gesunde
»Linsenfasern werden überhaupt durch ein mässiges Drücken und
»Streichen nicht getrübt.«

Ich habe das Wesentliche der Förster'schen Arbeit wort-
getreu wiedergeben zu sollen geglaubt, weil sich das Verfahren
selbst, seine Leistungen und die Grenzen seiner Verwendbarkeit
kaum kürzer und treffender darstellen lassen. Es bleibt mir nur
übrig beizufügen, dass die auf meiner Klinik angestellten Versuche

im Allgemeinen befriedigend ausgefallen sind. Insbesondere die vorderen Rindenschichten giengen nach einem solchen Eingriffe gewöhnlich rasch dem völligen Zerfalle entgegen. Die rückwärtigen Rindenlagen aber, welche auch sonst nicht selten in dem Grade ihrer Zersetzung gegen die vorderen merklich zurück sind und daher der künstlichen Reifung ganz besonders bedürfen, schienen von der Knetung weniger beeinflusst zu werden. Es fanden sich nämlich in mehreren Fällen, in welchen der Staar ausgezogen worden war, nachdem er alle Merkmale der vollendeten künstlichen Reifung dargeboten hatte, bei der Abnahme des Verbandes am fünften Tage grosse Mengen trüber geblähter Corticalreste der hinteren Kapsel anhaftend. Da die Pupille bei der Operation scheinbar vollkommen freigelegt worden und darum ganz schwarz erschienen war, musste angenommen werden, dass die durch das Förster'sche Verfahren eingeleitete staarige Auflösung der rückwärtigen Corticalis mit jener der vorderen Lagen nicht gleichen Schritt gehalten habe.

Ueberblickt man das, was über die künstliche Staarreifung mitgetheilt worden ist, so erkennt man sehr leicht, dass keine der angeführten Methoden frei von Uebelständen und Gefahren sei, dass man also guten Grund habe, nicht leichtsinnig vorzugehen, sondern nur dann einzugreifen, wenn die Verhältnisse mit Macht dazu drängen, wenn das Sehvermögen beider Augen tief herabgesetzt und die Ausbildung der Cataracta schon weit vorgeschritten ist, der Zeitpunkt aber, in welchem die Cataractoperation unter günstigen Bedingungen durchgeführt werden kann, voraussichtlich in grosse Ferne gerückt erscheint.

Mooren[1] trägt kein Bedenken, jeden Staar, gleichviel in welchem Stadium der Entwickelung, durch die Eröffnung der Kapsel künstlich zu reifen. Er nimmt nur die Fälle aus, in welchen kurz zuvor eine acute Transsudation des Glaskörpers constatirt werden konnte, wo der Staar einseitig entwickelt ist, wo eine stark ausgesprochene atheromatöse Degeneration

---

[1] Mooren, Ophthalmologische Mittheilungen. Berlin 1874. S. 74. — Fünf Lustren. Wiesbaden 1882. S. 207.

der Arterien oder eine präexistirende Härte des Bulbus nachgewiesen werden kann.

Als weitere Folgerung ergiebt sich aus dem Vorhergehenden, dass die künstliche Reifung durch Anstechung der Kapsel insbesondere bei Staaren der Kinder und jugendlichen Leute, welche noch keinen verhornten Kern führen, am Platze sei; dass sich die Förster'sche Knetung der Linse dagegen vorzugsweise für harte Altersstaare eigne.

Am häufigsten unter allen Einzelnformen der Cataracta treten senile Hartstaare und gewisse Schichtstaare mit der Forderung einer künstlichen Reifung an den Arzt heran.

Der Schichtstaar (Cataracta zonularis, perinuclearis, stratiformis) wurde früher ganz allgemein mit den Rindenstaaren zusammengeworfen. Selbst Ed. Jäger,[1]) welcher die anatomischen Verhältnisse dieser Staarform zuerst aufdeckte, will »die isolirte Faserschichtentrübung« für keine eigene Entwickelungsart angesehen wissen, insoferne »sie blos als eine in ihrer Entwickelung »gehemmte Corticalcataracta erscheint«. Demgemäss hat man die damit einhergehende Sehstörung fast durchwegs mittelst der Zerstückelung des Krystallkörpers zu heilen gesucht, oft genug zum grossen Nachtheile der Kranken. Seitdem man jedoch das Wesen des Leidens, seine Verlaufsweise, die mannigfaltigen Abweichungen in der Lage der getrübten Linsenschichten und die physikalischen Bedingungen der dadurch verursachten Sehstörung genauer erforscht hat, können auch die Heilungsanzeigen schärfer umgrenzt und den wechselnden Bedürfnissen der Einzelnfälle besser angepasst werden.

Perinuclearcataracten, bei welchen nur eine oder mehrere, dem Kerne zunächst gelegene Faserschichten getrübt sind, lassen durch den breiten, völlig durchsichtigen und meistens auch nicht merkbar verkrümmten Randtheil des Krystallkörpers so viel directes Licht unter entsprechender Brechung durch, dass genügend

---

[1]) Ed. Jäger, Staar und Staaroperationen. Wien 1854. S. 17.

scharfe und deutliche Bilder der Aussenwelt auf der Netzhaut entworfen werden können. Die Sehstörung macht sich nur dann in sehr fühlbarer Weise geltend, wenn die Pupille verengt ist oder die Bedingungen für die Lichtzerstreuung, also für die Erzeugung sehr lichtstarker Spectra, günstig sind, d. h. wenn helles Licht unter grossem Winkel, von der Seite her, auf die getrübten Faserschichten fällt. Gemeiniglich verstehen auch die Kranken derlei Einflüsse durch geschickte Manöver wesentlich abzuschwächen. Der Nutzen, welchen eine glücklich durchgeführte Staaroperation unter solchen Umständen stiften kann, steht daher in keinem richtigen Verhältnisse zu den schweren Nachtheilen der Aphakie, zu der bedeutenden Herabminderung des Brechzustandes und zu der völligen Aufhebung des Anpassungsvermögens des Auges. In Anbetracht dessen gelten denn auch heutzutage derartige Schichtstaare, so lange sie ständig bleiben, für ausgeschlossen von jedem directen Angriffe.

Die Heilanzeige geht auch wirklich nur darauf hinaus, einerseits die scheinbare Helligkeit der Netzhautbilder ausreichend und von dem wechselnden Spiele der Pupille unabhängig zu machen, anderseits den störenden Einfluss der Lichtzerstreuung möglichst abzuwenden, mit anderen Worten: einen seitlichen Weg für die directen Lichtstrahlen zu bahnen und die lichtzerstreuenden perinuclearen Linsenschichten abzublenden, zu decken.

Das Mittel, um diesen Forderungen gerecht zu werden, ist in der Verlagerung, d. i. in der seitlichen Verziehung der Pupille (Iridodesis, Iridenkleisis) gegeben. In der That ist der optische Effect dieses Verfahrens bei dazu geeigneten Schichtstaaren in der Regel ein überaus glänzender und um so höher anzuschlagen, als das Spiel der Pupille und die Accommodation des Auges wohl eingeschränkt, aber nicht völlig aufgehoben werden. Leider bringt die künstliche Herstellung eines peripheren Irisvorfalles und die damit gesetzte erhebliche Zerrung der Regenbogenhaut schwere Gefahren mit sich und ist oft schon zum Verderben des betreffenden, auf sympathischen Wege wohl gar auch des zweiten Auges geworden.

Die Verlagerung der Pupille ist darum längst wieder in Verruf gekommen und ziemlich allseitig aufgegeben worden. Man verzichtet angesichts der höchst bedrohlichen Uebelstände gerne auf die Abblendung der Lichtspectra und begnügt sich damit, den durchsichtigen Randsaum der Linse an einer Stelle blosszulegen, also die Bahn für das directe Licht zu erweitern und die scheinbare Helligkeit der Netzhautbilder zu vergrössern.

Bowmann[1]) und Wecker[2]) empfehlen zu diesem Behufe die Iridotomie in entsprechend abgeänderter Form. Sie durchstechen die Hornhaut mittelst eines Lanzenmessers in der Mitte der entgegengesetzten Hälfte desjenigen Meridianes, in welchem die Irislücke hergestellt werden soll, und senkrecht auf dessen Ebene. Der Erstere führt sodann ein schmales Messerchen mit abgestumpfter Spitze durch die Cornealwunde in den Vorderkammerraum, dringt zwischen dem Pupillarrande und der Kapsel an die hintere Wand der Regenbogenhaut und spaltet letztere in radiärer Richtung. Wecker benützt dazu seine Irisscheere, zwischen deren beide Blätter er die Regenbogenhaut fasst. Im Augenblicke der Durchschneidung klafft die Iriswunde vermöge der Wirkung des Kreismuskels in Gestalt eines Dreieckes und legt den anstehenden Theil des durchsichtigen Linsenrandes frei.

Es hat dieses Verfahren, soweit es sich um Schichtstaare handelt, nur wenige Anhänger gefunden. Die meisten Augenärzte scheuen vor der leicht möglichen Verletzung der Kapsel zurück und halten sich nach dem Rathe Graefe's[3]) an die Iridektomie, welche den optischen Anforderungen in nicht viel geringerem Grade entspricht, denselben auch sich einigermassen anpassen lässt und eben so leicht wie sicher durchgeführt werden kann. Tausendfältige Erfahrungen haben die Vortrefflichkeit ihrer Leistungen bei

---

[1]) Bowmann, Nagel's Jahresbericht 1873, S. 297.
[2]) Wecker, Klin. Monatsblätter 1873, S. 377, 383. — De l'iridotomie. Paris 1873. p. 17, 25.
[3]) Graefe, Arch. f. Ophth. I., 2. S. 242.

geeigneten Schichtstaaren sowie überall dort, wo ähnliche Verhältnisse obwalten und es darauf ankommt, störende Spectra durch Erhöhung der scheinbaren Helligkeit der Netzhautbilder gleichsam zu übertönen, z. B. bei gewissen Centralkapselstaaren, bei ectopirten Linsen u. s. w., ausser allen Zweifel gesetzt.

Als Massstab für die Grösse des Nutzens, welcher im Einzelnfalle durch die Iridektomie erzielt werden kann, gilt allgemein und mit gutem Rechte der Zuwachs, welchen die Sehschärfe des betreffenden Auges nach ausgiebiger Erweiterung der Pupille mittelst Atropin erweisen lässt. Wo dieser ein bedeutender ist, dort darf man auch von der Operation Erspriessliches erwarten.

Man stösst aber auch nicht ganz selten auf Perinuclearcataracten, wo trotz ausreichender Breite des durchsichtigen Linsenrandsaumes die Sehschärfe selbst bei den günstigsten Beleuchtungsverhältnissen weit unter das entsprechende Maass herabgesunken ist, ohne dass der lichtempfindende Apparat in irgendwelcher Weise geschädigt erschiene. Die Pupillenerweiterung ergiebt auch nur eine sehr geringe Verbesserung des Sehvermögens. Man muss annehmen, dass der Linsenrand bei den Umwandlungen der cataractösen Faserschichten in seiner Krümmung wesentlich gelitten habe. Es kann daher nichts nützen, wenn man, um möglichst viel von der Linsenperipherie zu decken, einen Randsaum der Iris stehen lässt und die künstliche Pupille möglichst schmal anlegt; das Sehvermögen bleibt ein völlig ungenügendes.

Die Lage ist dann die gleiche wie bei progressiven und solchen Schichtstaaren, bei welchen eine oder mehrere der Kapsel näher gelegene Faserschichten der staarigen Zersetzung verfallen sind und demgemäss nur einen ganz schmalen durchsichtigen Linsenrandsaum für den Durchgang des objectiven Lichtes übrig lassen. Der Kranke ist halbblind, unfähig, sich die nöthigen Kenntnisse zu erwerben und ernsten Geschäften nachzugehen, der schönsten Lebensgenüsse beraubt. Der Zustand schreit nach Abhilfe. Die unmittelbare Beseitigung solcher Staare, sei es durch Zerstückelung oder durch Ausziehung, ist aber ein sehr bedenkliches Unternehmen und das Abwarten der selbstthätigen Reifung rückt die Heilung vielleicht in ganz unabsehbare Ferne. Da ist denn die künstliche Reifung nicht nur ein höchst erwünschter Ausweg, sondern ein dringendes Gebot. Sind dann die Rindenschichten staarig zerfallen, so mögen die Beschaffenheit der einzelnen Linsenbestandtheile und die Verhältnisse des Kranken darüber entscheiden, welches Verfahren weiterhin einzuschlagen ist, um möglichst rasch und sicher zum Ziele zu gelangen.

Um einen Staar auf kurzem Wege möglichst gefahrlos aus dem Binnenraume entfernen zu können, muss die Bulbuskapsel so weit geöffnet werden, dass die Cataracta ohne Zerrung und Quetschung der Wundränder den Ausweg finde.

Diese Oeffnung ist offenbar nur vor der Ebene des Iriswinkels am richtigen Platze. Anderen Falles müssten nämlich gefäss- und nervenreiche Theile durchtrennt und bei der Entbindung des Staares in empfindlicher Weise beleidigt werden. Ausserdem aber wäre die Herausförderung der getrübten Linse nur unter den grössten Schwierigkeiten mit instrumentaler Beihilfe zu bewerkstelligen.

In Beziehung auf den letzteren Punkt kommt der hochwichtige Umstand in Betracht, dass der Glaskörper wie der übrige Augapfelinhalt einerseits unter dem Seitendrucke des Binnenstromgebietes, anderseits unter dem Drucke der äusseren Augenmuskeln steht und diese Kräfte vermöge seiner Unzusammendrückbarkeit auf die elastischen Umhüllungen überträgt, daselbst in Spannkraft umsetzt.

Der Muskeldruck ist unter normalen Verhältnissen bekanntlich ein überaus geringer und dies zwar ebensowohl im Ruhezustande als bei den Bewegungen des Auges. Er kann aber sehr beträchtliche Höhen erreichen, wenn sich alle vier geraden Augenmuskeln gleichzeitig krampfhaft zusammenziehen, wie dies so häufig während operativer Eingriffe geschieht. Es wird dann nämlich von jedem dieser Muskeln eine Quote seiner lebendigen Kraft auf den Augapfelinhalt übertragen, welche im Verhältnisse steht zu der Länge des Bogens, mit dem der betreffende Muskel den Bulbus umspannt.

So lange der Binnenraum gefüllt und die Bulbuskapsel gespannt ist, vertheilt sich die Summe sämmtlicher auf die Binnenmedien wirkenden Druckkräfte gleichmässig auf alle Punkte der inneren Augapfelwand.

Es ändert gar nichts an der Sache, dass der Binnenraum durch die Linse und die Zonula in einen vorderen und hinteren Abschnitt getrennt ist. Der Glaskörperdruck, d. i. die Gesammtheit der auf das Corpus vitreum unmittelbar einwirkenden Druckkräfte, trifft nämlich die Scheidewand mit einer zu deren Flächeninhalt im Verhältnisse stehenden Quote. Da aber die Linse und das Strahlenblättchen gleich dem Kammerwasser als unzusammendrückbar gelten können, so wird diese Druckquote in voller Grösse auf den vorderen Theil der Bulbuskapsel übertragen, daselbst in Spannkraft umgesetzt und durch dieselben Medien auf jene Scheidewand zurückgeworfen, das Gleichgewicht ist hergestellt.

In dem Augenblicke jedoch, in welchem die Bulbuskapsel eröffnet wird, ist das Gleichgewicht gestört, die einzelnen Druckkräfte, welche auf die Binnenmedien wirken, werden effectiv, jede nach ihrer Art. Die Resultirende derselben stellt sich radiär zum Orte des geringsten Widerstandes und lässt sich durch ein System von Linien ausdrücken, welche von dem Mittelpunkte des Binnenraumes gegen die innere Wundöffnung hinziehend gedacht werden. Es zeigt dies deutlich die Richtung des Strahles, in welchem eine unter grossem Drucke stehende Flüssigkeit aus einem senkrecht auf die Wanddicke durchbohrten Behälter ausströmt.

Offenbar kann der Glaskörperdruck nur dann als Triebkraft für einen zu entleerenden Staar in Wirksamkeit treten, wenn der letztere ganz oder zum Theile in die Richtung der Resultirenden fällt.

Wird die Bulbuskapsel hinter der Ebene des Iriswinkels eröffnet, so streicht die Resultirende rückwärts an dem Krystalle vorbei, es vermag der Glaskörperdruck nur einen Theil der Vitrina aus der Wunde zu drängen, nimmer aber die Linse.

Eine Ausnahme ist gegeben, wenn eine äussere Kraft von vorne nach hinten dem Glaskörperdrucke mit Uebermacht entgegenwirkt. So kommt es bei gewaltsamen Sprengungen der vorderen Lederhautzone bisweilen zu subconjunctivalen Luxationen des Krystalles. Indem nämlich der Augapfel durch einen Schlag, Stoss u. s. w. von vorne nach hinten zusammengedrückt wird, reisst die Sclera an ihrer schwächsten Stelle, dem Randgürtel, ein und das Kammerwasser, welches sammt der Linse zwischen der äusseren Gewalt und dem Glaskörperdrucke eingezwängt ist, entweicht durch die Lücke, den Krystall vor sich her treibend.

Wirkt eine äussere Kraft in derselben Richtung erst nach der Eröffnung des hinteren Augapfelraumes und nach Abfluss eines Theiles der Vitrina auf die Hornhaut, so fehlt der Glaskörperdruck, die Linse wird nach hinten verschoben, aber nicht aus der Wunde gedrängt.

Ebensowenig entleert sich die Linse unter dem Glaskörperdrucke, wenn der Kammerraum durch eine vor der Ebene des Iriswinkels gelegene Wunde eröffnet wird und nach Abfluss des Humor aqueus ein Abschnitt der Zonula, der blossgelegten Hinterkapsel oder der vorderen Glaskörperwand an die hintere Wundöffnung herantritt, sei es, weil diese letztere in nächster Nähe der Ansatzlinie des Ligamentum pectinatum streicht, oder weil der Krystall sich verschoben, durch Schrumpfung sehr verkleinert hat u. s. w.

Wohl aber gestaltet sich der Glaskörperdruck als Triebkraft zu einem hochwichtigen, ja geradezu unentbehrlichen Behelfe, wenn die Bulbuskapsel behufs einer Staarextraction vor der Ebene des Iriswinkels kunstgerecht und so geöffnet wird, dass nach Abfluss des Kammerwassers die Linse, sei es auch nur mit einem Theile ihrer Randzone, an die hintere Wundöffnung zu liegen kömmt oder leicht dahin geschoben werden kann. In der That erweist sich erfahrungsmässig die Entbindung der Hauptmasse des Staares ohne Zugswerkzeuge als unmöglich und auch die Ausräumung von abgelösten Rindentrümmern begegnet den grössten Schwierigkeiten, wenn der Glaskörperdruck gänzlich fehlt und wegen theilweiser vorzeitiger Entleerung der Vitrina durch äussere Druckkräfte nicht ersetzt zu werden vermag.

Die regelrechte Ausführung des Hornhautschnittes vorausgesetzt, kann man sich (Fig. 4) die Resultirende des Glaskörperdruckes ohne sonderlichen Fehler auch als eine einzige, vom Mittelpunkte c der Hornhautaxe AB zur Mitte e der hinteren Wundöffnung gezogene Linie ce denken und dieselbe als die Diagonale eines Parallelogrammes $cfeg$ auffassen, dessen eine kurze Seite von einer Linie ef gebildet wird, welche von der Mitte der hinteren Wundöffnung e senkrecht auf die Hornhaut- und Linsenaxe gefällt wird, während die eine lange Seite fc der von diesem Schnittpunkte f bis zur Mitte der Hornhaut- und Linsenaxe reichende Theil dieser Axe selbst ist. Die lange Seite des Parallelogrammes liefert den Ausdruck für die Kraftquote, mit welcher die Linse in der Richtung ihrer Axe gegen die hintere Hornhautwand gepresst wird. Die kurze Seite dagegen bezeichnet die Kraftquote, mit welcher der Krystall in der Richtung seiner Gleicherebene gegen die hintere Wundöffnung e hingedrängt wird.

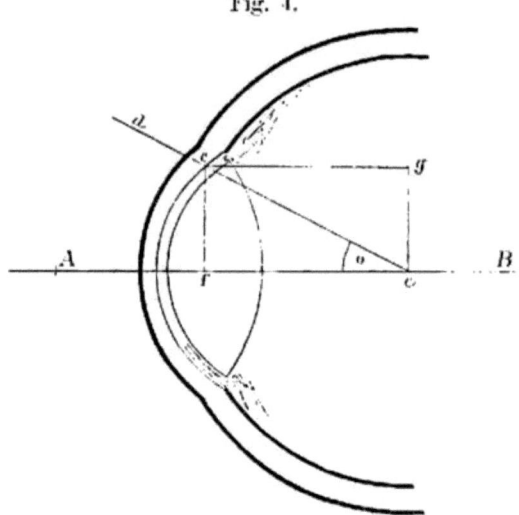

Fig. 4.

Selbstverständlich hat die letztere Kraftcomponente den Nullwerth, wenn die hintere Wundöffnung ihrer ganzen Länge nach in einem grössten Durchmesser der Hornhaut verläuft. Sie wächst aber im Verhältnisse zu dem Winkel o, welchen die Resultirende des Glaskörperdruckes mit der Hornhaut- und Linsenaxe einschliesst, und erreicht ein Maximum, wenn die Mitte der hinteren Wundöffnung bis an die Ansatzlinie des Ligamentum pectinatum heranreicht.

Es ergiebt sich daraus klar, dass Hornhautwunden, welche ihrer ganzen Länge nach **meridional** streichen oder einem **grössten Hornhautdurchmesser nahe gelegen** sind, nur flüssige und breiige, also nach allen Richtungen leicht verschiebliche Staarmassen durch den Glaskörperdruck allein nach aussen treiben lassen, nicht aber festere Kerne von einigem Umfange. Diese werden ihrer Fläche nach an die unnachgiebige hintere Hornhautwand gepresst und die Triebkräfte brechen sich an dem Widerstande der letzteren. Es muss der Hartstaar durch äussere Hilfskräfte gestürzt, d. i. mit dem einen Rande in die hintere Wundöffnung eingestellt werden, auf dass der Glaskörperdruck als **Triebkraft** bei der Entbindung zu wirken vermöge.

Je mehr sich aber die hintere Wundöffnung ihrer ganzen Länge nach dem **Kammerfalze nähert**, um so grösser wird die Kraftcomponente des Glaskörperdruckes, welche den Staar in der Richtung des geringsten Widerstandes fortzubewegen im Stande ist und sich demgemäss auch ganz als **natürliche Triebkraft** ausnützen lässt. In Anbetracht dessen erscheinen denn auch blos **periphere Hornhautwunden** zu Staarentbindungszwecken völlig geeignet. Sie allein machen das gewaltthätige Eingreifen äusserer Hilfskräfte entbehrlich.

<small>Man kann die senkrecht auf die Hornhaut- und Linsenaxe wirkende Kraftcomponente des Glaskörperdruckes besonders deutlich bei der Entleerung breiiger oder bröckliger Staarmassen durch eine an der oberen Peripherie der Hornhaut angelegte Lanzenwunde zur Anschauung bringen. Wird nach erfolgter Iridektomie die Wunde durch leichtes Niederdrücken ihrer hinteren Lefze zum Klaffen gebracht, so bewegen sich die trüben Linsentrümmer mit grosser Schnelligkeit gegen die hintere Wundöffnung hin und man sieht einzelne derselben, aus dem untersten Abschnitte des Kapselfalzes aufsteigend, gegen den Ort des geringsten Widerstandes hineilen.</small>

Bei genügender Länge und richtiger Lage der Hornhautwunde reicht der Glaskörperdruck allein aus oder bedarf nur geringer Nachhilfe, um die staarige Linse aus dem Binnenraume hervortreten zu machen. Es folgt daraus, dass eine **völlige Entspannung der äusseren Augenmuskeln** bei der

Ausziehung einer Cataracta durchaus unerwünscht sei. Es muss dann nämlich der wichtigste Factor des Glaskörperdruckes ganz durch äussere Druckkräfte ersetzt werden. Diese wirken aber nothwendig viel ungleichmässiger auf die vordere Glaskörperwand, als der fortgepflanzte Druck sämmtlicher äusserer Augenmuskeln. Es werden dadurch einzelne Abschnitte der Zonula und der Hinterkapsel im Uebermasse gespannt, andere fast gar nicht. Das Ergebniss ist oft eine Sprengung der genannten Theile mit vorzeitiger Entleerung der Vitrina.

Umgekehrt sind aber auch stürmische Zusammenziehungen der äusseren Augenmuskeln vom Uebel. Indem sie nämlich das Linsensystem nach Eröffnung des Kammerraumes und nach Abfluss des Humor aqueus mit übergrosser Kraft in der Richtung des geringsten Widerstandes nach vorne treiben, wird die Zonula und Hinterkapsel leicht in einen Grad von Spannung versetzt, welchem diese Theile nicht gewachsen sind. Erfolgt dann ein Einriss, so entleert sich mehr oder weniger Glaskörperflüssigkeit und damit ist wieder die natürliche Triebkraft aufgehoben, die Entbindung des Staares kann nur durch äussere Hilfskräfte und in der Regel unter Zuhilfenahme der sehr bedenklichen Zugswerkzeuge bewerkstelligt werden.

Es geschieht dies am häufigsten, wenn das Strahlenblättchen durch Greisenschwund, durch krankhafte Vorgänge, durch Dehnung wegen Ectopie oder beträchtlicher Schrumpfung der Linse u. s. w. viel von seiner natürlichen Widerstandskraft verloren hat; da berstet die Zonula und es entleert sich ein Theil des Glaskörpers oft schon unmittelbar nach der Eröffnung des Kammerraumes, es genügt die geringste Vorwärtsdrängung des Linsensystems, um ein solches Ereigniss herbeizuführen.

Ist nur ein mässiger Spannungsgrad der äusseren Augenmuskeln der gefahrlosen Entbindung eines Staares förderlich, so frägt es sich, ob und unter welchen Umständen der davon abhängige Glaskörperdruck die nothwendige Triebkraft zu beschaffen vermöge, oder aber durch äussere Hilfskräfte verstärkt oder ersetzt werden müsse.

Selbstverständlich sind in dieser Beziehung die Widerstände massgebend und diese werden nach Art und Grösse in erster Linie bestimmt von der Beschaffenheit und dem Umfange des Staares, dann von der Länge, Lage und Richtung der Hornhautwunde, zum kleinen Theile endlich von der Stellung der Iris zur hinteren Wundöffnung.

Die geringsten Widerstände findet der Glaskörperdruck unter sonst gleichen Umständen offenbar, wenn es sich um die Entleerung ganz verflüssigten oder stärkekleisterähnlichen Magmas handelt, denn ein solches vermag leicht nach allen Seiten auszuweichen und selbst auf gewundenen Wegen sich durch eine enge Oeffnung zu drängen. Da genügt denn auch häufig der Glaskörperdruck allein, um die letzten Reste aus dem Kammerraume herauszutreiben.

Bei breiigen und bröckeligen Staarmassen sind die Widerstände schon grösser und es bedarf fast immer der Beiwirkung richtig geleiteter äusserer Hilfskräfte, um die Trümmer, welche zwischen der vorgedrängten Vorderwand des Glaskörpers und der hinteren Hornhautwand eingeklemmt sind, ohne Rückstand durch die Cornealöffnung hindurch nach aussen zu fördern.

Ist gar ein Kern vorhanden, so wachsen die Widerstände rasch im Verhältnisse zu dessen Umfang und Dichtigkeit. Sie erreichen ein Maximum, wenn der Kern durch nicht zerfallene Rindenschichten noch mit der Kapsel zusammenhängt, der Staar also erst aus der Kapselhöhle herausgebrochen werden muss, auf dass er sich entleeren lasse.

Die Dinge gestalten sich dann ähnlich, wie wenn eine Cataracta in der geschlossenen Kapsel entbunden werden soll. Es hat unter solchen Umständen der Glaskörperdruck nicht blos die erforderlichen Triebkräfte beizustellen, sondern auch die Kapsel ringsum aus ihren natürlichen Verbindungen zu lösen. Es ist nun die Zonula bei den in der Entwickelung weit vorgeschrittenen und besonders bei regressiven Cataracten allerdings nicht ganz selten so morsch und brüchig, dass sie bei der geringsten Zerrung einreisst, und auch der Zusammenhang der hinteren Kapsel mit der Auskleidung der tellerförmigen Grube findet sich dann häufig sehr gelockert. Allein das Strahlenblättchen berstet nur selten ringsum auf einmal; in der Regel geht die Zusammenhangstrennung von einer Stelle aus und schreitet allmälig weiter. Erfolgt nun der Einriss, bevor der Krystallkörper gegen die hintere Hornhautwand gedrängt und in deren Hohlung hineingepresst worden ist, so tritt die Vitrina vor die Linse und drängt letztere von der Oeffnung hinweg, es sind dieselben Verhältnisse gegeben wie bei luxirten Linsen, es fehlt die Triebkraft oder ist doch sehr geschwächt, es muss in der weitaus grössten Mehrzahl der Fälle zu Zugswerkzeugen gegriffen werden, um die Entbindung zu ermöglichen.

Die Gefahr der vorzeitigen Zonulaberstung ist am grössten, wenn trockenhülsige, scheibenförmige und Balgstaare, besonders aber wenn Nachstaare lediglich durch Triebkräfte aus dem Binnenraume herausgefördert werden sollen. Das Strahlenblättchen muss dann nämlich in sehr beträchtlichem Grade gezerrt werden, ehe der geschrumpfte Krystallkörper sich an die hintere Hornhautwand anlegen und die Cornealöffnung stopfen kann. Hält die Zonula die übermässige Spannung aus, so wird der häutige Staar zwischen dem Glaskörper und die Cornea eingezwängt, die zur Augenaxe senkrechte Componente des Glaskörperdruckes fällt hinter das Linsensystem und kann auf dasselbe als Triebkraft nicht wirken, der Staar entleert sich nicht. Viel eher kömmt es unter dem Fortwalten des Glaskörperdruckes oder der ihn ersetzenden äusseren Triebkräfte zu einer örtlichen Berstung der Zonula. Die Vitrina drängt sich dann aus der Oeffnung, die effectiven Triebkräfte sind auf Null gesetzt. Es muss also fast immer zu Zugswerkzeugen die Zuflucht genommen werden.

Günstiger liegen die Verhältnisse bei Cataracten mit einem nicht zu sehr zusammengeschrumpften mächtigen Körper. Es fällt ein solcher Staar vermöge seiner beträchtlichen Dicke die

Hohlung der hinteren Hornhautwand schon bei einer viel geringeren Spannung der Zonula aus und die senkrecht zur Augenaxe streichende Componente des Glaskörperdruckes, welche ganz in dem staarigen Krystalle gelegen ist, reicht an und für sich gar oft hin, um das Linsensystem in der Richtung des geringsten Widerstandes gegen die Hornhautwunde zu drängen und mit einem Randtheile in die Oeffnung förmlich einzukeilen, ja durch die Wunde hindurch zu treiben. In der That werden auf solche Weise Staare in der geschlossenen Kapsel nicht ganz selten unabsichtlich aus dem Binnenraume herausgeschafft. In anderen Fällen gelangt man zu dem gleichen Ziele, wenn man einen entsprechenden Druck auf den der Wunde gegenüberliegenden Randtheil der Cornea ausübt.

La Faye[1]) und Christiaen[2]) haben dieses Verfahren methodisch zu üben empfohlen. In neuester Zeit ist Roosa[3]) darauf zurückgekommen.

Der Letztere umschneidet die Hornhaut mit dem Graefe'schen Schmalmesser in der Hälfte ihres Umrisses. Wenn der Schnitt etwa zur Hälfte vollendet ist, dreht er den Rücken der Klinge, so dass derselbe senkrecht auf die Oberfläche der Vorderkapsel zu stehen kommt, und sucht durch entsprechenden Druck den Krystallkörper aus seinen Verbindungen zu lösen und zu luxiren. Nach Vollendung des Schnittes legt er einen Kautschuklöffel auf die hintere Wundlefze, einen zweiten auf den der Wunde entgegengesetzten Abschnitt der Hornhautperipherie und entbindet den Staar in der geschlossenen Kapsel durch Druck.

Es sind diese Methoden viel zu wenig verlässlich. In sehr vielen Fällen gelingt es nicht, das Linsensystem aus allen seinen Verbindungen zu lösen und unter Vermeidung eines vorzeitigen Glaskörpervorfalles in die Wunde eintreten zu machen. Es haben daher schon die älteren Augenärzte[4]) immer gleich zu Zugswerkzeugen gegriffen, wenn sie die Entleerung des Staares in der

---

[1]) La Faye, Mémoires de l'academie de chirurgie. Tome II, p. 569.
[2]) Christiaen, Ann. d'ocul. XIII., p. 183.
[3]) Roosa, The medical record 1885, p. 154.
[4]) Daviel, Richter, Beer nach Arlt, Graefe und Sämisch, Handbuch. III., S. 284.

geschlossenen Kapsel beabsichtigten, und neuerer Zeit erklären Alle, welche für ein solches Verfahren eintreten,[1]) die Anwendung solcher Instrumente für geradezu unentbehrlich.

Erfahrungsmässig werden aber Zugswerkzeuge für die Binnenorgane leicht beleidigend. Ueberdies gewährleisten sie, selbst unter günstigen Umständen, keineswegs den gewünschten Erfolg. Gar oft berstet nämlich das Strahlenblättchen unter ihrem Angriffe gar nicht oder nur an einer oder der andern Stelle; statt dessen aber wird die Kapsel in weitem Umfange eröffnet. Wenn dann auch die Hauptmasse des Staares dem Instrumente folgt, so bleibt doch der grösste Theil der glashäutigen Hülle nebst mehr oder weniger reichlichen Mengen von cataractösen Trümmern im Kammerraume zurück, und deren Herausförderung ist nur mehr mittelst sehr schwieriger und eingreifender Manöver, wenn überhaupt möglich, da die Glaskörperhöhle aufgehört hat, eine geschlossene zu sein, die Vitrina sich alsbald aus der Hornhautöffnung herausdrängt und die verwendbaren Triebkräfte machtlos werden oder gar gegnerisch wirken.

Angesichts dieser Uebelstände und der Schwierigkeit einer richtigen Auswahl der geeigneten Fälle, hat die Ausziehung des Staares in der geschlossenen Kapsel, so weit es sich um nicht stark geschrumpfte und in ihren normalen Verbindungen gebliebene Cataracten handelt, nur wenige Anhänger gefunden. Man legt vielmehr mit gutem Grunde das grösste Gewicht darauf, den Glaskörperdruck in voller Wirksamkeit zu erhalten, also Zusammenhangstrennungen der hinteren Kapsel und der Zonula mit aller Sorgfalt zu vermeiden, mindestens so lange, als noch Theile der staarigen Linse aus dem Binnenraume heraus zu schaffen sind.

---

[1]) Gioppi, Sulle ultime ricerche etc. Padova 1869. p. 6; Pagenstecher, Die Operation des grauen Staares in der geschlossenen Kapsel. Wiesbaden 1877; Arch. f. Augenheilkunde. X., p. 166; Borysiekiewicz, Klin. Monatblätter 1880, S. 199, 226; Castorani, Memoria sull' estrazione lineare inferiore della cateratta con la capsula. Napoli 1884. p. 12.

Um dann aber den cataractösen Krystall ohne Rückstand aus der Kapselhöhle auslösen zu können und gleichzeitig das Pupillargebiet von Kapselresten freizulegen, muss in die vordere Hälfte der glashäutigen Hülle ein weites Fenster gerissen, geschnitten oder dieselbe nach mehreren Richtungen so zerspalten werden, dass die einzelnen Zipfel sich vermöge ihrer natürlichen Elasticität genügend zurückzuziehen vermögen.

Es unterliegt nun im Einzelnfalle gar keiner Schwierigkeit, eine Hornhautöffnung zu beschaffen, welche den gegebenen Staar in der geschlossenen Kapsel oder ledig derselben widerstandslos hindurchtreten lässt. Werden aber die Widerstände auf ein Kleinstes oder gar auf Null gesetzt, so fehlt auch jedes Ausgleichsmittel für überschüssige Triebkräfte. Es müssen sich daher der Muskeldruck und die etwa beigezogenen äusseren Hilfskräfte ganz genau an das zur Entbindung des Staares erforderliche Mass halten; jedes Mehr ist vom Uebel, indem es auf die Hinterkapsel und das Strahlenblättchen wirkt und deren Berstung veranlasst oder wenigstens den Glaskörpervorfall jeden Augenblick befürchten lässt und die Ausräumung der von der Hauptmasse des Staares etwa abgetrennten und zurückgebliebenen Trümmerreste sehr schwierig gestaltet. Der Erfolg der Operation ist dann kaum minder gefährdet, als wenn die Hornhautöffnung dem Durchtritte des Staares zu grosse Widerstände entgegenstellt, so dass die verfügbaren Triebkräfte entweder unzureichend werden oder die Entbindung der Cataracta nur unter starker Zerrung und Quetschung der Wundränder erzwingen können.

Die Anlage der Hornhautöffnung ist darum nichts weniger als eine willkürliche. Die Länge, die Richtung und die Lage der Wunde sind vielmehr in jedem Einzelnfalle streng vorgezeichnet durch die Beschaffenheit des Staares sowie durch die Art und Grösse der verfügbaren Triebkräfte. Nur eine genaue Bemessung des Schnittes sichert einigermassen die anstandslose Herausförderung der Cataracta. Damit ist aber noch nicht Alles gethan. Soll der Staar nicht in der geschlossenen Kapsel ausgezogen werden, so muss die Hornhautwunde auch die Möglichkeit bieten, ein ausreichend grosses Stück der Vorderkapsel aus dem Bereiche der Pupille hinwegzuschaffen und die von der Hauptmasse des Staares abgetrennten Trümmerreste der Rindenschichten leicht und sicher aus dem Binnenraume zu entleeren. Ueberdies muss der Hornhautschnitt so geführt werden, dass der rasche und dauernde Wiederverschluss der Wundränder die denkbar günstigsten Bedingungen vorfinde.

Bezüglich des letzteren Punktes kömmt ein hochwichtiger Umstand in Betracht. Die Augapfelwandungen werden nämlich nach dem Ausflusse des Kammerwassers und nach der Entbindung der staarigen Linse gänzlich entspannt, wenn die äusseren Augenmuskeln in völliger Ruhe verharren oder wenn die Glaskörperhöhle eröffnet wurde und die Vitrina Gelegenheit findet, sich in grösserer Menge zu entleeren. Es sinkt dann die Hornhaut ein, die Sclera faltet sich, der intraoculare Druck ist auf Null gesetzt und die Autonomie des Binnenstromgebietes vernichtet. Indem die Widerstände für den Eintritt des arteriellen Blutes ebensowohl wie die Triebkräfte des venösen Blutes wesentlich vermindert erscheinen, müssen sämmtliche Gefässe der Netzhaut und des ganzen Uvealtractes überfüllt, mächtig ausgedehnt werden. Die hochgradige Stauungshyperämie giebt dann gar nicht selten Veranlassung zu verderblichen intraocularen Blutergüssen, besonders wenn die Gefässwandungen durch vorläufige krankhafte Processe stark gelitten haben. Zum mindesten begünstigt sie ganz ungemein die Entwickelung schwerer Entzündungen mit allen deren üblen Folgen, Netzhautabhebungen u. s. w. Wenn aber auch der erste Sturm glücklich überstanden würde, so bestehen die Gefahren so lange fort, als die Blutüberfüllung der Binnenorgane anhält. Es kömmt daher um so leichter zu den geschilderten üblen Ereignissen, je weniger vortheilhaft die Verhältnisse für einen raschen und dauernden Wiederverschluss der Hornhautöffnung sich gestaltet haben, je grösser die Faltung der Bulbuswandungen und je unvollständiger das Aneinanderpassen der Wundränder ist.

In der Regel bleiben die Augapfelwandungen nach dem Abflusse des Kammerwassers und nach dem Austritte des Staares gespannt. Diese durch den Muskeldruck unter Vermittlung des Glaskörpers bedingte Spannung lässt sich mittelst des tastenden Fingers leicht nachweisen. Sie ist eine sehr schwankende und kann vorübergehend ansehnliche Höhen erreichen. So lange sie besteht, ist auch der Binnendruck und folgerecht die Autonomie des intraocularen Stromgebietes nicht vollständig aufgehoben, sondern blos geschwächt. Demgemäss wird die Stauungshyperämie der Netz- und Gefässhaut nicht leicht eine übermässige und führt in sonst gesunden Augen gewöhnlich nur dann zu den erwähnten schlimmen Folgen, wenn sie längere Zeit andauert, indem die Wiedervereinigung der Wundränder sich aus irgend einem Grunde verzögert oder, nachdem sie bereits zu Stande gekommen war, neuerdings und vielleicht wiederholt gelöst, die Wunde gesprengt wird.

Es ist die Spannung der Bulbuskapsel nach allem dem ein sehr wesentlicher Behelf, um die Störungen, welche durch die Eröffnung des Binnenraumes und durch die Entleerung eines ansehnlichen Theiles der brechenden Medien begründet werden, zu mässigen und minder gefahrvoll zu gestalten. Sie beeinflusst aber auch in sehr hervorragender Weise die gegenseitige Stellung der Wundränder und wird dadurch bedeutsam für den leichteren oder schwierigeren Wiederverschluss der Hornhautöffnung.

Es liegt darum klar auf der Hand, dass Alles daran gesetzt werden müsse, um diese Spannung zu ermöglichen und zu erhalten. Im Einzelnen geht die Aufgabe dahin, den Muskeldruck dort, wo er sich als ungenügend erweist, auf das erforderliche Mass zu erhöhen und dafür zu sorgen, dass derselbe sich auch in entsprechender Weise zur Geltung bringen könne.

Den Muskeldruck zu beherrschen vermag nun weder der Arzt noch der Kranke. Man hat daher auf Mittel gesonnen, welche die Nachtheile einer gänzlichen Entspannung thunlichst zu vermindern oder aufzuwiegen im Stande seien.

Hasner[1]) glaubt ein solches Mittel in seinem Glaskörperstiche gefunden zu haben. Er macht nach Entbindung der Linse mittelst der Staarnadel einen Einstich in das Centrum der Hinterkapsel, damit ein Tröpfchen Glaskörper durch die feine Oeffnung hervortreten und die zusammengesunkene Hornhaut vorwölben könne.

Der Erfolg soll in den meisten Fällen ein sehr befriedigender sein, das Verfahren ausserdem aber noch andere Vortheile bieten. Durch die sich hervordrängende Vitrina werden nämlich die von der Hauptmasse des Staares abgetrennten und im Kammerraume zurückgebliebenen Trümmer der Rindenschichten zur Seite gegen den Kapselfalz hingeschoben und in ihrer Reizwirkung auf den vorderen Uvealtract wesentlich beschränkt. Ueberdies sichert der Fortbestand der so gesetzten Lücke die Erhaltung eines ausreichenden Sehvermögens für den Fall, als die Hinterkapsel nachträglich getrübt werden sollte, erspart also weitere operative Eingriffe.

Es hat der Glaskörperstich sich nicht einzubürgern vermocht. Nur Rheindorf[2]) ist in neuerer Zeit wieder für ihn eingestanden und empfiehlt, nach Entfernung der Staarreste die Hinterkapsel mit einem Häkchen vom unteren Pupillarrande bis nach oben zu durchreissen. Man scheut eben ziemlich allgemein zurück vor Eröffnungen der Glaskörperhöhle, welche sich in ihren Folgen niemals genau berechnen lassen, da die völlige Entspannung der äusseren Augenmuskeln sehr wohl eine vorübergehende, und die Vitrina ungewöhnlich flüssig sein kann.

Es handelt sich übrigens nicht nur um massenhafte Glaskörpervorfälle. Um schwere Schäden zu stiften, genügt es, dass die Vitrina sich durch eine feine Lücke in der Hinterkapsel oder Zonula hervor in die Cornealwunde dränge und deren Ränder auseinander halte. Erfahrungsmässig wird auf diese Weise gar oft der Wiederverschluss der Hornhautöffnung wochenlang hinausgeschoben und damit die Herstellung des normalen

---

[1]) Hasner, Prager med. Wochenschrift 1864, Nr. 42; Klin. Vorträge. III. Prag 1865. S. 305.

[2]) Rheindorf, Beobachtungen über Glaskörperrhexis. Leipzig und Heidelberg 1881. S. 22.

intraocularen Druckes sowie richtiger Kreislaufsverhältnisse in bedenklichem Grade verzögert.

Was die Wundsprengungen anbelangt, so sind dieselben mit Recht als die ärgsten Feinde der Staarausziehung verrufen. Es scheint, dass der mit ihnen verbundene plötzliche Anprall des Blutes die durch die vorausgängige Ueberfüllung geschwächten Binnengefässe schwerer trifft, als dies bei der ersten operativen Eröffnung des Augapfelinneren der Fall ist; wenigstens spricht der Umstand dafür, dass nach einem solchen Ereignisse ausgiebige Blutaustretungen, namentlich im Kammerraume, nur selten fehlen. Sie bilden eine höchst misslichige Begleitschaft der regelrecht hinzukommenden Entzündung, indem die Gerinnsel, mit den Producten der letzteren gemischt, gerne ständige Formen eingehen und damit die Functionstüchtigkeit des Auges schwer schädigen oder gar vernichten.

Die Hauptsache bleibt immer, dass der Hornhautschnitt alle Bedingungen zu einem raschen und dauernden Wundverschlusse in sich vereinige.

Erstes Erforderniss in dieser Beziehung ist selbstverständlich, dass die Wunde eine völlig glatte und reine sei. Dies setzt sehr scharfe Instrumente und deren richtige Handhabung voraus, damit jeder Druck, jede Quetschung, Zerrung und Zerreissung von Gewebstheilen ausgeschlossen bleibe. Ausserdem aber ist die Unebenheit der Wundflächen einem allseitigen genauen Aneinanderschliessen derselben in hohem Grade ungünstig und öffnet mancherlei Infectionsstoffen die Wege.

Das zweite Erforderniss ist eine Schnittrichtung, bei welcher die beiden Wundflächen bis zu ihrer dauernden Wiedervereinigung durchwegs leicht und sicher in der ursprünglichen Lage und gegenseitigen Berührung festgehalten werden können. Selbstverständlich kommen nur Linear- und Bogenschnitte in Betracht.

Als ein Linearschnitt gilt allgemein ein Schnitt, welcher seiner ganzen Länge und Breite nach in die Ebene eines grössten Hornhautkreises fällt, d. h. in eine Kreisebene, welche von dem gemeinsamen Mittelpunkte der zur Kugel ergänzt gedachten vorderen und hinteren Cornealoberfläche aus durch die beiden Wundwinkel gelegt wird. Jede andere Schnittrichtung ergiebt eine Bogenwunde.

Graefe[1]) und Ed. Jäger[2]) sprechen von einem Schrägschnitte, wenn die beiden Wundflächen nur einen kleinen Winkel mit der Ebene eines grössten Hornhautkreises einschliessen, dagegen von einem Flachschnitte, wenn die beiden Wundflächen in ihrer Richtung sich der Ursprungsebene der hinteren Hornhautfläche nähern. Der Ausdruck »Schrägschnitt« wird jedoch, um Irrungen zu vermeiden, besser auf Schnitte angewendet, deren Grundlinie, d. h. die die beiden Wundwinkel verbindende Gerade, schräg zur Hornhautaxe steht.

Ein streng linearer Schnitt beschreibt die denkbar kürzeste Verbindungslinie beider Wundenden an der Kugeloberfläche, und demgemäss bleibt jeder Theil der Wundränder bei Fortbestand des Glaskörperdruckes an der gleichmässigen Spannung der gesammten Bulbuskapsel betheiligt. Die Unverletztheit der vorderen Glaskörperwand und eine entsprechende Thätigkeit der vier geraden Augenmuskeln vorausgesetzt, müsste daher der Linearschnitt die günstigsten Bedingungen für das richtige Aneinanderpassen der Wundflächen und für ein ungestörtes Zusammenwachsen derselben bieten, wenn nicht die elastische Zusammenziehungsfähigkeit des Hornhautgefüges sich zur Geltung brächte.

Es ist diese Eigenschaft der Bulbuskapsel schon längst eingehend gewürdigt und zur Erklärung der Heilwirkung der Sclerotomie bei Glaukom herangezogen worden.[3]) Für die genauere Beurtheilung ihres Einflusses auf die Wundgestaltung haben indessen erst die überaus wichtigen manometrischen Klaffungsversuche Ad. Weber's[4]) die nöthigen Grundlagen geliefert. Nach diesen Versuchen zeigt sich selbst beim kleinsten Linearschnitte »und »schon bei einem Glaskörperdrucke unter 10^{mm} Hg. ein Abstand der Wund-

---

[1]) Graefe, Arch. f. Ophth. XI., 3. S. 11; XIV., 3. S. 119.
[2]) Ed. Jäger, Der Hohlschnitt. Wien 1873. S. 7 u. f.
[3]) Stellwag, Der intraoculare Druck. Wien 1868. S. 48; Abhandl. aus dem Gebiete der prakt. Augenheilkunde. Wien 1882. S. 205.
[4]) Ad. Weber, Arch. f. Ophth. XIII., 1. S. 211.

»ränder durch Retraction, d. h. ein Zurückziehen derselben innerhalb der
»Kugelfläche, die an den Winkeln am geringsten, in der Mitte am grössten
»ist; dabei stehen die äusseren Säume nicht über die Kugelfläche hervor,
»was als ein Zeichen der Hebung angesehen werden müsste; letztere klaffen
»aber weiter als die inneren, so dass der Wundkanal einen nach innen
»immer schmäler werdenden Keil darstellt. Das vollständige Wiederanlegen
»der Ränder geschieht erst nach Collapsus der Hornhaut. Der kleinste Druck
»schon (von 5^{mm} Hg.) zeigt bei jeder Schnittgrösse die Diastase der
»äusseren Wundlippen von einem zum anderen Winkel. Bei Schnitten unter
»8^{mm} Länge bleiben aber die inneren Säume, bei einer Diastase der äusseren
»von 1^{mm}, in Berührung bis zu einem Drucke von 40^{mm} Hg. bis 50^{mm} Hg.;
»erst bei höherem Drucke bemerkt man ... einen Abstand ersterer, der
»aber bei besagter Länge kann 0·5^{mm} beträgt und selbst beim höchsten
»Drucke sich nicht steigert.« Ist der Schnitt nicht streng linear ausgefallen,
also eine kleine Lappenwunde erzielt worden, so kann auch eine geringe
Hebung des Wundrandes zum Vorscheine kommen.

Es liegt auf der Hand, dass das keilförmige Auseinanderweichen der Wundflächen, welches schon bei ganz geringem Glaskörperdrucke sehr auffällig ist, die bleibende Wiedervereinigung der Schnittränder wesentlich erschwert oder wenigstens verzögert, und dass mittlerweile sowohl die Einwirkung von Ansteckungsstoffen als wiederholte Wundsprengungen die günstigste Gelegenheit finden. Die Erfahrung hat aber auch gelehrt, dass dieses Verhalten linearer Schnittwunden dem Zustandekommen von Glaskörpervorfällen während und nach der Operation in hohem Grade förderlich ist. Die sich einfach berührenden zugeschärften hinteren Wundlefzen vermögen nämlich nur einen sehr geringen Widerstand zu leisten, wenn die vordere Glaskörperwand unter einer kräftigen Zusammenziehung der geraden Augenmuskeln angepresst wird. Die vordere Glaskörperwand drängt sich dann leicht zwischen sie hinein, wird blasig herausgebaucht und berstet, indem sie nach Ad. Weber's[1]) Versuchen kaum mehr als 50—60^{mm} Hg. Druck auszuhalten vermag.

Bei Bogenschnitten tritt wenigstens der vordere Wundrand über die Ebene des durch beide Wundwinkel gelegten grössten

---

[1]) Ad. Weber, Arch. f. Ophth. XIII., 1. S. 216.

Hornhautkreises heraus und umgrenzt mit der Bogensehne, welche die beiden Schnittenden verbindet, einen Lappen, dessen natürliches Klaffungsvermögen durch das Verhältniss der Bogenhöhe zur Bogensehnenlänge ausgedrückt werden kann, wenn man von der elastischen Zusammenziehungsfähigkeit des Hornhautgefüges absieht. Ein solcher Lappen nimmt an der gleichmässigen Spannung der übrigen Bulbuswände keinen Antheil und vermag nur durch seine eigene Steifigkeit und durch das Gleichgewicht der Kräfte, welche von vorne und hinten auf ihn wirken, also durch das Gleichgewicht des Lid- und Glaskörperdruckes, in seiner ursprünglichen Lage festgehalten zu werden.

Die natürliche Steifigkeit des Hornhautgefüges ist im Ganzen eine sehr mässige und vermindert sich im Verhältnisse zum Klaffungsvermögen des Lappens, so dass sie bei grosser Höhe und Steilheit des letzteren kaum mehr als ein wesentlicher Factor betrachtet werden kann. Bei alten und marastischen Leuten sinkt sie öfters nahezu auf den Nullwerth herab.

Der Liddruck (S. 11) kann auf den Lappen nur wirken, so lange der letztere von den Augendeckeln bedeckt ist, fällt also hinweg, wenn die Lidspalte geöffnet oder, genau bezeichnet, wenn die Wunde blossgelegt ist.

Der Glaskörperdruck (S. 136) trifft unmittelbar nicht die ganze hintere Lappenwand, sondern diese nur insoweit, als sie der hinteren Wundlefze nicht aufliegt und von dieser nicht gestützt wird. Die hintere Wundlefze ist bei Bogenschnitten nämlich immer concav. Kein Theil derselben ist daher aus seinen natürlichen Verbindungen mit der übrigen Bulbuskapsel herausgetreten und hat irgend eine wesentliche Veränderung in seinen normalen Spannungsverhältnissen erlitten. Sie vermag demgemäss selbst einem höheren Glaskörperdrucke das Gleichgewicht zu halten und dessen unmittelbare Einwirkung auf den ihr vorliegenden Lappenrandsaum zu verhindern.

Die Quote, mit welcher der Glaskörperdruck auf die hintere Lappenwand wirkt, ist nach allem dem gleich dem Flächeninhalte des von dem freien Rande der hinteren Wundlefze und der zugehörigen Bogensehne umgrenzten Kreisabschnittes, getheilt durch den Flächeninhalt der gesammten inneren Augapfelwand. Je flacher der Bogen bei sonst gleicher Höhe und Länge, um so kleiner wird der Flächeninhalt der blossliegenden hinteren Lappenwand, um so geringer die Quote des unmittelbar darauf wirkenden Glaskörperdruckes. Fällt die Lappenhöhe mit der Breite der Wundfläche zusammen, so ist die effective Druckquote Null, es können nur Verschiebungen des Lappens durch steigende Spannung der angrenzenden Theile der Bulbuskapsel stattfinden.

Wird nun die elastische Zusammenziehung des Hornhautgewebes bei steilen und bei flachen Lappen als wenig verschieden angenommen, so erscheint der Glaskörperdruck als der einzige active Factor, welcher bei der Wundklaffung massgebend ist, und man kann sagen: eine Bogenwunde von bestimmter Länge werde unter der Einwirkung des gleichen Glaskörperdruckes um so mehr Neigung zum Klaffen beurkunden, je grösser der Flächeninhalt der von der hinteren Wundlefze nicht gedeckten hinteren Lappenwand, je steiler also der Bogen und je schmäler die beiden Wundflächen sind.

Die praktischen Erfahrungen stehen damit im vollen Einklange. Bogenschnitte von geringer Höhe zeigen bei gleicher Länge viel weniger Neigung zum Klaffen als streng lineare Wunden. Dagegen ist die Klaffung bei Bogenschnitten von beträchtlicher Höhe eine sehr grosse.

Scharf und deutlich bis zur Messbarkeit ist dieses verschiedene Verhalten von Bogenwunden differenter Höhe in den Versuchen Ad. Weber's[1]) zum Ausdrucke gekommen.

Was zuerst Bogenschnitte von geringer Höhe betrifft, wie selbe gesetzt werden, wenn ein Lanzenmesser in der Ebene eines Parallelkreises der Bulbuswand eingestochen wird, ergab sich:

»Dass bei Schnitten unter einem Viertel des Hornhautum-
»fanges (bei einem linearen Wundwinkelabstande unter 8·485^{mm}), selbst bei
»einem den normalen um das Doppelte übersteigenden Drucke keine Spur

---

[1]) Ad. Weber, Arch. f. Ophth. XIII., 1. S. 212, 218.

»von Klaffung, weder durch Hebung noch durch Retraction, eintritt, und dass
erst bei den allerhöchsten Drucken eine geringe Verschiebung des centralen Wundrandes auf den peripherischen stattfindet, bei der aber der
innere Bulbusraum so vollständig abgesperrt bleibt, dass Flüssigkeiten nicht
»aus- und eindringen können;
»dass bei Schnitten über einem Viertel, aber noch unter
einem Drittel des Hornhautumfanges (bei einem linearen Wund-
»winkelabstande unter 10·3924^{mm}) diese Verschiebung allerdings sich schon
»bei einem dem normalen gleichen Drucke einstellt, dieselbe aber selbst bei
»den höchsten Drucken keine Vermehrung erreicht oder gar in eine Diastase
der Wundränder sich umsetzt;
»drittens: dass Schnitte von und über einem Dritttheile des
Hornhautumfanges schon bei einem niedereren als dem normalen Drucke
»eine Klaffung durch Verschiebung zeigen, die den Flüssigkeiten freien Ein-
»und Austritt gestattet und bei einem dem normalen gleichen Drucke schon
»eine Hebung des Lappens zulässt.
»Die genaue Grenze, wo der Verschluss der Wunde aufhört,
»liegt also ganz nahe unterhalb einem Dritttheile des Hornhautumfanges, sie
»beginnt so ziemlich mit einer Schnittlänge von 10^{mm}. Für die
»einmal festgesetzten Mittelwerthe, mit einem Drittel Hornhautumfanges, ist
»die Tendenz zur spontanen Klaffung schon sehr deutlich ausgeprägt, und
»sie gehören demnach durchaus zu den klaffenden Lappenschnitten,
»an denen man alle jene pathologischen Vorgänge zu erwarten hat, wie man
sie beim Halbbogenschnitte beobachtet.«

Was die Halbbogenschnitte betrifft, so ergab sich, »dass sie in
»Bezug auf Klaffung durch Retraction und Hebung die ungünstigsten
»sind und in dieser Beziehung nicht die geringste Steigerung des Druckes
»über das Gleichgewicht ertragen können, ohne sogleich den inneren Augen-
»raum blosszulegen.«

Auf dass die Klaffung bei Bogenwunden bis zur bleibenden
Wiedervereinigung der Schnittflächen möglichst verhindert und unschädlich gemacht werden könne, muss nach dem Vorhergehenden
der Liddruck mit der auf die hintere Lappenwand wirkenden
effectiven Quote des Glaskörperdruckes in stetem Gleichgewichte
erhalten werden. Bei Bogenwunden von geringer Höhe hat
der Liddruck selbstverständlich nur wenig zu leisten, um so weniger,
als die Steifigkeit des niederen Lappens ein kleines Uebergewicht der effectiven Quote des Glaskörperdruckes auszugleichen
im Stande ist. Eine um so wichtigere Rolle fällt dem Liddrucke
jedoch bei Bogenwunden von ansehnlicher Höhe zu.

Insoferne nun der Glaskörperdruck ein innerhalb sehr weiter Grenzen schwankender ist, müsste der Liddruck, um das Gleichgewicht stetig zu erhalten, bei einer Vergrösserung des ersteren in einem ähnlichen Verhältnisse wachsen. Es pflegt derselbe auch wirklich mit dem Glaskörperdrucke zuzunehmen, indem bei jeder kräftigen Bethätigung aller vier geraden Augenmuskeln immer auch der Orbicularis in verstärktem Grade innervirt wird. Die Zunahme der effectiven Druckwirkung ist aber bei dem in flacher Wölbung über den Augapfel hinweg streichenden Kreismuskel eine viel geringere als bei den geraden Augenmuskeln, wenn diese sich gleichzeitig zusammenziehen. Es kommt der Glaskörperdruck deshalb bei Bogenwunden von einiger Höhe sehr leicht ins Uebergewicht und führt zu Abhebungen des Lappens mit allen ihren schlimmen Folgen.

Es lässt sich der Liddruck allerdings durch einen gut anliegenden elastischen Schutzverband um ein Gewisses vermehren und in dieser Steigerung erhalten, bis die Vereinigung der Wundränder eine genügend feste geworden ist, um selbst einem ungewöhnlich hohen Glaskörperdrucke den erforderlichen Widerstand entgegenzusetzen. Doch ist die zulässige Druckwirkung des Verbandes eine sehr beschränkte. Ein schärferes Anziehen der Binde wird von den Kranken niemals für längere Zeit vertragen. Der Schutzverband kann daher immer nur mässige Werthunterschiede zwischen dem Lid- und dem Glaskörperdrucke ausgleichen und unschädlich machen. Bei grösseren Differenzen wird er stets unzureichend, der Glaskörperdruck kommt um so gewisser ins Uebergewicht, je mächtiger er selbst und je umfangreicher und steiler der Lappen ist.

Darum bringt denn auch der weit ausgreifende und hohe Bogenschnitt, welcher früher bei der Ausziehung von Staaren mit einigermassen entwickeltem Kerne für unerlässlich nothwendig erachtet wurde, der ungestörten Wundheilung nichts weniger als günstige Bedingungen entgegen. Er gleicht dies aber wenigstens zum Theile wieder dadurch aus, dass er die Entbindung des Staares unter möglichst geringen Widerständen und ohne Verstümmelung der Iris gestattet.

Nach Vollendung des hohen Bogenschnittes und nach Abfluss des Kammerwassers tritt nämlich das Linsensystem sammt der darüber hinweggespannten Regenbogenhaut nach vorne in die Hohlung der hinteren Hornhautwand und drückt auf dieselbe mit der von den äusseren Augenmuskeln überkommenen Kraft. Der Lappen giebt unter dem Drucke nach, hebt sich ab und der Krystallkörper folgt ihm mit dem dem Lappen anliegenden Rande nach vorne, stellt sich also mehr und mehr in die Wunde ein. Der Staar geräth damit in eine zunehmende Schiefstellung und dadurch in die Richtung des kleinsten Widerstandes, in welcher die Resultirende (S. 136, 138) des Glaskörperdruckes nunmehr voll auf ihn wirken kann.

Das Strahlenblättchen wird dabei nothwendig stark gezerrt. Mitunter reisst der an die Wunde anstehende Theil desselben ein, da er an der vorliegenden Iris nur einen sehr geringen Widerhalt findet. Es entleert sich dann der Glaskörper durch die Oeffnung, drängt die Linse von der Hornhautwunde hinweg und bereitet der Entbindung des Staares die grössten Schwierigkeiten.

In einzelnen Fällen löst sich der in der Wunde bereits eingestellte Krystallkörper ringsum aus seinen Verbindungen und wird in der geschlossenen Kapsel nach aussen getrieben. In der Regel jedoch hält die Zonula die Spannung aus. Es ist so die Möglichkeit gegeben, die Vorderkapsel im Pupillargebiete ausreichend zu zerspalten und ihren Widerstand auf Null zu setzen. Ist dies geschehen, so baucht der Glaskörperdruck den im Bereiche des Lappens gelegenen Theil der Hinterkapsel mehr und mehr hervor, bricht den Staarkern aus seiner etwaigen Verbindung innerhalb der Kapselhöhle heraus und stellt ihn schiefer und schiefer zur optischen Axe, bis er mit seiner Gleicherebene in die Richtung der Resultirenden gelangt und durch diese mit mehr oder weniger abgetrennten Rindentrümmern aus der Wunde hervorgedrängt wird.

Der Widerstand, welchen das ganze Linsensystem oder der Staarkern bei seinem Austritte von Seite der Regenbogenhaut findet, wird meistens leicht überwunden. Doch läuft die Sache nicht immer ohne bedenkliche Zerrung und Quetschung der Pupillarzone ab und es unterliegt gar keinem Zweifel, dass ein Theil der folgenschweren Entzündungen, welche sich nach Lappenextractionen so häufig im vorderen Uvealtracte abspielen, auf solche mechanische Reizwirkungen zurückzuführen seien. Ist gar die Pupillarzone der Iris durch organisirte Producte früherer Entzündungen schwielig verdichtet, so kann ihre Unnachgiebigkeit der Staarentleerung die grössten Hindernisse bereiten.

Es führt die alte Lappenextraction ihren Namen eigentlich mit Unrecht, da bei ihr keinerlei Zugswerkzeuge in Verwendung kommen sollen, der Staar überhaupt nicht ausgezogen, sondern vorzugsweise oder ausschliesslich durch den Glaskörperdruck aus dem Binnenraume herausgefördert wird. Den Weg zu dieser Entbindungsmethode hat Daviel[1]) im Jahre 1747 durch die Erfindung des hohen Bogenschnittes gebahnt. Er ist der ruhmreiche Begründer der modernen Operationstechnik der Cataracta.

Es sind zwar schon lange vor ihm, im grauen Alterthume, von den Arabern und Persern und im 17. und 18. Jahrhunderte gelegentlich auch von germanischen und französischen Aerzten Staare durch eine Hornhautwunde ausgezogen worden.[2]) Soweit die Sachen klar liegen, benützten dieselben jedoch immer Nadeln, Hakennadeln, Pincetten u. s. w., um die Linse aus ihrem Bette zu heben und nach aussen zu fördern. Auch war ihr Verfahren ein so eingreifendes, dass es nicht zur allgemeinen Geltung kommen konnte.

Daviel[3]) eröffnete die Vorderkammer von der unteren Scleralgrenze aus mit einer nach der Fläche gekrümmten Lanze und erweiterte die Wunde

---

[1]) Daviel, Mémoires de l'académie de chirurgie. Paris. II. 1753. p. 337.

[2]) Daviel, Mémoires etc. II., p. 350; Himly, Krankheiten und Missbildungen. II. Berlin 1843. S. 256; Anagostakis, Contributions à l'histoire de la chirurgie oculaire etc. Athènes 1872. p. 43; Encore deux mots sur l'extraction de la cataracte. Athènes 1878.

[3]) Daviel, Mémoires etc. II., p. 344. Tab. XIX, XX.

nach beiden Seiten mit einem zweischneidigen Messer. Hierauf führte er das eine Blatt seiner nach der Fläche und Kante gekrümmten Scheere zwischen Hornhaut und Iris ein und umgrenzte damit, sich immer an den Limbus haltend, einen Lappen, welcher nahezu zwei Dritttheile der Cornea umfasste und dessen Basis ein klein wenig oberhalb der Pupille lag. Der Lappen wurde mittelst einer Spatel umgeklappt und emporgehoben, um die Vorderkapsel mit einer scharfen Nadel zerspalten, nöthigenfalls auch kreisförmig umschneiden und mit der Pincette hervorziehen zu können. Jetzt wurde die Spatel durch die Pupille hinter die Iris an den oberen Rand des Staares eingeschoben und letzterer durch leises Andrücken aus seinem Bette gelöst. Nachdem nun der Lappen wieder in seine normale Lage zurückgebracht worden war, bewerkstelligte Daviel die Entbindung der Cataracta dadurch, dass er den unteren Theil der vorderen Lederhautzone mittelst zweier angelegter Finger sanft drückte. Etwaige Reste der Rindenschichten wurden mit einer Curette hervorgeholt. Daviel zählte in 206 Fällen 182 günstige Erfolge.

Palucci[1]) bestrebte sich, das Verfahren zu vereinfachen. Er vollführte den Bogenschnitt mit einer eigenthümlichen, am Halse schneidigen Nadel, welche er tief unter dem wagrechten Durchmesser der Cornea nahe der Scleralgrenze ein- und ausstach. Der Lappen ist ein sehr flacher. Sein Rand hält sich von der Hornhautgrenze mindestens 2^{mm} entfernt. Es scheint, dass Palucci auch Scheeren zur Erweiterung des Schnittes benützte. Die Entbindung des Staares wurde durch Druck auf den Augapfel vermittelt.

La Faye[2]) bediente sich zur Schnittführung lediglich seines bistourieartigen Messers. Dessen Klinge ähnelt sehr einer überaus zart gebauten Sense und ist der Fläche nach gekrümmt. Ein- und Ausstich liegen in der Höhe der Pupille, etwa eine halbe Linie von der Scleralgrenze entfernt. Der Lappen ist halbmondartig. Der Austritt der Linse wird durch einen Druck auf den Augapfel erzielt. Nur im Falle, als die Entbindung Schwierigkeiten findet, soll die vordere Kapsel eröffnet werden, in der Regel entleert sich die Linse in der geschlossenen Kapsel gleich nach Vollendung des Hornhautschnittes.

Santerelli[3]) verlegt den Bogenschnitt nach oben, was schon Wenzel[4]) gelegentlich gethan hatte. Er stach die von ihm erfundene Hohllanze

---

[1]) Palucci, Méthode d'abbattre la cataracte. Paris 1752. p. 156, 160, 177, Tab. II, Fig. 6, 7.

[2]) La Faye, Mémoires de l'academie de chirurgie. Tom. II., p. 563, 565, 568, Tab. XXII, Fig. 2.

[3]) Santerelli, Ricerche per facilitare etc. Vienna 1795. p. 73, 76, 78, Tab. II.

[4]) Wenzel nach Himly, Krankheiten und Missbildungen. II. Berlin 1843. S. 284.

knapp an dem Rande des Bindehautsaumes in die Hornhaut ein, führte sie in der Vorderkammer senkrecht nach abwärts bis zur Mitte der Pupille, lenkte dann die Spitze durch Vorwärtsbeugen des Schaftes gegen die Linsenkapsel, durchschnitt letztere in wagrechter Richtung und brachte die Linse nach Entfernung des Instrumentes zur Entleerung, indem er mit dem Finger sanft auf den oberen Abschnitt der vorderen Lederhautzone drückte. Die Wunde erreichte eine Länge von 5 Linien oder ungefähr 11^{mm}, hielt sich strenge an die Cornealgrenze und bildete demgemäss, von aussen gesehen, einen sehr flachen Bogen. Sauterelli rühmt ausdrücklich ihr geringes Klaffungsvermögen.

Die ganz ausserordentliche Wichtigkeit der Daviel'schen Operationsmethode wurde allseits dankbar anerkannt. Die hervorragendsten Augenärzte wetteiferten in dem Streben, die ihr anhaftenden mannigfaltigen Mängel nach Thunlichkeit zu verbessern. Es wurde eine Unzahl von zum Theile allerdings recht abenteuerlichen Instrumenten erfunden und jeder einzelne Handgriff den verschiedensten Abänderungen unterworfen.[1]) Für weitere Kreise massgebend ist jedoch nur das von A. G. Richter vereinfachte und von J. Beer vervollkommnete Verfahren geworden.

A. G. Richter[2]) gebrauchte zur Eröffnung der Hornhaut nur sein gerades spitziges Staarmesser mit gebauchter Schneide und 3 Linien oder 6·5^{mm} grösster Klingenbreite. Ein- und Ausstichspunkt liegen im Querdurchmesser der Hornhaut und müssen wenigstens eine starke halbe Linie (1·09^{mm}) von der Albuginea entfernt sein. Im Ganzen muss die Hornhautwunde halbmondförmig werden und jeder Punkt des äusseren Wundrandes »eine starke »halbe oder vielmehr eine ganze Linie (1·09—2·1^{mm}) vom »Rande der Albuginea entfernt sein«. Der Einstich muss senkrecht auf die Hornhautfläche erfolgen, damit die innere Wunde nicht zu klein werde, das Messer dann aber gewendet und flach durch die Kammer geführt werden. Die Krystallhaut muss gründlich

---

[1]) Himly, Krankheiten und Missbildungen. II. Berlin 1843. S. 262 u. f.: Graefe, Arch. f. Ophth. XI., 3. S. 80.

[2]) A. G. Richter, Abhandl. von der Ausziehung des grauen Staares. Göttingen 1773. S. 29, 41, 43 u. f.

nach allen Richtungen zerschnitten werden, um der Bildung von Nachstaaren zu steuern u. s. w.

Beer[1]) stellte als Grundsatz auf: Der Hornhautschnitt muss erstens hinlänglich gross sein, um dem aus dem Auge tretenden Staare auch nicht das geringste Hinderniss in den Weg legen zu können, und gross genug wird er dann sein, wenn er gerade die Hälfte der Hornhaut so nahe als möglich an ihrem Rande öffnet. Zweitens muss er eine gute Form haben, und diese besteht darin, dass die Wundlippen gut gerundet sind.

Ein- und Ausstichpunkt sollen nur eine Achtellinie von dem Rande der Hornhaut entfernt, aber eine Viertellinie oberhalb des Querdurchmessers der Cornea gelegen sein. Die Eröffnung der Vorderkapsel soll mittelst der Staarnadel durch eine Anzahl senkrechter und schräger Schnitte bewerkstelligt werden.

»Ist schon der Hornhautschnitt vollkommen gelungen und »ist auch die Staarkapsel völlig hinlänglich zerschnitten worden, »so drängt sich der Staar auf der Stelle hinter der aus dem Auge »tretenden Lanze in die Pupille und meistens sogleich aus dem »Auge, wenn dieses nur einigermassen selbstthätig ist.«

Erfolgt aber der Austritt des Staares nicht so leicht und schnell und ist nicht sowohl eine Unvollkommenheit des Hornhautschnittes oder der Kapselzerschneidung, sondern eine besondere Trägheit des Auges, ein Mangel an Reaction Schuld daran: so muss der Operateur den Austritt des Staares befördern, indem er das Auge einige Male schnell nach oben bewegen lässt und, wenn auch jetzt die Cataracta sich nicht in der Pupille stellt, »die »Fingerspitze, mit welcher das untere Augenlid ohnehin immer hervorgezogen »wird, sanft auf das Augenlid am untersten Theile des Augapfels andrückt, »diesen Druck aber allmälig so lange verstärkt, bis die Staarlinse mit ihrem »grössten Durchmesser in die Pupille getreten ist, von welchem Augenblicke »zwar der Druck nicht aufhören darf, aber in eben dem Verhältnisse wieder »bis zum völligen Austritte des Staares aus dem Auge, den man mit dem »Daviel'schen Löffel am untersten Theile der Linse etwas unterstützen kann, »wieder vermindert werden muss, in dem er vorher zugenommen hatte«.

In dem Richter-Beer'schen Verfahren und seinen mannigfaltigen Abänderungen tritt überall das Streben zu Tage, die Widerstände zu beseitigen, auf dass die Entbindung des

---

[1]) J Beer, Lehre von den Augenkrankheiten. II. Wien 1817. S. 367 u. f.

Staares möglichst leicht und schonend durch die natürliche Triebkraft, den Glaskörperdruck, vermittelt werden könne.

Gerade mit der Hinwegschaffung der Hindernisse, welche der Glaskörperdruck bei seinem Walten findet, wird aber auch die Hauptquelle der schweren Uebelstände eröffnet, welche der Lappenextraction zum Vorwurfe gemacht werden. Es fliessen dieselben nämlich zumeist aus dem übermässigen Klaffungsvermögen der Hornhautwunde und aus dem zeitweiligen Fortwirken des Glaskörperdruckes nach der Operation, also zu einer Zeit, in welcher die innige Aneinanderschmiegung der Wundränder zu deren rascher und dauernder Wiedervereinigung unerlässlich ist. Zu den gewöhnlichsten gehören das staffelförmige Zusammenheilen der Wundränder, der Vorfall grosser Regenbogenhautabschnitte, massige Glaskörperverluste und schwere Entzündungen mit Ausgang in Pupillensperre, in Schwund und Vereiterung des Augapfels.

Die staffelförmige Zusammenheilung der Wundränder wird oft schon dadurch misslich, dass der blossliegende Theil der Schnittfläche längere Zeit einen Angriffspunkt für septische Stoffe bietet. Kommt es aber auch zur epithelialen Ueberkleidung derselben, so droht die Gefahr, dass der vorstehende Lappenrand bei den Bewegungen des Auges sich gegen den unteren Lidrand stemme und Monate lang heftige Reizzustände unterhalte, welche häufig in schwere und verderbliche Entzündungen ausarten. Schleift sich schliesslich aber auch die Stufe allmälig ab, so bleibt eine Verkrümmung der Hornhaut zurück, welche sich in Störungen der Brechverhältnisse zum Ausdrucke bringt. Durch Verlegung des Bogenschnittes an den oberen Ummesser der Cornea lässt sich diesen Fährlichkeiten nur theilweise ausweichen.

Vorfälle grösserer Irisabschnitte kommen oft schon während der Operation mit oder unmittelbar nach der Entbindung der Linse zu Stande und lassen sich dann in vielen Fällen nicht beseitigen, indem der Glaskörper wegen kräftigerer Auspannung der äusseren Augenmuskeln sich immer wieder zwischen die Wundränder drängt und die Regenbogenhaut vor sich hertreibt. Häufiger werden sie unter dem Verbande nachträglich erzeugt und sind dann sehr gewöhnlich die Folge von Wundsprengungen. Es geht mit ihnen selbstverständlich eine gewaltige Verkrümmung der Hornhaut einher, welche das Sehvermögen ganz ausserordentlich beeinträchtigt. Schlimmer aber noch sind die daran geknüpften Verziehungen der Pupille und die mit der fortdauernden Zerrung der Iris gesetzten Reizungen des Uvealtractes.

Glaskörpervorfälle, wenn sie vor der Entleerung des Staares eintreten, stellen letztere überhaupt in Frage. Jedenfalls werden sie, wenn sie einigermassen reichlicher ausfallen, dadurch gefährlich, dass sie das gute Aneinanderpassen der Wundränder erschweren und lang anhaltende Blutüberfüllungen mit deren Folgen (S. 146) begünstigen.

Schwere Entzündungen mit dem Ausgange in Pupillensperre, Schwartenbildung, Schwund und Vereiterung des Augapfels finden ihre Quellen zum Theile in den vorerwähnten Zuständen, zum Theile aber auch in dem Zurückbleiben grösserer Mengen von Staartrümmern. Bei hohen Bogenschnitten hindert nämlich der sich vordrängende Glaskörper und die Iris die gründliche Ausräumung der von dem Kerne abgetrennten Rindenschichten.

Zu allen diesen Uebelständen kommt dann noch die Schwierigkeit der Operation, welche früher um so grösser war, als es an geeigneten Fixationswerkzeugen fehlte und man sich derselben auch ungerne bediente. Der Zug oder Druck, welchen ein solches Instrument auf die Lederhaut auszuüben hat, um den krampfhaft rollenden oder mit der Hornhaut hartnäckig nach oben fliehenden Augapfel in die richtige Lage zu bringen und darin zu erhalten, veranlasst nämlich bei hohen Bogenschnitten sehr leicht stürmische Staarentbindungen und massenhafte Entleerungen des Glaskörpers.

Es ist nach allem dem nicht zu verwundern, wenn die alte Lappenextraction dermalen so ziemlich allgemein in Verruf gekommen ist. Haben doch schon ältere Augenärzte ganz unverhohlen ihre

Scheu vor diesem Operationsverfahren ausgesprochen. Scarpa[1]) übte blos die Depression und Himly[2]) erklärt nach einer Vergleichung der Ergebnisse, welche die Niederdrückung und die Auszichung der Cataracta liefern: »Der Vernunft gemäss ist es, in der »Regel den Staar nicht zu extrahiren.« Alle älteren Lehrbücher ergehen sich weitläufig in der Schilderung der mannigfaltigen Uebelstände, welche der Lappenextraction anhängen, und Zusammenstellungen der Heilergebnisse[3]) rechtfertigen einigermassen die gegen dieses Verfahren erhobenen Bedenken.

Es wäre übrigens ungerecht, die Misserfolge lediglich dem hohen Bogenschnitte auf Rechnung schreiben zu wollen. Aeussere Umstände haben dazu ohne Zweifel viel beigetragen. Insbesondere war der Verband ein ganz unzweckmässiger. Man begnügte sich damit, die Lidspalte mittelst schmaler Streifen englischen Pflasters zu verkleben und berücksichtigte nicht im Mindesten die Nothwendigkeit, den Liddruck durch gehörige Polsterung und elastische Binden zu verstärken. Auch die Nachbehandlung liess viel zu wünschen übrig. Der grösste Fehler lag aber in der hartnäckig festgehaltenen Gewohnheit, den Kranken in sitzender oder gar stehender Stellung zu operiren und dann erst zu Bette zu bringen. Wie Viele sind da nicht schon mit mächtigen Irisvorfällen auf ihrem Lager angelangt?

Daviel[4]) operirte in sitzender Stellung. Er setzte sich dem Kranken gegenüber auf einen etwas erhöhten Sessel, während der Assistent hinter dem Stuhle des Kranken sich aufstellte, um den Kopf des Kranken zu fixiren und die Lider auseinander zu halten. Santerelli[5]) operirte ohne Assistenten.

---

[1]) Scarpa, Trattato delle principali malattie degli occhi. Pavia 1816. II., p. 39.

[2]) Himly, Krankheiten und Missbildungen. Berlin 1843. II., S. 315, 321.

[3]) Himly, Krankheiten und Missbildungen. Berlin 1843. II., S. 279, 320; Stellwag, Zeitschrift der Gesellschaft der Wiener Aerzte 1852, S. 529, 533; Jacobson, Arch. f. Ophth. XI, 2. S. 215; Dantone, Beiträge zur Extraction des grauen Staares. Erlangen 1869. S. 34.

[4]) Daviel, Mémoires de l'académie de chirurgie 1753, Tome II., p. 345.

[5]) Santerelli, Ricerche per facilitare etc. Vienna 1795. p. 74, Tab. II., Fig. 2.

Der Kranke sass auf einer hohen Stufe und stemmte seinen Kopf gegen den Bauch des Operateurs, welcher ober und hinter ihm auf einem Stuhle Platz genommen hatte und über den Kopf des Ersteren hinweg mit der einen Hand die Lidspalte offen hielt, mit der anderen die Instrumente führte. Barth drückte den Kranken stehend in die Nische eines Fensters, hielt mit der einen Hand die Lider auseinander, während er mit der anderen operirte. Später wurde auf der Wiener Augenklinik der Kranke immer sitzend im Hörsaale operirt und dann auf sein Zimmer geführt.

Wirklich sind die Ergebnisse ungleich bessere geworden,[1]) seitdem man den Kranken im Bette operirt und daselbst bis zur Verheilung der Wundränder ruhig belässt; seitdem man einen Verband[2]) anlegt, welcher den zeitweiligen Steigerungen des Glaskörperdruckes ausgleichend entgegenwirkt, und seitdem auch die Nachbehandlung nach richtigeren Grundsätzen geleitet wird.

Ein weiterer wesentlicher Fortschritt wurde mit den erfolgreichen Versuchen angebahnt, die verderblichen Einflüsse zu vermindern, welche einerseits die Zerrung und Quetschung der Pupillarzone der Iris während des Staaraustrittes, anderseits aber Vorfälle der Regenbogenhaut und die nachträgliche Berührung des vorderen Uvealtractes mit zurückgebliebenen geblähten Rindentrümmern auf den Heilungsverlauf nehmen.

Um dem erstgenannten Uebelstande zu begegnen, wollten Einzelne[3]) die Einschneidung der Pupillarzone (Iridotomie) mit der Lappenextraction methodisch verbinden. Sie griffen damit auf ein Verfahren zurück, welches manche der älteren Augenärzte[4]) in Ausführung zu bringen pflegten, wenn sie bei

---

[1]) Arlt, Graefe und Sämisch, Handbuch. III., S. 317, 318; Stellwag, Lehrbuch 1870, S. 723.

[2]) Graefe, Arch. f. Ophth. IX., 2. S. 111; Stellwag, Lehrbuch 1861, S. 2, 590; 1870, S. 15, 730.

[3]) Hasner, Centralblatt für prakt. Augenheilkunde. V., S. 252; Chavernac, ibid. VII., S. 104; Bonagente, Klin. Monatbl. 1882, S. 162; Mooren, Fünf Lustren. Wiesbaden 1882. S. 203.

[4]) Petit, Mannoir, Carron des Villards nach Himly, Krankheiten und Missbildungen. Berlin 1843. II., S. 279; A. G. Richter nach Dantone, Klin. Monatbl. 1882, S. 162.

der Ausziehung des Staares durch Irisvorfälle in Verlegenheit geriethen.

Mooren[1]) dagegen suchte die Gefahren, welche dem Auge aus der mechanischen Reizung der Regenbogenhaut von Seite des durchtretenden Staares und zurückbleibender Rindentrümmer sowie von Seite der so überaus häufigen Irisvorfälle erwachsen, dadurch zu verkleinern, dass er der Staarextraction eine Iridektomie mehrere Wochen und mindestens vierzehn Tage vorausschickte.

Er empfahl dieses Verfahren auf Grund zahlreicher Erfahrungen besonders in Fällen, in welchen der Gesundheitszustand des Kranken nicht der günstigste ist oder ein ruhiges Verhalten des letzteren nach der Operation nicht gut erwartet werden kann; ferner in Fällen, in welchen die Pupille durch Atropin sich nur unvollständig erweitern lässt und wo der Staar aus einem kleinen Kerne und sehr cohärenten Corticalmassen besteht.

Jacobson[2]) endlich vereinigte die Iridektomie mit der Staarentbindung, liess die erstere der letzteren unmittelbar folgen. Er erklärte die Iridektomie für einen nothwendigen Bestandtheil der Extractionsmethode, nachdem er sich durch gründliche Untersuchungen überzeugt hatte, dass der beim Durchtritte der Linse gequetschte Regenbogenhauttheil fast immer der Ausgangspunkt einer Iritis werde. Dabei habe die regelmässige Ausschneidung eines breiten Irissegmentes noch den weiteren Zweck, den gefürchteten Regenbogenhautvorfällen sammt Gefolgschaft den Boden zu entziehen, überdies aber auch den von Arlt[3]) scharf betonten Gefahren zu steuern, welche dem Auge aus der weitläufigen Berührung zurückgebliebener Staartrümmer mit dem vorderen Uvealtracte erwachsen.

Jacobson hat sich übrigens auf diese Neuerung nicht beschränkt, sondern auch in der Schnittführung Aenderungen

---

[1]) Mooren, Die verminderten Gefahren einer Hornhautvereiterung bei der Staarextraction. Berlin 1862. S. 8, 14.

[2]) Jacobson, Ein neues und gefahrloses Operationsverfahren zur Heilung des grauen Staares. Berlin 1863. S. 14 u. f.

[3]) Arlt, Die Krankheiten des Auges. Prag 1853. II., S. 303.

getroffen, welche auf die nächsten Phasen in der Entwickelung der Staarextractionstechnik von mächtigem Einflusse geworden sind. Theoretische Gründe und praktische Erfahrungen legten ihm nämlich den Schluss nahe, »dass eine Schnittwunde im gefässhältigen »Limbus günstigere Aussichten für die Heilung geben würde als »eine in der gefässlosen Cornea.« Er glaubte daher, die Schnittlinie hinter die vordere Corneoscleralgrenze hinausrücken und, um den Widerstand des Hornhautlappens bei der Staarentbindung auf ein Kleinstes herabzusetzen, »den Lappen jedesmal »so gross als möglich bilden zu müssen, reichlich so gross, »dass auch der voluminöseste Linsenkern mit daran haftender Cor-»ticalis hindurchtreten könne, ohne viel abzustreifen oder gar »den Lappen gewaltsam in die Höhe zu drängen oder zu knicken.«

Ein- und Ausstichspunkt fallen demgemäss $0.5''' = 1.09^{mm}$ unter den horizontalen Meridian des Auges, wenn es sich um sehr grosse Linsenkerne handelt, etwas tiefer bei kleinem Kerne und zäher Rinde.[1]) Sie liegen gleich der ganzen Schnittlinie im Limbus selbst, »gerade da, wo die Cornea »und Sclera vorn ineinander übergehen, jedoch so, dass die Schnittwunde »auf dem Durchschnitte nicht weiss ist.« Das Instrument ist ein breiteres oder schmäleres Beer'sches Staarmesser, je nachdem ein höherer oder niederer Lappen gebildet werden soll.

Die Erfolge dieses Verfahrens waren überraschend günstige. Jacobson[2]) zählte auf 100 Operirte strenge genommen nur Einen Verlust durch Hornhautvereiterung, während bei der früheren Operationsweise 7—10 Procent der Augen so verunglückten. Und doch vermochte diese Methode in ihrer Reinheit nicht durchzugreifen. Es schreckten nämlich die meisten Augenärzte vor der tiefen und lange dauernden Narkose zurück, welche Jacobson zur Durchführung seines Verfahrens für unerlässlich nothwendig erachtete.

In der That ist derselbe[3]) »zu einer Durchschnittsmenge von 6 bis »8 Unzen Chloroform, zu einem Minimum von 1—3, zu einem Maximum von

---

[1]) Jacobson, Ein neues etc. S. 44.
[2]) Jacobson, Ein neues etc. S. 22, 24.
[3]) Jacobson, Arch. f. Ophth. XI., 1. S. 119.

»12—16 Unzen gelangt. . . . Beispielsweise brauchte ein 83jähriger, ruhiger,
»in den einfachsten Verhältnissen lebender Greis 16 Unzen Chloroform, ein
»anderer 60jähriger über 12 Unzen, eine schwächliche, stark marastische
»Landfrau von über 50 Jahren ebenfalls über 12 Unzen bis zur Beendigung
»der Operationen, welche eine bis dritthalb Stunden« in Anspruch nahmen.

Wenn aber auch die Gefahren einer tiefen und lange dauernden Narkose bei vorsichtigem Gebahren auf ein Kleines vermindert oder die Einschläferung ganz umgangen werden konnte, so musste die mit der Flächenvergrösserung des Lappens sich steigernde Neigung zu massenhaften Glaskörpervorfällen, zu fehlerhaften Wundverheilungen und zu nachträglichen Wundsprengungen bedenklich machen.

Das Grundübel, aus welchem die meisten der der Lappenextraction anhaftenden Schäden erwachsen, ist sicherlich in dem grösseren oder geringeren natürlichen Klaffungsvermögen der Hornhautwunde (S. 153) zu suchen. Ich ahnte dies bereits, als ich das erste Mal den Mechanismus der Staarausziehung klarzulegen versuchte.[1]) Ich erklärte damals:[2]) »Geradlinige Schnitt-
»wunden sind zum Klaffen am wenigsten geeignet...,
»Lappenwunden hingegen verhalten sich relativ zur Ent-
»leerung des Krystallkörpers wie Lochwunden. Der Lappen
»giebt dem andrängenden Krystallkörper leicht nach, die Lappen-
»wunde ist eine Lochwunde, deren Grösse eben bestimmt wird
»durch die Grösse des umschriebenen Lappens.« In der ersten Auflage meines Lehrbuches[3]) führte ich die Gründe auf, welche laut dafür sprechen, dass nicht gehöriges Anpassen des Lappenrandes an den peripheren Wundrand bei der Pathogenese der Hornhautvereiterung eine wichtige Rolle spiele. Ich knüpfte daran die Folgerung: »Es ergiebt sich hieraus die wichtige
»praktische Regel, dass man in jedem einzelnen Falle

---

[1]) Stellwag, Ophthalmologie 1853. I., S. 619.
[2]) Stellwag, Ebendaselbst. S. 621, 45.
[3]) Stellwag, Lehrbuch 1861, S. 584.

»den Lappen nicht grösser bilde, als unbedingt noth-
»wendig ist, um den sclerosirten Kern ohne Zerrung der
»Lappenwundwinkel nach aussen fördern zu können.«

Treffender hätte es geheissen: Der bisher übliche hohe
Bogenschnitt ist durch einen ausreichend langen Schnitt
zu ersetzen, dessen natürliches Klaffungsvermögen thunlichst gering ist und durch den Druck der geschlossenen
Lider unschädlich gemacht werden kann.

Es war Graefe beschieden, diesen eigentlichen Angelpunkt
der ganzen Frage zur klaren Erkenntniss zu bringen und damit
den Weg für wesentliche Verbesserungen der Staaroperationstechnik
zu bahnen. Er gieng aber in seinen Schlussfolgerungen zu weit,
indem er vermeinte, alle Staare durch eine Wunde, deren
natürliches Klaffungsvermögen der Null nahekömmt oder doch
wenigstens sehr gering ist, entbinden zu können.

Flüssige, dünnbreiige und stärkekleisterähnliche
Staarmassen entleeren sich nach ausreichender Eröffnung der
Vorderkapsel ohne alle Schwierigkeit durch eine Lanzenwunde
mit 3—4^{mm} innerer Oeffnung. Es genügt ein mässiger Glaskörperdruck, um den grössten Theil derselben durch die Oeffnung zu
treiben, wenn diese durch leichtes Niederdrücken der hinteren
Wundlefze zum Klaffen gebracht wird. Zurückgebliebene Reste
lassen sich schonend dadurch nach aussen fördern, dass man den
einen Lidrand mittelst des sanft angedrückten Zeigefingers oder
Daumens von dem der Wunde entgegengesetzten Theile der Hornhautperipherie aus nach der klaffend erhaltenen Oeffnung hin-
streichend bewegt.

Soll diese Hantirung aber den gewünschten Erfolg haben,
so darf selbstverständlich die Ausgangspforte nicht durch die von
hinten sich andrängende Regenbogenhaut verlegt werden. Es galt
darum allgemein als Regel, nur bei stark erweiterter Pupille
zu operiren und den ganzen Schnitt innerhalb des Bereiches der
letzteren, ungefähr in der Mitte zwischen Scheitel und Rand der
Hornhaut, zu führen.

Die Vortheile dieses Verfahrens, der »einfachen Linearextraction«, hat zuerst Gibson[1]) erkannt und es für weiche Staare empfohlen, welche bereits zerstückelt worden waren, sich aber in der Aufsaugung säumig erwiesen. Er hebt hervor, dass sich dadurch die Heildauer ansehnlich abkürzen und die mit wiederholten Discissionen verbundene Gefahr wesentlich vermindern lasse. Travers[2]) erklärte die Operation angezeigt bei allen weichen Totalstaaren, und Graefe[3]) dehnte die Indicationsgrenzen aus auf alle flüssigen, dünnbreiigen und stärkekleisterähnlichen Totalstaare ohne Kern, sie mögen selbstständig als solche aufgetreten, traumatischen Ursprungs, oder durch vorläufige Zerstückelung zur völligen Zersetzung gebracht worden sein.

Bei fortgesetzter Uebung dieses Verfahrens sind jedoch bald auch mancherlei Unzukömmlichkeiten an den Tag getreten. In der That sind recht oft Vorfälle der Regenbogenhaut zu beklagen. Deren Folgen gestalten sich um so misslicher, als gewöhnlich ein grösserer Abschnitt des Pupillarrandes in der Wunde haften bleibt und so die Gelegenheit geboten wird zu Verziehungen oder gar Verwachsungen des Sehloches und zu andauernden Zerrungen der Iris. Wenn nämlich auch unter starker Mydriase operirt wird, so lässt sich doch nicht immer durch langsames Zurückziehen der Lanze verhüten, dass in dem Augenblicke, in welchem das Kammerwasser anstritt und der Binnendruck auf ein Kleines herabsinkt, die Pupille sich plötzlich sehr verengt und die Iris sich vor die Wunde legt. Der die innere Schnittpforte deckende Theil der Regenbogenhaut wird dann häufig schon durch die austretenden Staarmassen, in der Regel aber erst nach deren Entleerung durch den sich nach vorne drängenden Glaskörper zwischen die Wundränder getrieben und es ist dann meistens vergebliche Mühe, den Vorfall mittelst der Spatel zurückführen und die Iris durch Anwendung

---

[1]) Gibson, Practical observations. London 1811. p. 103.

[2]) Travers, Further observations on the cataracte, med. chir. transactions. London 1814. V., p. 406.

[3]) Graefe, Arch. f. Ophth. I., 2. S. 219, 224, 278.

von Atropin oder Eserin von der Wunde fernhalten zu wollen. In sehr vielen Fällen tritt das üble Ereigniss erst während der Nachbehandlung gelegentlich einer Wundsprengung ein, und da ist die Therapie ganz machtlos.

Ein anderer Uebelstand liegt in der Schwierigkeit, die Vorderkapsel im ganzen Umfange einer mittelweiten Pupille zu beseitigen und so die Entwickelung gesichtsstörender Nachstaare zu verhindern. Es ist diese Schwierigkeit bei der »einfachen Linearextraction« viel geringer als bei der Zerstückelung des Staares mittelst der Kerato- oder Scleronyxis, da das Häkchen oder die Nadel vermöge der Länge der Schnittwunde einen weit grösseren Spielraum für ausgreifende Bewegungen findet. Mitunter, besonders wenn die Vorderkapsel durch Auf- oder Anlagerungen verdickt und zähe geworden ist, gelingt es wohl gar, den grössten Theil derselben mittelst einer geschickten Handhabung des Häkchens abzutrennen und durch die Wunde nach aussen zu fördern. Viel häufiger aber reisst die Vorderkapsel ein, und es liegt nicht immer in der Willkür des Operateurs, durch Schneiden oder Reissen Zipfel zu bilden, welche sich hinlänglich zurückziehen können, auf dass das Pupillargebiet freigelegt werde. Es bleibt zum Mindesten der hinter der peripheren Wundlefze gelegene Theil der Kapsel stehen, da er sich der Einwirkung des Instrumentes entzieht.

Das Schlimmste ist, dass die Entleerung der Staarmassen in vielen Fällen eine unvollständige bleibt. Es strömen nämlich unter dem Glaskörperdrucke die der Hornhautwunde näher gelegenen Theile des Magma am raschesten aus, und so kommt es, dass der entsprechende Abschnitt der hinteren Kapsel öfters an die Schnittpforte herantritt und diese absperrt, bevor die seitlich und im Kapselfalze gelegenen Reste der Cataracta sich in Bewegung gesetzt haben. Diese werden nun im Binnenraume zurückgehalten, indem der Glaskörperdruck, auf die nach vorne gebauchte hintere Kapsel wirkend, dieselben von der Wundöffnung eher wegdrängt. Es hilft dann kein Drücken, kein Schieben und Treiben, es lässt sich nur wenig davon nach aussen fördern. Es geschieht dies öfters schon bei flüssigen und ganz weichen stärkekleisterähnlichen Staarmassen. Um so mehr ist es zu fürchten bei dickbreiiger und bröcklicher Beschaffenheit des Magma. Am grössten sind aber die Schwierigkeiten, wenn der cataractöse Brei mächtigere Schollen oder gar zusammenhängende Massen von wachsähnlicher oder etwa noch grösserer Dichtigkeit in sich birgt. Alle Bemühungen, dieselben vollständig zu entleeren, bleiben in der Regel fruchtlos und steigern nur die Gefahr künftiger Reizzustände wegen der fast unvermeidlichen schweren Beleidigung der hinderlich in den Weg tretenden Iris.

Liesse sich die Beschaffenheit der gesammten Staarmasse immer mit voller Gewissheit voraussehen, so könnte durch die Wahl eines anderen Operationsverfahrens mancher Schaden verhütet werden. Leider kommt die Erkenntniss oftmals zu spät. Die Diagnose muss auf das Alter des Kranken und auf gewisse äusserlich sichtbare Merkmale des Staares gebaut werden, und diese erweisen sich in nicht wenigen Fällen als trügerisch. Der Zustand, in welchem sich die vorderen Linsenschichten sichtlich befinden, gewährleistet durchaus nicht das Vorhandensein gleicher Veränderungen in den Kern- und hinteren Rindenlagen des Krystalles. Die ersteren zeigen sich bisweilen völlig erweicht oder gar schon in rückläufiger Umbildung weit vorgeschritten, während die letzteren in der staarigen Zersetzung noch sehr zurück sind, vielleicht gar ihre normale Durchsichtigkeit und Organisation aufrecht erhalten haben und der hinteren Kapsel fest anhängen.[1]) Bleiben aber nur einigermassen reichliche Mengen von Linsentrümmern zurück, welche vermöge ihres höheren Gehaltes fester Bestandtheile sich unter dem Einflusse des Kammerwassers mächtig aufblähen können, so sind schwere Folgen mit grosser Wahrscheinlichkeit zu gewärtigen.

Es bedarf wohl keiner besonderen Erwähnung, dass die sogenannte »Suctions- oder Aspirationsmethode«, d. i. der Versuch, flüssige und

---

[1]) Stellwag, Ophthalmologie. I., S. 757, 758, Anmerkung 199, 201.

breiigweiche Staarmassen mittelst eigener Saugwerkzeuge aus der Kapselhöhle herauszupumpen,[1]) die Schwierigkeit nicht vermindert, sondern eher steigert. Wo dieses Verfahren am Platze wäre, arbeitet der Glaskörperdruck allein zweifelsohne sicherer und schonender.

Ueberblickt man Alles, was über die »einfache Linearextraction« gesagt worden ist, so drängt sich förmlich die Aufgabe hervor, Verhältnisse zu schaffen, welche die verfügbaren Triebkräfte für die Gesammtmasse des Staares besser auszunützen erlauben und zugleich den Instrumenten genügenden Spielraum gewähren, um die Vorderkapsel an jedwedem Punkte angreifen und selbst gröbere derbe Trümmer der Cataracta aus beliebigen Theilen der Kapselhöhle und des Kammerraumes hervorholen zu können.

Es lässt sich diesen Anforderungen in thunlichster Weise entsprechen durch Verlegung des Hornhautschnittes an die Scleralgrenze und durch die Ausschneidung des anstehenden Irissectors.

Man thut dabei gut, den Schnitt, wo es angeht, an der oberen Hornhautgrenze zu führen, damit der Liddruck bis zur vollen Verharschung der Wunde ausgenützt und dem üblen Einflusse begegnet werden könne, welchen ein in der offenen Lidspalte ganz frei stehendes Colobom auf das Sehvermögen nimmt, einerseits indem es Blendungserscheinungen veranlasst, anderseits indem es durch Entblössung der mehr unregelmässig gekrümmten Hornhautperipherie die Schärfe und Deutlichkeit der Netzhautbilder wesentlich beeinträchtigt.

Es ist eben nicht rathsam, diesen Uebelstand dadurch abschwächen zu wollen, dass man blos einen schmalen Irissector ausschneidet. Ist das Colobom nämlich sehr enge, so behindert

---

[1]) Siehe Sichel, Arch. f. Ophth. XIV., 3. S. 1; Himly, Krankheiten und Missbildungen. Berlin 1843. II., S. 257; Ed. Jäger, Der Hohlschnitt. Wien 1873. S. 4; Laugier, Annal. d'ocul. XVII., p. 29; XX., p. 28; Pridgin Teale, London Ophth. Hosp. Reports. IV., p. 197; Arlt, Graefe und Sämisch, Handbuch. III., S. 262.

es leicht die nachfolgenden Hantirungen und seine Schenkel werden dabei wohl gar empfindlich beleidigt. Die Hauptsache aber ist, dass an der Wunde anstehende Theile der Regenbogenhaut von dem austretenden Staare oder von dem gegen die Oeffnung hindrängenden Glaskörper leicht in den Schnittcanal hineingetrieben werden. Wirklich sind bei einem solchen Verfahren Irisvorfälle öfters schon während der Operation zu beklagen, häufiger aber entwickeln sie sich erst nachträglich, besonders gelegentlich einer Wundsprengung.

In Anbetracht der damit verknüpften Gefahren erscheint es zweckmässig, den in den Bereich der Hornhautwunde fallenden Regenbogenhautsector seiner ganzen Breite nach auszuschneiden, indem man ihn mit der Pincette scharf anzieht und mittelst eines oder zweier Scheerenschläge knapp an der äusseren Wundöffnung abträgt. Das Ergebniss ist dann ein breites lyraförmiges Colobom, dessen ausgebogene Schenkel auch im Falle einer nachträglichen Wundsprengung vor einem Vorfalle gesichert sind.

Ist solchermassen der nöthige Spielraum geschaffen, so unterliegt es keiner Schwierigkeit, die vordere Kapsel mit geeigneten Instrumenten anzugreifen. Wo diese Glashaut frei von An- und Auflagerungen erscheint, thut man am besten, aus deren Mitte ein möglichst grosses viereckiges Stück auszuschneiden, indem man eine Sichelnadel oder eine Fliete bis hinter den der Wunde entgegengesetzten Theil des Pupillarrandes leitet, dort die Vorderkapsel parallel zum Cornealschnitte möglichst ausgiebig durchtrennt, hierauf die Schneide längs der beiden Colobomschenkel wirken lässt und endlich den so gebildeten Lappen nächst der Wundpforte von seinen noch übrigen Verbindungen löst.

Verwachsungen der Pupillarzone mit der Vorderkapsel bieten kein wesentliches Hinderniss für einen solchen Vorgang, nur muss sich die Schneide des Instrumentes innerhalb des Pupillarrandes halten, um Irisverletzungen zu meiden, es wäre denn, dass es schon vorläufig gelungen ist, die Anheftungen mittelst des Rückens der Nadel oder mittelst einer Spatel zu lösen.

Findet sich die Vorderkapsel sehr verdickt, so dass sie einem mässigen Zuge Stand zu halten verspricht, so wählt man mit Vortheil ein stärkeres Irishäkchen, dessen krummes Ende man bis zu dem der Hornhautwunde gegenüberliegenden Theile des Pupillarrandes oder hinter diesem hinweg noch weiter vorstösst, dann einsetzt und mit langsam steigender Zugkraft wirken lässt. Oft gelingt es auf diese Weise, die Vorderkapsel ganz oder bis auf einen schmalen Randsaum loszureissen und nach aussen zu fördern oder wenigstens für die Pincette fassbar zu machen.

Bei stark geschrumpften, besonders trockenhülsigen und Balgstaaren, sowie bei häutigen Nachstaaren sind das Irishäkchen und die Pincette unentbehrlich. Es liegen nämlich bei diesen Cataractformen die Verhältnisse für die verfügbaren Triebkräfte, insbesonders für den Glaskörperdruck, überaus ungünstig (S. 142), daher man auf Zugwerkzeuge geradezu angewiesen ist. Palucci,[1]) Gibson,[2]) Friedr. Jäger,[3]) Himly[4]) und Andere haben derlei Staare bereits durch die »einfache Linearextraction« zu beseitigen verstanden, arbeiteten aber, da sie von dem grossen Nutzen der Iridektomie nichts wussten, mit grösseren Hindernissen und mit weit mehr Gefahr für die Iris, als dies heutzutage der Fall ist.

Nach einer ausreichenden Eröffnung der Vorderkapsel entleeren sich flüssige und dünnbreiige, sowie stärkekleisterähnliche Staarmassen unter einem einigermassen kräftigen Glaskörperdrucke in der Regel überaus leicht und nahezu bis zur Gänze. Es bedarf dazu blos einer geringen Niederdrückung der hinteren Wundlefze mittelst des Daviel'schen Löffels und allenfalls sanfter Streichbewegungen des unteren Lidrandes über die

---

[1]) Palucci, Histoire de l'opération de la cataracte 1750, p. 38.
[2]) Gibson, Practical observations. London 1811. p. 117.
[3]) Friedr. Jäger nach Ed. Jäger, Der Hohlschnitt. Wien 1873. S. 6; Graefe, Arch. f. Ophth. I., 2. S. 220 und Arlt, Graefe und Sämisch, Handbuch. III., S. 259.
[4]) Himly, Krankheiten und Missbildungen. Berlin 1843. II., S. 285.

Hornhaut wundwärts. Selbst gröbere bröckelige und schollige Trümmer lassen sich durch ein geschicktes derartiges Streichmanöver unschwer aus entfernten Lagern gegen die Oeffnung hintreiben und nach aussen fördern. Es bedarf nur einiger Geduld, um die Wiederansammlung von etwas Kammerwasser abzuwarten und so die Entleerungsbedingungen für wiederholte Versuche günstiger zu gestalten. Im Nothfalle muss dann allerdings zum Daviel'schen Löffel als Zugswerkzeug gegriffen werden.

Wachsähnlich derbe und verhärtete Linsenkerne, überhaupt zusammenhängende, dichtere Staarmassen von einigem Umfange lassen sich durch eine Lanzenwunde mit 3—4^{mm} innerer Oeffnung mittelst Glaskörperdruckes und äusserer Druckkräfte nur schwer oder gar nicht aus dem Binnenraume entleeren, ohne zertrümmert zu werden und die Schnittflächen in bedenklicher Weise zu quetschen. Es hat darum auch das Verfahren Friedr. Jäger's,[1]) welches darauf hinzielte, bei Narben der Hornhaut mit oder ohne Einheilung der Iris, bei hinteren Synechien, bei Verzerrungen der Pupille u. s. w. den hohen Bogenschnitt durch eine Lanzenwunde zu ersetzen, keine allgemeine Nachahmung gefunden.

Man hat sich vielmehr entschliessen müssen, den **Lanzenschnitt ansehnlich zu verlängern** und die **Auslöffelung (Excochleatio) des Staares** methodisch zu üben.[2])

Doch zeigte es sich bald, dass die Regenbogenhaut bei den nothwendigen Hantirungen meistens sehr hart mitgenommen wurde und, falls Hartstaare mit wachsähnlich dichter Rinde herausgefördert werden sollten, fast immer grössere zusammenhängende Trümmermassen zurückblieben, welche das Auge durch ihre nachträgliche Blähung in die schwersten Gefahren stürzen können. Es lässt sich nämlich der Löffel nur unter grossem Widerstande zwischen die

---

[1]) Ed. Jäger, Der Hohlschnitt. Wien 1873. S. 7.
[2]) Desmarres, Clinique européene 1859, Nr. 8. Nach Graefe, Arch. f. Ophth. V., 1. S. 160.

Hinterkapsel und den verhärteten Staarkern hineinzwängen, und es kann leicht zu einer Luxation des Linsensystems kommen. Jedenfalls muss die dichte Rinde zerquetscht werden, wobei die einzelnen Trümmer da und dorthin ausweichen. Oft wird auch die tellerförmige Grube gesprengt, und die sich vordrängende Vitrina treibt dann die ausser den Bereich des Löffels gelangten Brocken nach den verschiedensten Richtungen auseinander, entzieht sie also weiteren Angriffen.

Graefe[1]) hat darum das Auslöffelungsverfahren wesentlich abgeändert und unter dem Namen der »modificirten Linearextraction« für Altersstaare mit mässig grossem verhärteten Kern und breiig erweichter Rinde, ferner für halbweiche und weiche Cataracten bei Bestand von hinteren Synechien, endlich für traumatische Staare mit noch bestehender Iritis, oder wenn sie eingedrungene fremde Körper in sich enthalten, empfohlen.

Er führte den Schnitt an der schläfenseitigen Scleralgrenze mit einem breiten Lanzenmesser. Derselbe sollte sich ungefähr über ein Viertheil des Hornhautumfanges erstrecken, d. h. an der äusseren Wundöffnung etwa 3·5 Linien preussisch oder 7·6^{mm} und darüber, an der inneren Wundöffnung aber bei 3 Linien preussisch oder 6·6^{mm} messen. Hierauf wurde aus dem anstehenden Regenbogenhautabschnitte ein schmales Colobom ausgeschnitten, die Vorderkapsel ausgiebig zerspalten und ein breiter, wenig ausgehöhlter Löffel »zwischen Linsenäquator und dem grössten »Kreise des compacten Kernes in die hinteren Corticalmassen so weit vor- »geschoben, dass das Ende desselben den hinteren Pol des Kernes noch etwas »überschreitet. Alsdann wurde der Griff des Löffels gegen die Schläfe gesenkt »und das sich hebende Ende sanft gegen den Linsenkern angedrängt. Es »muss bei dieser Bewegung darauf gesehen werden, dass die Hornhautwunde »genügend klafft, ja es soll, besonders wenn die Augenmuskeln selbst wenig »wirken, noch durch einen Assistenten an der inneren Seite des Bulbus zur »leichteren Austreibung des Staarkernes ein vorsichtiger Druck mit der »Fingerspitze ausgeübt werden. Sowie die ersten Fragmente des zerquetschten »Kernes sich in der Hornhautwunde einstellen, schiebe man den Löffel noch »etwas vor, so dass dessen Ende ganz die innere Grenze des Kernes umfasst, »und nähere dann, indem man den Griff immer mehr senkt und das Ende

---

[1]) Graefe, Arch. f. Ophth. V., 1. S. 158, 161, 165 u. f.

»gegen die Hornhaut erhebt, gleichmässig mit dem Zurückziehen des Instru-
»mentes auch den zersprengten Staarkern der Hornhautwunde. Was sich von
»den Corticalmassen durch sanftes Drücken entfernen lässt, mag entfernt
»werden, alle gewaltsamen Versuche müssen umsomehr unterbleiben, als von
»der zurückbleibenden Corticalmasse bei der klaffenden Pupille hier wenig
»zu fürchten ist.«

Schuft[1]) machte den Löffel durch tiefere Aushöhlung und durch Zu-
schärfung des Randes zum Fassen des Staares geeigneter. Er glaubte mit
Hilfe desselben in den Stand gesetzt zu sein, »durch eine lineare Wunde ein
»jedes Linsensystem, gleichviel ob durchsichtig, theilweise oder ganz getrübt,
»gleichviel von welcher Consistenz und Grösse, vollständig und ohne zu
»grosse Verletzung und Gefährdung des Auges zu entfernen«.

Critchett[2]) hat zahlreiche Versuche angestellt, ist jedoch bald zur
Ueberzeugung gekommen, dass die bisher geübte Methode der Auslöffelung
den Erwartungen nicht entspreche, dass sie überhaupt nur auf Cataracten von
mittlerer Härte, d. h. auf solche anwendbar sei, welche bruchstückweise hervorgezogen werden können. Er hebt insbesonders die Schwierigkeit hervor,
den Schuft'schen Löffel hinter die Linse einzuführen, und betont die Gefahr,
dass Staarfragmente hinter die Iris gedrängt werden, diese wohl gar verletzt,
gequetscht und die tellerförmige Grube gesprengt werde. Um die Operation
allen Staarformen, mit Ausnahme der weichen, anzupassen und auch die
Nachtheile abzuschwächen, welche eine in der offenen Lidspalte blossliegende
künstliche Pupille mit sich bringt, verlegt er den Hornhautschnitt an
die obere Scleralgrenze. Er bedient sich hierbei eines gekrümmten Lanzenmessers. Wenn aber zu vermuthen steht, dass der Kern gross und hart sei
und unzerstückelt herausgenommen werden müsse, so erweitert er die Hornhautwunde nach beiden Seiten, wobei er die Richtung des ursprünglichen
Schnittes so viel wie möglich beibehält. Ein solcher Schnitt nimmt
etwa ein Drittheil der Hornhautperipherie ein, misst an der
äusseren Wundöffnung bei 9·8^{mm}, an der inneren bei 8·2^{mm} und
stellt eine krumme Spaltöffnung dar. Critchett schneidet sodann nur
ein kleines Stück der Iris aus, eröffnet die Vorderkapsel in weitem Umfange
und führt einen sehr flachen, nur am vordersten Rande hakenförmig umgekrämpten Löffel vorsichtig zwischen dem Glaskörper
und der hinteren Linsenfläche ein. Das Instrument gleitet leicht an
den ihm angewiesenen Ort, fasst mit Sicherheit den Kern des Staares und
lässt denselben durch die Hornhautwunde herausfördern, ohne ihn zu zertrümmern. Es bleiben blos die Rindenschichten zurück, daher ein wiederholtes Eingehen mit dem Löffel nothwendig wird.

---

[1]) Schuft, Die Auslöffelung des Staares. Berlin 1860. S. 8, 10.
[2]) Critchett, Klin. Monatbl. 1864, S. 349, 352 u. f.; Ophth. Hosp.
Reports. IV., p. 315.

Bowman[1]) verfährt ganz ähnlich. Er sticht das breite Lanzenmesser in der oberen Corneoscleralgrenze so ein, dass es die vordere Kammer an deren äusserstem Randende eröffnet. Ist eine Erweiterung der Wunde nöthig, so wird diese mit dem Lanzenmesser beim Zurückziehen desselben bewerkstelligt. Der Löffel ist ein sehr flacher mit wenig aufgekrümpten Rändern.

Eine wesentliche Verbesserung der Heilerfolge ist in Bezug auf kernhaltige Staare durch diese Neuerungen zunächst nicht erzielt worden.[2]) Graefe[3]) hat die Ergebnisse der Auslöffelung mit jenen der alten Lappenextraction verglichen und gefunden, dass bei beiden Methoden nahezu das gleiche Procent von Augen ganz oder fast verloren gehe; dass dagegen die Anzahl unvollkommener Heilungen bei der Auslöffelung eine viel grössere sei als bei der Lappenextraction; dass die Heilung bei der Auslöffelung eine nur wenig kürzere Zeit in Anspruch nehme, die Nachbehandlung sich aber viel einfacher gestalte und weniger Sorgfalt von Seite des Wartpersonales und weniger Einmischung des Arztes erheische, als bei der alten Lappenextraction.

Es spricht sich darin ganz klärlich der günstige Einfluss aus, welchen das geringere Klaffungsvermögen einer cornealen Lanzenwunde auf die Heilungsvorgänge nimmt. Wenn trotzdem die Schlussergebnisse der Auslöffelung jenen der alten Lappenextraction nahezu gleichen oder eigentlich gegen letztere zurückstehen, so liegt der Grund offenbar darin, dass die Ausziehung des Staares mittelst des Löffels immer ein sehr gewaltthätiger Eingriff ist, während bei der alten Lappenextraction die natürlichen Triebkräfte fast allein ausreichen, um die Cataracta ohne sonderliche Beleidigung der vorliegenden Theile nach aussen zu schaffen.

Der Löffel ist eben kein Zugswerkzeug im engeren Wortsinne, da er die auf ihn übertragene Kraft nicht in der Richtung

---

[1]) Bowman, Ophth. Hosp. Reports. IV., p. 332 u. f.
[2]) Steffan, Erfahrungen und Studien über die Staaroperation. Erlangen 1867. S. 9 u. f., 31; Klin. Erfahrungen und Studien. Erlangen 1869. S. 14.
[3]) Graefe, Arch. f. Ophth. XI, 3, S. 7; Klin. Monatbl. 1865, S. 130

seiner Axe allein wirken lassen kann. Um den Staar festzuhalten und nach aussen zu fördern, muss er denselben gegen die hintere Wand der Hornhaut pressen und an dieser unter verhältnissmässig starkem Drucke gegen die Wundöffnung hin schleifen. Dass die zwischenliegende Regenbogenhaut, soweit sie nicht ausgeschnitten ist, dabei hart mitgenommen, gequetscht und gezerrt wird, liegt auf der Hand. Da nämlich das Sehloch nach dem Abflusse des Kammerwassers und unter der mechanischen Reizwirkung der vorausgehenden Hantirungen sich immer stark verengert, fällt mindestens die Pupillarzone der Iris unter den Druck und Zug des Löffels. Dazu kommt, dass unter der Einwirkung des Löffels die oberflächlichen Linsenschichten gerne zertrümmert und theilweise abgestreift werden. Ihre Herausförderung verlangt ein wiederholtes Eingehen mit dem Löffel und wird oft durch Glaskörpervorfälle geradezu unmöglich gemacht.

An verlässlichen und dabei unschädlichen Zugswerkzeugen fehlt es überhaupt noch gänzlich. Die Schwierigkeit liegt darin, ein ungemein zartes und schmächtiges Instrument zu bauen, welches den leicht verschieblichen Staar gleich beim ersten Angriffe sicher fasst und so ohne Behelligung der umliegenden Theile, lediglich durch Zugswirkung, nach aussen zu fördern erlaubt. Am meisten entsprechen diesem Zwecke offenbar Haken, und Graefe[1]) hat dieselben in der That an Stelle der Löffel zu setzen gesucht. Es können stumpfe Haken benützt werden, um den Staar von seinem der Wunde gegenüberliegenden Rande aus zu fassen und hervorzuziehen, oder scharfe, welche in den Staar eingesenkt werden. Erstere verlangen grosse Geschicklichkeit, da der Staar sehr gerne ausweicht. Letztere sind nur für harte Staare zu verwenden, bei Cataracten von geringerer Dichtigkeit reissen sie aus und zertrümmern dieselben, so dass grosse Mengen von Staarresten in dem Kammerraume zurückbleiben. Ueberhaupt sind Haken nur verwendbar, wo die Widerstände, welche sich der Entbindung der Cataracta in den Weg stellen, sehr geringe sind, bei Lanzenwunden können sie nur in Gebrauch gezogen werden, wenn der Staarkern ein sehr kleiner ist, also leicht durch die Oeffnung schlüpft.

Um des Löffels in der Regel entrathen zu können, ohne auf die Vortheile verzichten zu müssen, welche eine Wunde mit

---

[1]) Graefe, Arch. f. Ophth. XI., 3. S. 21.

sehr geringem Klaffungsvermögen in Bezug auf die späteren Heilungsvorgänge bietet, hat sich Graefe[1]) schon 1865 entschlossen, die äussere Wundöffnung seines »linearen« Schnittes bei kleinkernigen Staaren mit reichlicher zerweichter Rinde auf 4—4·25 Linien preussisch (8·7—9·2^{mm}), bei gewöhnlichen Altersstaaren aber auf 4·5—4·75 Linien preussisch (9·8—10·35^{mm}) zu verlängern und dieselbe ganz in den vorderen Lederhautfalzrand zu verlegen.

Graefe ersetzte behufs dessen die Lanze durch sein überaus zweckmässig gebautes Schmalmesser. Ein- und Ausstichspunkt desselben sollen sich nach der ursprünglichen Vorschrift[2]) »durchschnittlich eine halbe Linie (etwas mehr als 1^{mm}) weit »von der (vorderen) Hornhautgrenze und $^2/_3$ Linien (1·46^{mm}) »unter der an den oberen Hornhautscheitel (soll heissen: an den »obersten Punkt der vorderen Cornealgrenze) gelegten Tangente »befinden«.

Beim Einstiche soll die Klinge mit nach oben sehender Schneide gegen den Mittelpunkt der Pupille zielen und über diesen hinaus bis an den dem Einstichspunkte gegenüberliegenden Theil des Iriswinkels vorgeschoben werden, damit die innere Wundöffnung hinter der äusseren nicht allzusehr an Länge zurückstehe. Sodann soll die Spitze des Messers gehoben, möglichst peripher in der Höhe des Einstiches ausgestochen und, nachdem die Messerklinge in der Richtung eines grössten Hornhautkreises steil nach vorne gewendet wurde, der Schnitt in Sägezügen vollendet werden. Die Wunde wird bei einem solchen Vorgehen an ihrer äusseren Oeffnung 9·8—10·35^{mm} lang und fällt in den Bereich der vorderen Bindehautzone, von welcher ein 3—4^{mm} breiter Lappen abgetrennt wird.

Nachdem dieser auf die vordere Hornhautoberfläche zurückgeschlagen worden ist, soll der im Bereiche der Wunde

---

[1]) Graefe, Arch. f. Ophth. XI., 3. S. 1, 24, 26.
[2]) Graefe, Arch. f. Ophth. XI., 3. S. 13, 24, 26 u. f.

gelegene Abschnitt der Regenbogenhaut mit der Pincette hervorgezogen, sanft angespannt und zur Gänze abgetragen werden.

Die **Vorderkapsel** soll mittelst des flietenförmigen Cystitomes in zwei Fluchten eröffnet werden, welche vom unteren Theile der natürlichen Pupille ausgehen und hart an dem Nasen- und Schläfenrande der gesammten Pupille bis in die Nähe des oberen Linsenrandes aufsteigen. Wenn ausgedehntere Verdickungen der Kapsel deren gänzliche oder theilweise Ausziehung empfohlen, ist statt des Cystitomes das scharfe Häkchen am Platze.

Die **Linsenentwickelung** soll bei kernhaltigen Greisenstaaren mit weicher Rinde und bei zähen Cataracten »mit weisslichem, aber noch nicht scleromatös-gelblichem Kerne«, wie letztere den mittleren Lebensperioden zukommen, durch das sogenannte Schlittenmanöver versucht werden.

»Man nimmt einen breiten Löffel mit mässig gewölbtem Blatte und »drückt dessen Rücken entsprechend der Wundmitte und hart an derselben »der Sclera sanft an, so dass die Wunde zum Klaffen gebracht wird. Hierbei »schieben sich Corticalmassen hervor und der Scheitel des Kernrandes stellt »sich ein. Um nun ein möglichst vollständiges Vorrücken des letzteren zu »bezwecken, lässt man den Löffelrücken auf der Sclera entlang gleiten, und »zwar unter Einhaltung desselben Druckes seitwärts nach den Wundwinkeln »hin, dann aber, von der Wunde zurückziehend, nach oben, wobei man den »Druck vorsichtig verstärkt. Entwickelt sich der Diameter des Kernes während »dieser Bewegung, so lässt man mit dem Drucke mehr und mehr nach und »beendet allenfalls die Entbindung durch Anlegen des Löffelendes an den »bereits hervorgetretenen Rand.«

»Ist nur eine dünnere Schichte Corticalis vorhanden, so kann »man das empfohlene Manöver ebenfalls versuchen, stehe jedoch »von demselben ab, sowie man sieht, dass während der seitwärts »gleitenden Bewegungen keine Einstellung erfolgt, und gehe nun»mehr zum Gebrauche des Häkchens über, zu welchem »man im Falle einer völlig harten Cataracta von Anfang »an Zuflucht zu nehmen hat.« Das stumpfe Häkchen wird flach durch die hinteren Rindenschichten an den unteren Rand des Kernes geführt, dann um seine Axe gedreht, um letzteren zu fassen und die Linse nach aussen schaffen zu können. Weicht die Cataracta aus, so kann auch zu dem scharfen Haken gegriffen werden, welcher in die hintere Kernwand einzuschlagen ist.

Zurückgebliebene Trümmer der Rindenschichten sollen durch sanfte Druck- und Streichmanöver, nur ausnahmsweise mittelst kleinerer Fasslöffel, entfernt werden.

Schliesslich sollen die Wundränder der Hornhaut gehörig gereinigt und aneinander gepasst, der Bindehautlappen darüber gebreitet und in seine natürliche Lage gebracht werden, worauf ein geeigneter Verband anzulegen ist.

Durch die Verlängerung des Schnittes sind die Widerstände, welche der Staarentbindung sich entgegenstellen, soweit vermindert worden, dass etwa ein Drittheil der gewöhnlichen Alterscataracten ohne alle Benützung von Fassinstrumenten nach aussen gefördert werden konnte. Bei den übrigen zwei Drittheilen blieben Zugswerkzeuge unentbehrlich. Doch erwiesen sich Löffel nur mehr bei Morgagni'schen Staaren mit sehr hartem und kleinem Kerne als vortheilhaft, bei der allergrössten Mehrzahl der Cataracten reichten Haken aus, um die Entbindung ohne alle beleidigende Druckwirkung auf die umgebenden Theile, lediglich durch sanften Zug, zu bewerkstelligen.

Durch die Verlegung der äusseren Wundöffnung in den vorderen Lederhautsaum wurde der Zuwachs, welchen das Klaffungsvermögen der Wunde mit deren Verlängerung erhielt, zum Theile wieder ausgeglichen. Es ist nämlich der Ummesser der Kreisebene, in welcher der Wundkanal liegt, ein um so grösserer, je weiter sich der Schnitt von der Hornhautmitte entfernt, und im Verhältnisse dazu nehmen der Winkel und die Höhe des Bogens ab, welchen eine Wunde von bestimmter Länge in jenem Kreise beschreibt.

Die steile Wendung der Klinge nach erfolgtem Aussticke war ganz geeignet, die Schnittflächen der Ebene eines grössten Hornhautkreises zu nähern und solchermassen die angestrebte Linearität der Wunde um ein Weiteres zu erhöhen.

Die Voraussetzung, dass bei solcher Schnittführung »fast der gesammte Wundkanal mit Ausnahme seiner hintersten Partie in das Scleralbereich »falle,[1]) und insoferne ein erheblicher Vortheil erzielt werden könne, als »Wunden und Entzündungen an der Grenze zwischen Cornea und Sclera sehr »viel weniger Tendenz zur Eiterung zeigen, als dieselben Processe in der »Cornea selbst«,[2]) ist nicht stichhaltig und von Graefe selbst bald aufgegeben worden.[3]) Anatomische Untersuchungen lehren nämlich, dass der vordere Lederhautsaum sich nur als ein dünnes Blatt über den Hornhautrand hinüberschlage, und dass demzufolge der Wundkanal zu zwei Dritttheilen bis drei Viertheilen im Cornealgefüge selbst lagere.[4]) In Bezug auf den zweiten Satz ist zu betonen, dass ein wesentlicher Unterschied in der Heilungstendenz von Bogenwunden gleicher Länge und Krümmung, welche ganz oder grössten Theiles in dem Hornhautgewebe gelegen sind, sich mit Sicherheit nicht erweisen lasse.

Durch die Bildung eines Bindehautlappens, welcher nach vollendeter Operation über die äussere Wundöffnung gebreitet wird, sollten die Heilungsbedingungen günstiger gestaltet werden.

Mit der Ausschneidung des gesammten in den Wundbereich fallenden Regenbogenhautsectors wurden Vorfälle und Verwachsungen von Iristheilen mit der Hornhautnarbe zweifelsohne zu minder häufigen Ereignissen gemacht. Zugleich wurde damit aber auch ein breiter Zugang geschaffen, um die Vorderkapsel in weitestem Umfange eröffnen und so die Widerstände der Staarentwickelung vermindern, ausserdem aber auch etwa zurückgebliebene Trümmer der Rindenschichten in schonendster Weise durch sanfte Druck- und Streichmanöver ausräumen und damit eine der ergiebigsten Quellen für Reizzustände und verderbliche Entzündungen im vorderen Uvealtracte stopfen zu können.

Zu allen diesen Vortheilen, welche die verbesserte modificirte Linearextraction gegenüber der Lappenextraction bot, kamen dann noch die geringere Heilungsdauer und eine ganz erhebliche Herabsetzung der Anforderungen, welche das neue Verfahren

---

[1]) Graefe, Arch. f. Ophth. XI., 3. S. 63.
[2]) Jacobson, Arch. f. Ophth. XI., 2. S. 176, 181.
[3]) Graefe, Arch. f. Ophth. XIV., 3. S. 120, 122 u. f.
[4]) Siehe O. Becker, Atlas der pathol. Topographie des Auges. Wien 1874. Tafel V—IX.

an das Behagen und Betragen des Kranken während der Nachbehandlung stellte. Rechnet man dazu die günstigen Ergebnisse, deren sich Graefe rühmen konnte,[1]) und dessen kühne Behauptung, die Unreife des Staares, vorhandene Thränensackleiden, Bindehautkrankheiten u. s. w. seien fürder nicht mehr als Hindernisse eines günstigen Operationserfolges zu betrachten:[2]) so wird es Niemanden Wunder nehmen, dass die grosse Mehrzahl der deutschen Augenärzte sich mit Feuereifer dem neuen Verfahren zuwendete und die ihm anklebenden Mängel unterschätzte.

Der grösste dieser Mängel war, dass den natürlichen Triebkräften gar keine oder doch nur eine sehr untergeordnete Rolle zugetheilt wurde, dass die Herausförderung des Staares in einem Dritttheile der Fälle fast lediglich durch äussere Druckkräfte erzwungen, in den übrigen zwei Dritttheilen aber durch Zugswerkzeuge vermittelt werden musste, welche sich ihres eingreifenden und beleidigenden Charakters niemals ganz entkleiden lassen und überdiess oft nur eine sehr unvollständige Entleerung ermöglichen.

Es war dieser Mangel untrennbar an die vorgeschriebene Form und Länge der Hornhautwunde gebunden, denn die Aufhebung des Klaffungsvermögens und die maximale Vermehrung jener Widerstände, welche sich der Staarentbindung durch natürliche Triebkräfte entgegenstellen, bedingen sich gegenseitig. Ein starres Festhalten an der gegebenen Schnittregel schloss also nothwendig die Möglichkeit aus, beliebige Staarformen ohne Zuhilfenahme von Fassinstrumenten in schonendster Weise leicht und sicher aus dem Binnenraume zu schaffen. Ein Zurückgehen zur klaffenden Bogenwunde hiess jedoch die Gefahren wieder heraufbeschwören, welche der alten Lappenextraction anhängen.

Es ist nun aber nicht die Linearität der Wunde als solche, sondern vielmehr »die durch die Linearität gegebene,

---

[1]) Graefe, Arch. f. Ophth. XI., 3. S. 47, 56; XII., 1. S. 150.
[2]) Graefe, Arch. f. Ophth. XII., 1. S. 152, 153.

»auch ungewöhnlicheren (Muskel-) Druckkräften trotzende Innig-
»keit des Wundcontactes« das eigentliche Ziel gewesen, welches mit der neuen Schnittführung angestrebt wurde. Eine solche innige und selbst einem mässig erhöhten Glaskörperdrucke Stand haltende Berührung der Wundflächen ist jedoch keineswegs ausschliesslich an die strenge Linearität des Schnittes geknüpft, sondern wird bei Bogenwunden von geringer Höhe durch flache Schnittführung wesentlich begünstigt (S. 153).

Graefe hat sich denn auch, durch eigene Erfahrungen und fremde Einwendungen gedrängt, zu Aenderungen in der Schnittführung in diesem Sinne bequemen müssen. Er that dies aber nur sehr zögernd, indem er anfangs[1]) es blos für möglich erklärte, »dass man für die ganz compacten Staarformen dahin kommen »wird, Punction und Contrapunction eine Drittellinie (0·7^{mm}) tiefer »anzulegen, um unter Beibehaltung der Schnittmitte, aber mittelst »eines etwas weniger steilen Wundkanales, ... einen von »aller Contusion freien Linsenaustritt beim einfachen äusseren »Druck (Schlittenmanœuvre) zu erreichen«.

Es setzt dies aber voraus, dass die Vorderkapsel recht extensiv bis an den der Wunde anstehenden Randtheil eröffnet worden ist. Auch muss beim Ansatze des Löffels auf die hintere Wundlefze mit der Fixirpincette ein den Umständen proportionirter, im Ganzen aber ziemlich dreister Zug nach unten ausgeübt werden, auf dass sich der Linsengleicher in der Wunde einstelle, worauf dann der Austritt des Staares durch die seitlich gleitenden Bewegungen des Löffels bewerkstelligt wird. Droht sich die untere Corticalis vom Kerne loszulösen oder rückt der Staar nach erfolgter Einstellung nur langsam und mit Haltepunkten vor, indem der Augendruck ein sehr geringer ist, so genügt es, den Löffel mit seiner convexen Fläche auf die Mitte der Hornhaut anzudrücken und sanft gegen die Wunde hin aufwärts zu streichen, um den Staar als Ganzes vorrücken zu machen. »Wo sich indessen die Linse

---

[1]) Graefe, Arch. f. Ophth. XII., 1. S. 161, 171, 179.

»nicht vollkommen leicht darbietet und nicht in sanft schlüpfender
»Weise vorrückt, behält die Anwendung des Hakens ihre
»Vortheile.« Wollte man die Tractionsinstrumente durchaus
verbannen, so könnte in Ansehung der protrahirten und mühsamen Linsenentbindung bei gewissen Staarformen »dem Schnitte
»mit Beibehaltung seiner übrigen Attribute eine geringe
»Lappenhöhe (etwa von einer halben Linie oder etwas mehr als
»1^{mm}) gegeben werden«.

Mit fortschreitender Erfahrung[1]) wuchsen immer mehr die
gegen die Zugswerkzeuge gehegten Bedenken und auch in Bezug
auf das Schlittenmanöver reifte allmälig die Erkenntniss, dass
dasselbe die mechanischen Anforderungen bei der Linsenentbindung
nicht in vollkommener Weise erfülle. »Es wirkt dabei ein
»zu grosser Antheil der verwendeten Kraft lediglich als Steigerung
»des intraocularen Druckes, ohne eine directe Beziehung zur Aus-
»trittsbahn der Cataracta einzugehen.« Der Hauptmangel besteht
darin, dass »der Pincettendruck nicht während der Linsenentwicke-
»lung eine geeignete Verschiebung gegen die Hornhautmitte hin
»erhält«. Diese Einsicht gab zunächst Veranlassung, »den Druck
»gegen die sclerale Wundlefze mit einem Löffeldruck auf den
»unteren Hornhautrand zu verbinden«, weiterhin aber von dem
ersteren ganz abzusehen, indem es sich herausstellte, dass das Zurückhalten oder Niederdrücken der scleralen Wundlefze beim
Zusammenwirken der Fixirpincette und des Druckes auf den
unteren Hornhautrand entbehrlich sei.

Wesentlich gefördert wurde die Linsenentbindung durch
weniger steile Messerführung, indem der Schluss grosser
linearer Wunden nach A. Weber's[2]) Versuchen genauer ausfällt,
wenn deren Kanal nicht völlig senkrecht zur Scleralfläche steht«.
»Auch scheint für die ganz harten und zugleich dicken Cata-
»racten ein Abstand der Wundwinkel von 5 Linien (10·87^{mm})

---

[1]) Graefe, Arch. f. Ophth. XIII., 2. S. 549, 554 u. f., 559.
 Ad. Weber, Arch. f. Ophth. XIII., 1. S. 210 u. f.

»angemessener zu sein als von 4·75 Linien (10·33^{mm}). Für die
»ganz harten, aber abgeflachten Linsen genügen 4·75 Linien,
»obwohl die kleine Zugabe gewiss auch hier nichts schadet.« Es
gelingt bei solchem Vorgehen »die Entwickelung aller Linsen-
»formen mit einer befriedigenden Präcision«, und man hat den Vortheil, »dass der Procentsatz von Glaskörpervorfällen geringer wird, und
»dass die Corticalmassen selbst da, wo sie eine Tendenz haben, sich
»vom Staarkerne loszulösen, meist völlig rein herauszuschaffen sind«.

Der Verlängerung der äusseren Wundöffnung auf
5 Linien (10·87^{mm}) entspricht nach Graefe's[1]) Untersuchungen
eine innere Wundöffnung von 4·5 Linien (9·8^{mm}). Die letztere
wird bei der für die dickste Linse erforderlichen Klaffung von
2 Linien (4·35^{mm}) nicht völlig auf 3·75 Linien (8·15^{mm}) verkürzt.
»Fälle aber, wo der Staar bei 2 Linien Dicke volle 4 Linien Durch-
»messer bietet, gehören bereits zu den Ausnahmen. Allein selbst
»dann würde nur ein äusserst kleines Missverhältniss von weniger
»als 0·25 Linien zwischen der inneren Wunde und dem Linsen-
»durchmesser bestehen, ein Missverhältniss, welches durch eine
»ganz geringe Dehnung der Wundränder (theilweise schon durch
»den Augendruck selbst) und durch die Compression (?) der Linse
»ohne Gefahr überwunden wird.«

Ueberblickt man das Ganze, so stellt sich der von Graefe
zuletzt empfohlene Schnitt als ein 10·87^{mm} langer Steilschnitt dar, welcher ungefähr 20 Grade gegen die Ebene
eines grössten Hornhautkreises geneigt ist und eine Wunde
bedingt, deren Flächen sclerocorneal sind, während die
äussere Oeffnung ganz im vorderen Lederhautsaume liegt
und einen Bogen beschreibt, dessen Höhe etwa 6—7 Procent der Länge beträgt.[2])

Graefe glaubte mit dieser Verlängerung und Krümmungs-
vermehrung der Hornhautwunde so weit gegangen zu sein, als es

---

[1]) Graefe, Arch. f. Ophth. XIII., 2. S. 562.
[2]) Graefe, Arch. f. Ophth. XIV., 3. S. 106, 119.

selbst im äussersten Falle durch die Beschaffenheit des Staares
geboten sein konnte, und so weit, als es überhaupt zulässig schien,
ohne die ganze Physiognomie der Operation zu gefährden und ohne
jene grössere Freiheit im nachträglichen Verhalten der Kranken zu
opfern, »welche sich an die durch die Linearität gegebene, auch
»ungewöhnlicheren Druckkräften trotzende Innigkeit des Wund-
»contactes knüpft«. Unverrückt hielt er an dem Grundsatze fest,
»es sei die Lappenhöhe unter Erhaltung günstiger Be-
»dingungen für den Linsenaustritt möglichst zu ver-
»ringern«, und suchte dieses dadurch zum Ausdrucke zu bringen,
dass er für sein neues Verfahren den Namen »peripherer Linearschnitt« wählte.

Es ist in diesem Namen aber nur das Beiwort »peripher«
völlig zutreffend. Es bezeichnet zugleich mit voller Schärfe den
eigentlichen Kernpunkt der ganzen Neuerung. Nur durch
die Verlegung des Schnittes an die äusserste anatomisch
zulässige Grenze ist es nämlich möglich geworden, der
Wunde eine zur anstandslosen Entbindung des Staares
genügende Länge und dabei eine so geringe Bogenhöhe
zu geben, dass ihr die praktisch wichtigste Eigenschaft
einer linearen Wunde, ein sehr kleines Klaffungsvermögen, zuerkannt werden darf. Insofern kann denn auch
wirklich von einem Linearschnitte gesprochen werden. Im
strengen Wortsinne ist es aber ein Bogenschnitt, und der Name
»peripherer Lappenschnitt« ist weitaus bezeichnender.

Im Ganzen wollte das Graefe'sche Verfahren in der Hand
anderer, selbst gewiegter Operateure nicht recht gedeihen. Der
ruhig Urtheilende fühlte sich daher zu eingehenden Vergleichungen
förmlich gedrängt, und da ergab es sich gar bald, dass manche
Einwürfe, welche man gegen die alte Lappenextraction erhoben
hatte, beide Methoden, und zwar bald diese, bald jene in stärkerem
Maasse treffen.

In der That wurden hohe Grade von Astigmatismus ebensowohl nach dem Graefe'schen »peripheren Linearschnitte«, als nach dem hohen Bogenschnitte beobachtet und mussten da und dort auf ein ungenaues Zusammenpassen der Wundränder bezogen werden, erwiesen sich übrigens als sehr veränderlich, indem mit zunehmender Festigkeit der Narbe auch die Krümmung der Hornhaut eine regelmässigere wurde.[1])

Wenn übrigens bei der alten Lappenextraction das stufenweise Aneinanderheilen der Wundränder häufiger vorkam und verderblicher wirkte, als dies nach dem Graefe'schen »peripheren Linearschnitte« geschah, so leistete der letztere mit dem öfteren Auftreten cystoider Vernarbung reichlichen Ersatz.

Auch Irisvorfälle mit ihrer schlimmen Gefolgschaft zeigten sich bei der neuen Methode in unliebsamer Häufigkeit und eine Zeitlang war man des Glaubens, dass sie hier einen ganz besonders gefährlichen Charakter annehmen, indem man immer wiederkehrende Reizzustände des operirten Auges und sympathische Mitleidenschaft des anderen Bulbus viel öfter beobachtet haben wollte, als unter gleichen Verhältnissen nach der alten Lappenextraction.[2])

Glaskörpervorfälle, besonders die am meisten gefürchteten, der Entbindung der Linse vorangehenden oder vorzeitigen, schienen bei dem Graefe'schen »peripheren Linearschnitte« in einem höheren Procente der Fälle vorzukommen.[3])

---

[1]) Reuss und Woinow, Ophthalmometrische Studien. Wien 1869. S. 13; Woinow, Klin. Monatbl. 1871, S. 466; 1875, S. 366; Roeder, ibid. 1875, S. 365; Donders, Arch. f. Ophth. XIX., 1. S. 77; Mauthner, Wiener med. Wochenschrift 1877, Nr. 27—30; Weiss, Arch. f. Augenheilkunde. VI., S. 58, 62, 74; Laqueur, Arch. f. Ophth. XXX., 1. S. 122; Bono, Centralbl. f. prakt. Augenheilkunde. VII., S. 444.

[2]) S. Klein, Klin. Monatbl. 1874, S. 334 u. f.; Wiener med. Presse 1874, Nr. 48—51; Wecker, Klin. Monatbl. 1875, S. 369; J. Schneider, Centralbl. f. prakt. Augenheilkunde. IV., S. 136; Hasner, Prager med. Wochenschrift 1880, S. 74, 82; Webster, Transact. of the Amer. ophth. society 1880, p. 19; Arch. f. Augenheilkunde. X., S. 96.

[3]) Ad. Weber, Arch. f. Ophth. XIII., 1. S. 188.

Endlich überzeugte man sich auch, dass der Schrecken der Augenärzte, die Vereiterung des Augapfels,[1]) mit dem neuen Verfahren keineswegs umgangen, sondern höchstens um ein Gewisses vermindert werden könne.

In Anbetracht dessen konnten sich einzelne bewährte Augenärzte bis heute nicht entschliessen, dem grossen hohen Bogenschnitte zu entsagen.[2]) Andere zeigten viele Lust, sich der alten Lappenextraction mit einigen Abänderungen wieder zuzuwenden[3]) oder daran wenigstens für gewisse Staarformen festzuhalten.[4])

Am wenigsten befriedigte naturgemäss das neue Verfahren, so lange Graefe auf der strengen Linearität und auf der ursprünglich von ihm vorgeschriebenen Kürze des Hornhautschnittes bestand.

Ad. Weber[5]) rügte schon 1867 als Uebelstände der modificirten Linearextraction: die Häufigkeit von Glaskörpervorfällen, besonders vorzeitiger, das fast ausnahmslose Zustandekommen von Irisvorfällen und die Schwierigkeit, abgetrennte Staartrümmer vollständig auszuräumen. Er führte diese Uebelstände auf die Steilheit des Schnittes zurück und wies darauf hin, dass ein linearer Schnitt weit weniger günstige Bedingungen für eine rasche und bleibende Wundvereinigung biete, als ein minder steiler und ein Flachschnitt von derselben Länge (S. 153). Oberster Grundsatz für jede Staar-

---

[1]) Steffan, Klin. Erfahrungen und Studien. Erlangen 1869. S. 16; Wecker, Clinique ophth. par Martin. Paris 1873. p. 13; Plönies, Beiträge zur Lehre von der Staarextraction. Frankfurt 1879. S. 135; Arlt, Graefe und Sämisch, Handbuch. III., S. 282, 317, 318; Hasner, Prager med. Wochenschrift 1880, S. 74, 82; Nagel's Jahresbericht 1876, S. 180; H. Cohn, ibid. 1878, S. 152.

[2]) Hasner, Die neueste Phase der Staaroperation. Prag 1868; Phakologische Studien. Prag 1868; Prager med. Wochenschrift 1880, S. 74, 82.

[3]) Wecker, Sur un nouveau procédé opératoire de la cataracte. Paris 1875; Klin. Monatbl. 1875, S. 366; Liebreich, Eine neue Methode der Cataractextraction. Berlin 1872; Knapp, Arch. f. Augenheilkunde. VI., S. 314; Franke, ibid. X., S. 71; Roosa, The medical Record 1885, p. 154.

[4]) Rothmund, Klin. Monatbl. 1874, S. 344; Landolt, Centralblatt f. prakt. Augenheilkunde. III., S. 232.

[5]) Ad. Weber, Arch. f. Ophth. XIII., 1. S. 187 u. f.

extractionsmethode soll der spontane Linsenaustritt, also die Entbehrlichkeit aller Zugswerkzeuge und überhaupt jeder erheblichen äusseren Krafteinwirkung sein. Insoferne erscheint eine Schnittlänge von 10^{mm} geboten. Eine solche Wunde ergiebt nämlich nach der Berechnung bei einer Annäherung ihrer Endwinkel auf 9^{mm} eine Klaffung von 4^{mm} und ist daher geeignet, die grössten Staare durchtreten zu lassen. Es gelten diese Maasse hauptsächlich von der inneren Wundöffnung, welche für die Leichtigkeit des Staaraustrittes bestimmend ist. Aber auch die äussere Wundöffnung soll die gleiche Länge haben und die Höhe des Schnittbogens 1·76^{mm} nicht überschreiten, damit die Klaffung nicht zu sehr überhandnehme.

Um einen solchen Schnitt von 10^{mm} Länge und 1·76^{mm} Bogenhöhe an der Hornhautbasis führen zu können, hat Ad. Weber eine gekrümmte Lanze gebaut, deren hintere Fläche ausgehöhlt ist. Die Klinge ist herzförmig, 10·25^{mm} lang; 6·5^{mm} von der Spitze entfernt hat sie eine Breite von 10^{mm} und behält dieselbe noch 2^{mm} aufwärts, um sich dann rasch zu verschmälern. Es wird dieselbe an der Grenze des unteren oder, wenn eine Iridektomie mit Sicherheit schon vorher in Aussicht steht, des oberen Scleralsaumes, bei sehr kleinen Hornhäuten etwas weiter hinten, eingestossen und genau in der Ebene der hinteren Cornealöffnung bis zum unteren Kammerfalze vorgeschoben.[1]

Das Ergebniss soll ein Linearschnitt, und zwar für die äussere Wundöffnung mathematisch genau, aber ein Linearschnitt sein, welcher die Hornhaut nicht senkrecht, sondern mit geringer Abnahme der Linearität nach hinten schief durchsetzt und den geforderten Maassen entspricht.

Hirschberg[2] hebt dagegen die Unmöglichkeit hervor, gute Hohllanzen zu beschaffen. Trotzdem verdient Ad. Weber's Verfahren die grösste

---

[1] Ad. Weber, Arch. f. Ophth. XIII., 1. S. 253.
[2] Hirschberg, Beiträge zur praktischen Augenheilkunde. Leipzig 1877. II., S. 1, 4.

Beachtung und er stehe nicht an, zu vermuthen, dass der Lanze ein Theil der Zukunft gehöre. Er bestrebt sich bei seinen Operationen nach Graefe, den Schnitt so nahe als möglich der Hornhautperipherie anzuschmiegen und ihm eine Schnenlänge von 11mm zu geben, wie sie für die grossen und harten Staare erforderlich und ausreichend ist. Der Bogenschnitt muss demgemäss ungefähr 130°, d. h. etwas mehr als ein Dritttheil der Hornhautperipherie umfassen. Seine Lanze hat genau die Form der grössten von Ad. Weber, nur dass die Klingenfläche nicht concav, sondern vollkommen eben ist. Er fügt hinzu, dass Prof. Horner bereits 1867 das Hohlschleifen der Lanze für unwesentlich erklärt hat.

Auch Ed. Jäger[1]) glaubte eine Zeit lang, die Schnittführung durch Zuhilfenahme von Hohllanzen wesentlich verbessern zu können.

Er liess Lanzen bauen, deren Klinge an der hinteren Fläche in Gestalt eines Cylinders von 8, 10, 12, 14 und 16mm Halbmesser ausgehöhlt war, eine grösste Breite von 10, 11, 12 und 13mm besass und unter einem Winkel von 20° bis 30° von dem Halse nach vorne abbog. Schon im Schuljahre 1865/66 waren damit 18 Kranke operirt worden. Der Schnitt wurde so ausgeführt, dass man die Lanzenspitze auf den höchsten Punkt der Cornea aufsetzte und nun parallel der Iris in die vordere Kammer eindrang. »So war es mög-
»lich, mit einer Lanze eine vollkommen lineare Wunde von ganz
»bestimmter Länge und Bogenkrümmung, wobei die Schnittfläche
»nicht in einen Meridian des Auges fiel, sondern parallel mit der Iris verlief,
»herzustellen.«[2])

Eine ähnliche Hohllanze, welche aber nicht gekrümmt war und in einen breiten Schaft auslief, hat Santerelli[3]) bereits zur Schnittführung bei Staarausziehung verwendet, 1795 ausführlich beschrieben und abgebildet.

Ed. Jäger änderte 1845 das Verfahren. Er liess eine gerade, 11mm breite Hohllanze bauen, mit welcher er, die Concavität nach rückwärts gewendet, im äusseren Hornhautsegmente Schnitte von 7—8mm Länge und darüber ausführte. Es war ihm so theils ohne, theils mit der Iridektomie möglich geworden, Staare von beträchtlich grösserem Umfange als früher durch eine Lanzenwunde zu entbinden. Da es aber demungeachtet nicht gelang, die Wunde derart herzustellen, um senile Staare von normal grossem Umfange mit überwiegend günstigem Erfolge zu extrahiren, so versuchte

---

[1]) Ed. Jäger, Der Hohlschnitt. Wien 1873. S. 11.

[2]) Ed. Jäger, Aerztlicher Bericht des k. k. allgem. Krankenhauses zu Wien vom Solarjahre 1866. Wien 1867. S. 324.

[3]) Santerelli, Ricerche per facilitare etc. Vienna 1795. p. 73, Tav. II, Fig. 1, 3.

er 20 Jahre später durch Verlegung des Schnittes in die Lederhaut sein Ziel zu erreichen. Diese Operation übte er durch längere Zeit.

Nachdem jedoch die Ergebnisse des Hohllanzenschnittes trotz mannigfaltiger Vortheile stetig hinter jenen zurückblieben, welche vermittelst des Lappenschnittes nach oben (Friedr. Jäger) zu erreichen waren, besonders wenn damit die Iridektomie verbunden wurde: liess Ed. Jäger die Hohllanzen gänzlich fallen, um sich, da er mit dem Graefe'schen Verfahren nur unbefriedigende Resultate erzielt hatte, dem Hohlschnitte zuzuwenden, dessen Zweck wieder kein anderer war, als die Herstellung einer für beliebig grosse Staare ausreichend langen Hornhautwunde mit dem geringen Klaffungsvermögen eines Linearschnittes.[1])

Er hatte schon 1852 in seiner — meines Wissens nicht veröffentlichten und mir unbekannten — Habilitationsschrift auf mathematisch-physikalischem Wege den Nachweis geführt, dass als ein Linearschnitt nur ein solcher gelten könne, welcher seiner ganzen Länge (und Breite) nach in die Ebene eines grössten Hornhautkreises fällt; dass aber auch Bogenwunden die Eigenschaften eines Linearschnittes annehmen und dann als »theilweise Linearschnitte« aufgefasst werden dürfen, wenn die eine oder die andere Breitenzone der beiden Wundflächen ihrer ganzen Länge nach von der Ebene eines oder mehrerer grösster Hornhautkreise durchschnitten wird, und dass insoferne bei Steil- und Flachschnitten deren Richtung und Länge massgebend seien.

Von der Thatsache ausgehend, dass zwei Kugelflächen sich in Einer Ebene schneiden, und dass die Hornhautoberflächen ohne grossem Fehler als Kugelflächen angesehen werden können, dünkte ihm zur Herstellung solcher partieller Linearschnitte ein Messer, dessen Klinge in der Form eines Kugelabschnittes gebildet war, am zweckmässigsten. »Da ein sphärisch »gekrümmtes Messer ob der Stellung der Iris und Linse nicht mit Erfolg an- »zuwenden war, so musste er sich damit begnügen, die Messerfläche der »Breite nach und zwar senkrecht zum Rücken des Instrumentes cylinder- »artig zu krümmen (das ist die Axe des Cylinders parallel zum Rücken des »Messers zu stellen) und durch Schiefstellung der Schneide zur erzeugenden »Geraden der Cylinderfläche (Kante des Cylinders) der Schneide selbst eine »bogenförmige, streng genommen eine elliptische Krümmung zu geben. Wird »mit einem solchen spitz dreieckförmigen Hohlmesser, die Concavität nach

---

[1]) Ed. Jäger, Der Hohlschnitt. Wien 1873. S. 7, 9, 14, 16.

»vorne gewendet, ein Schnitt durch die Formhäute im vorderen und oberen
»Augapfelabschnitte ausgeführt, so fällt die Schnittwunde, insoferne hierbei
»die durch die Schneide und den Rücken gelegte Fläche der Messerklinge
»eine den oberen Rand der Hornhaut durchschneidende Ebene eines grössten
»Kreises des Augapfels tangirt, nahezu vollständig in diese Ebene. Diese
»Schnittwunde ist somit unter Berücksichtigung der gegebenen Wund-
»breite ... als Linearwunde anzusehen.«

Unerlässliche Bedingung dazu ist jedoch, dass das Hohlmesser beim Einstiche »seiner Länge nach parallel zur Irisebene, seiner Fläche nach dagegen »unter einem Winkel von 35^0—40^0 zu dieser gestellt sei und bei leichter, »seiner Flächenkrümmung entsprechender Vorwärtswendung, womöglich in »unveränderter, seinem Rücken entsprechender Richtung durch den oberen »Theil der Kammer hindurch geführt werde.« Bei einer stärkeren Neigung der Messerfläche nach oben und hinten oder nach vorne und unten ergiebt sich nämlich stets ein Lappen mit nach rückwärts, beziehungsweise nach vorne und unten gerichtetem Scheitel. Ein- und Ausstichspunkt sollen 2.5^{mm} vom Hornhautrande und 3.5^{mm} unter einer wagrechten, den obersten Punkt der Cornealgrenze tangirenden Linie in dem Lederhautsaume gelegen sein. Die so gebildete Wunde »hat nach Entspannung des Bulbus durch Verlust »der wässerigen Feuchtigkeit durchschnittlich eine äussere Oeffnung von »12^{mm} Länge.«

Ein ganz ähnliches Hohlmesser wie das Ed. Jäger'sche ist schon 1869 von Zehender bei der Extraction von Staaren gebraucht worden. Sein Zweck war, die Lappenhöhe bei der gewohnten Klingenführung geringer und die Wundränder steiler gegen die Augapfeloberfläche abfallen zu machen, damit die letzteren sich besser aneinander anlegen. Dieselbe Messerform soll übrigens schon im vorigen Jahrhunderte von Casaamata in Anwendung gebracht worden sein.[1])

Während solchermassen Ad. Weber und Ed. Jäger im Interesse einer geringen Klaffung von der Linearität der Wunde so viel als möglich zu retten suchten, trat Steffan[2]) 1867 mit aller Entschiedenheit für den Lappenschnitt nach unten ein, nachdem er mit den neuen Operationsmethoden schlimme Erfahrungen gemacht hatte. »Soll eine Alterscataract ohne Beleidigung

---

[1]) Zehender, Handbuch der gesammten Augenheilkunde. Erlangen 1869. I., S. 452; Klin. Monatbl. 1873, S. 316.

[2]) Steffan, Erfahrungen und Studien über die Staaroperationen. Erlangen 1867. S. 15, 21, 23, 33; Klin. Erfahrungen und Studien. Erlangen 1869. S. 4.

»der ihr gebotenen Passage, d. h. des Wundkanales, das
»Auge verlassen, so muss vor Allem die Hornhautwunde
»eine solche Grösse und Gestalt haben, wie sie dem
»Maximaldurchschnitt des jeweilig zu extrahirenden Ca-
»taractkernes (oder des compacten Theiles der Cataracta)
»conform ist. Die genaue Bestimmung dieses Maximal-
»durchschnittes bildet den Cardinalpunkt der ganzen Ex-
»tractionslehre, aus ihr ergiebt sich mit logischer Consequenz
»Gestalt und Grösse des Hornhautschnittes.« Dieser kann angesichts der gefundenen Maasse immer nur ein Lappenschnitt sein, und zwar muss die innere Wundöffnung, welche
für die grössere oder geringere Leichtigkeit der Cataractentbindung
die entscheidende ist, einen Bogen beschreiben, dessen
Sehne dem Gleicherdurchmesser, dessen Höhe der Dicke
des festen Staarkernes entspricht. Um diesen Anforderungen
zu genügen, ist es geboten, Ein- und Ausstichspunkt etwas über
1^{mm} von der Hornhautgrenze entfernt zu wählen. Durch eine solche
Verlegung des Schnittes in den Lederhautsaum ist die Möglichkeit gegeben, die Lappenbasis selbst bei den umfangreichsten
Staaren etwas über 1^{mm} von dem Querdurchmesser der Cornea
hinwegzurücken und damit die Lappenhöhe mit allen daran hängen-
den Gefahren gegenüber den früher gebräuchlichen Bogenschnitt-
formen wesentlich einzuschränken.

Dieser Widerspruch reizte Graefe[1]) zu einer ziemlich scharfen
Entgegnung. »Es bleibt gewiss praktisch richtig, die zum Linsen-
»austritte nöthige Abänderung im elastischen Gleichgewichte der
»Wundränder an der niedersten Grenze zu halten, welche wir in
»der Scala der Präsumtionen statuiren können. Allein ich glaube,
»dass dies bei dem jetzigen Verfahren der modificirten Linear-
»extraction erreicht ist. Wenn eine lineare Wunde von 5 Linien
»(10·89^{mm}) sich unter dem sanften Anlegen eines Löffels an den
»unteren Hornhautrand öffnet, so wird es sich nur darum handeln,

---

[1]) Graefe, Arch. f. Ophth. XIII., 2. S. 561.

»ob die innere Wunde bei der für die Linsendicke nöthigen
»Klaffung auch die dem Linsendiameter entsprechende Länge be-
»hält. Die Untersuchung lehrt, dass bei der von mir empfohlenen
»Technik die innere Wunde bei einer äusseren Wunde von 5 Linien
»(10·89^{mm}) sich auf 4·5 Linien (9·8^{mm}) beläuft und sich selbst bei
»der für die dickste Linse erforderlichen Klaffung von 2 Linien
»(4·36^{mm}) und abgesehen von jeder dilatirenden Wirkung des
»Augendruckes nicht völlig auf 3·75 Linien (8·17^{mm}) verkürzt. Fälle,
»wo der Staar bei 2 Linien (4·36^{mm}) Dicke volle 4 Linien (8·7^{mm})
»Durchmesser bietet, gehören zu den grössten Ausnahmen, allein
»selbst dann würde nur ein äusserst geringes Missverhältniss, von
»weniger als 0·25 Linien (0·54^{mm}), zwischen der inneren Wunde
»und dem Linsendurchmesser bestehen, ein Missverhältniss, welches
»durch eine ganz leichte Dehnung der Wundränder, theilweise schon
»durch den Augendruck selbst und durch die Compression der
»Linse, meines Erachtens ohne Gefahr überwunden wird.« Im
Uebrigen seien die ungünstigen Durchschnittsergebnisse, welche
Steffan und Andere bei ihren Erstlingsversuchen mit dem neuen
Verfahren erzielt haben, sehr wohl erklärlich aus der geringen
Fertigkeit, welche jeder Augenarzt einer bisher ungewohnten und
nicht leichten Operationsweise entgegenbringt, und werden in ihrer
Beweiskraft sehr abgeschwächt durch die stetig zunehmende Hin-
neigung der meisten Augenärzte zur modificirten Linearextraction.[1])

Und Steffan[2]) that, was so Viele vor ihm in ähnlicher Lage
gethan haben ... laudabiliter se subjecit. Er zieht »ohne Be-
»denken den Satz zurück, dass es für die Extraction harter Cata-
»racten nur Eine Schnittform giebt, welche dem Kerne erlaubt,
»ohne Beleidigungen des Wundkanales spontan das Auge zu ver-
»lassen, das ist der Lappenschnitt. Er gesteht ferner mit Freuden
»zu, dass es bei sorgfältigst eingeübter Technik und ge-
»nauestem Festhalten an den Graefe'schen Vorschriften möglich

---

[1]) Graefe, Klin. Monatbl. 1870, S. 1 u. f.
[2]) Steffan, Klin. Monatbl. 1870, S. 90.

»ist, einen peripheren Linearschnitt von solchen Dimensionen zu
»erhalten, dass bei einer Lappenhöhe von in maximo 0·5 Linien
»(1·09^{mm}) dessen ‚innere' Schnittbasis 4·5 Linien (9·8^{mm}) beträgt.
»Dagegen hält er an der Ueberzeugung fest, dass die Technik eines
»regelrechten peripheren Linearschnittes weit schwieriger ist, als
»die eines peripheren Lappenschnittes von 1·5—2 Linien (3·26 bis
»4·35^{mm}) Lappenhöhe.«

Dieses Zurückweichen war in der Sachlage nicht begründet, denn der Widerspruch Stcffan's gilt dem ursprünglichen Verfahren Graefe's und stammt aus einer Zeit, in welcher der Letztere[1]) von der Zweckmässigkeit seiner späteren Abänderungen noch nicht überzeugt war und »keinen Grund fand, das strengere lineare »Princip des bisherigen Verfahrens in irgend einer Weise »zu lockern«. Es lässt sich aber unschwer der Beweis führen, dass bei Alterscataracten der Umfang und die Dichtigkeit der herauszufördernden Staarmasse ebenso wie die verfügbaren natürlichen Triebkräfte Anforderungen an die Länge und Lage der Hornhautwunde stellen, welche in Anbetracht der gegebenen anatomischen Verhältnisse des vorderen Augapfelabschnittes eine strenge Linearität des Schnittes ausschliessen.

Nach Henle[2]) beträgt der sagittale Durchmesser der gesunden Linse im todten Auge nahe an 4^{mm} (3·3—3·9^{mm}). Der Durchmesser des grössten Frontal- oder Aequatorialdurchschnittes misst 9—10^{mm}. Ed. Jäger[3]) fand bei Erwachsenen und Greisen Schwankungen des sagittalen Durchmessers von 4·0—5·5^{mm} (Mittel 4·5^{mm}), des queren und senkrechten von 8·5—10·2^{mm} (Mittel 9·2^{mm}).

Würde die ganze Linse bis auf die äussersten Rindenlagen verhornen, sich also in eine feste und derbe Masse verwandeln können, von welcher sich nicht leicht etwas abstreifen lässt, so würde man bei der Operation mit dem möglichen Vorkommen von Staaren rechnen müssen, welche als eine geschlossene Masse von 5·5 und 10·2^{mm} Durchmesser ohne Quetschung und Zerrung durch die Hornhautwunde herauszufördern sind.

---

[1]) Graefe, Arch. f. Ophth. XII., 1. S. 161.
[2]) Henle, Handbuch der Eingeweidelehre. Braunschweig 1866. S. 587,679.
[3]) Ed. Jäger, Ueber die Einstellungen des dioptrischen Apparates. Wien 1861. S. 13.

In der That beobachtete Arlt[1]) bei Cataracta nigra »bis 10^{mm} Aequa-
»torial- und 4·5^{mm} Axendurchmesser. Der Cataracta nigra zunächst stehen
»die dunklen ambrafarbigen Staare mit hornartiger Rinde, manchmal mit
»speichenartigen dünnen weissen Streifen in der vorderen Rindensubstanz«.
Es gelten ihm diese Maasse als Ausnahmen. Im Allgemeinen betrachtet er
Staarkerne von 8—8·5^{mm} Breiten- und 4^{mm} Dickendurchmesser als grosse.

Steffan[2]) fand in 54 Fällen bei Kranken von 39—81 Lebensjahren
den Aequatorialdurchmesser des extrahirten Staarkernes zwischen 3 und 4
Linien (6·5—8·7^{mm}), die Dicke zwischen 1 und 2 Linien (2·17 und 4·3^{mm})
schwankend. In 33 Fällen (61·1%) betrug der Querdurchmesser 3—3·5 Linien
(6·5—7·6^{mm}) und die Dicke 1·5 Linien (3·26^{mm}). In 21 Fällen oder 38·9% war
der Umfang des Staarkernes grösser.

Schiess-Gemusens[3]) fand als Durchschnittsmaass für die Breite 8·34^{mm},
für die Dicke 3·26^{mm}. Die grösste beobachtete Breite war in 121 Fällen einmal 10·3^{mm} und einmal 10^{mm}.

Ad. Weber[4]) überzeugte sich bei seinen Messungen extrahirter Linsen,
»dass die grössten noch harten Cataracten einen Durchmesser von 9^{mm} und
»eine Dicke von 4^{mm}, Corticalis mit eingerechnet, nicht überschreiten«. Am
häufigsten stiess er auf kernhaltige Cataracten von 7^{mm} Gleicherdurchmesser
und 3^{mm} Dicke.

Borysiekiewiez[5]) hat 80 von vielen Hunderten auf meiner Klinik
durch Extraction gewonnenen und in schwachem Weingeiste oder in Glycerin
aufbewahrten Staarkernen gemessen. Die abstreifbare Rinde war bei allen
theils schon während der Operation, theils nachträglich in Folge der gegenseitigen Reibung verloren gegangen. Der Aequatorialdurchmesser schwankte
von 7—10^{mm}, die Dicke von 3—4·5^{mm}. Am häufigsten (48 mal) fanden sich
Staarkerne von 8—9^{mm} Aequatorial- und 3·5—4^{mm} Dickendurchmesser, am
seltensten (3 mal) Kerne von 10^{mm} Aequatorial- und 4—4·5^{mm} Dickendurchmesser. Es ergeben sich hieraus etwas grössere mittlere oder Durch-
schnittswerthe, als sie von Anderen gefunden worden sind. Der Grund
dessen liegt ohne Zweifel darin, dass kleine Kerne gewöhnlich auch weniger
dicht sind, leicht abbröckeln und unansehnlich werden, bei der Untersuchung
aber blos die wohlerhaltenen ausgewählt wurden.

Auf dass ein harter Kern ohne bedenkliche Zerrung und
Quetschung der Wundränder durch die Schnittöffnung herausgefördert

---

[1]) Arlt, Graefe-Sämisch, Handbuch. III., S. 304.

[2]) Steffan, Erfahrungen und Studien über die Staaroperationen. Erlangen 1867. S. 18; Klin. Erfahrungen und Studien. Erlangen 1869. S. 5.

[3]) Schiess-Gemusens, Arch. f. Ophth. XXI., 1. S. 66.

[4]) Ad. Weber, Arch. f. Ophth. XIII., 1. S. 194, 255.

[5]) Borysiekiewicz, Klin. Monatbl. 1880, S. 224.

werden könne, muss die letztere eine Länge haben, welche dem halben Ummesser der fest zusammenhängenden Kernmasse gleicht. Dantone[1]) hat dies bereits 1869 in überaus klarer und verständlicher Weise gezeigt.

Berechnet man die Mittelwerthe aus sämmtlichen oben verzeichneten Maassen ohne Rücksicht auf das häufigere oder seltenere Vorkommen jedes Einzelnen, so ergiebt sich für den Gleicherdurchmesser eine Länge $a = 8.4^{mm}$, für den Dickendurchmesser eine Länge $b = 3.7^{mm}$. Wird nun ein in der Axe des Kernes geführter Durchschnitt als Ellipse betrachtet, deren beide Axen a und b sind, so findet man für den Ummesser P den Werth

$$P = \left(\frac{a+b}{2}\right)\pi \text{ und } \frac{P}{2} = \left(\frac{a+b}{4}\right)\pi = 9.498^{mm}.$$

Die Länge der hinteren Wundöffnung darf sich also nur bei Staaren mit kleinem harten Kerne und flüssiger oder breiig erweichter Rinde unter 9.5^{mm} halten. In der Regel und namentlich, wenn man über die Grösse und Beschaffenheit des zu entbindenden Kernes nicht ganz im Klaren ist, wird der Schnitt auf 9.5^{mm} und mehr hintere Wundöffnung, bei grossen Kernen sogar auf 11.38^{mm} hintere Wundöffnung veranschlagt werden müssen.

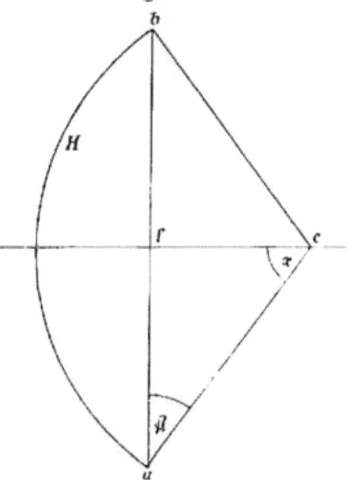

Fig. 5.

Es beschreibt nun der Ummesser der vorderen Hornhautoberfläche gewöhnlich nicht einen Kreis, sondern eine querliegende Ellipse, deren Excentricität nicht selten eine auffällige ist. Der Querdurchmesser schwankt nach Ed. Jäger[2]) von $11.9-12.6^{mm}$ und beträgt im Mittel 12.24^{mm}. Der Frontaldurchmesser wechselt nach Dr. E. Bock's Messungen an Leichenaugen zwischen 9.5 und 12.5^{mm}. Der Mittelwerth ist also 11^{mm} und der mittlere Umfang der Ellipse ist auf 36.42^{mm} zu schätzen.

---

[1]) Dantone, Beiträge z. Extraction d. grauen Staares. Erlangen 1869. S. 14.

[2]) Ed. Jäger, Ueber die Einstellungen des dioptrischen Apparates. Wien 1861. S. 276.

Der Ummesser der hinteren Hornhautoberfläche nähert sich meistens einem Kreise, dessen Durchmesser nach Dr. E. Boek's Untersuchungen 10·5 – 12·25 mm, in der Regel und im Mittel 11 mm beträgt. Der mittlere Krümmungshalbmesser wurde von Ed. Jäger mit 6·7 mm bestimmt.

Ist aHb (Fig. 5) ein senkrechter Durchschnitt der hinteren Hornhautoberfläche mit der Sehne $ab = 11$ mm und dem Krümmungshalbmesser $ca = cb = 6·7$ mm, so ergiebt sich

$$\text{Sin. } \alpha = \text{Cosin. } \beta = \frac{af}{ac} = \frac{5·5}{6·7} = 0·8209$$

$\alpha = 55^0\ 10'$; $2\alpha = 110^0\ 20' = 110·222$ Grad.

Die Peripherie P der zur Kugel ergänzt gedachten hinteren Hornhautoberfläche

$$P = 2r\pi = 13·4 \times 3·142 = 42·1028 \text{ mm}$$

und der Bogen Eines Grades $\frac{P}{360} = 0·11695$ mm. Der zur Sehne ab gehörige Bogen H ist also

$$H = 0·11695 \times 110·222^0 = 12·89 \text{ mm}.$$

Fig. 6.

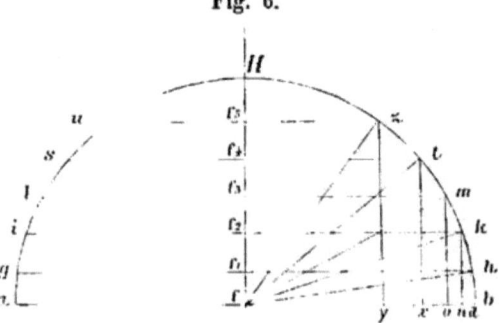

Ist nun (Fig. 6) aHb die obere Hälfte der durch den Rand der hinteren Hornhautoberfläche gelegten Kreisebene und denkt man sich eine Reihe von Linearschnitten, welche die Peripherie dieser Kreisebene in Abständen von je 1 mm über dem Querdurchmesser ab schneiden, so dass die senkrecht auf fb gefällten Geraden $hd = 1$ mm, $kn = 2$ mm, $mo = 3$ mm, $tx = 4$ mm, $zy = 5$ mm betragen, und ist $fb = af = 5·5$ mm, also $fb^2 = 30·25$ mm, so ergiebt sich:

$fd^2 = fh^2 - hd^2$; $fd = \sqrt{29·25} = 5·4$ und $gh = 10·8$ mm.

$fn^2 = fk^2 - kn^2$; $fn = \sqrt{26·25} = 5·123$ und $ik = 10·246$ mm

$fo^2 = fm^2 - mo^2$; $fo = \sqrt{21·25} = 4·6097$ und $ml = 9·2194$ mm

$fx^2 = ft^2 - tx^2$; $fx = \sqrt{14·25} = 3·775$ und $st = 7·55$ mm

$fy^2 = fz^2 - zy^2$; $fy = \sqrt{5·25} = 2·29$ und $zu = 4·58$ mm.

Es sei nun (Fig. 7) aHb die obere Hälfte der durch die hintere Hornhautöffnung gelegten Kreisebene, Hc die obere Hälfte des senkrechten Meridians der hinteren Hornhautoberfläche und deren Halbmesser r

$$r = Cc = Cb = Ch = Ck = Cm = Ct = Cz = 6{\cdot}7\,\text{mm}.$$

Fig. 7.

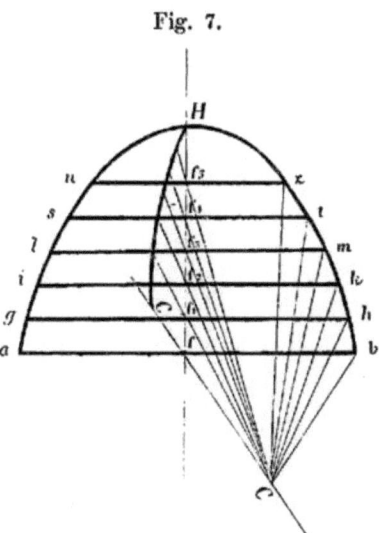

Der Sinus des zu jeder einzelnen Sehne gh, ik, lm, st, uz gehörigen Centriwinkels ist gleich der halben Sehne, getheilt durch den Halbmesser r, also

$$\text{Sin. } hCf_1 = \frac{5{\cdot}4}{6{\cdot}7} = 0{\cdot}8060;\ 2\,hCf_1 = 107{\cdot}43^0$$

$$\text{Sin. } kCf_2 = \frac{5{\cdot}123}{6{\cdot}7} = 0{\cdot}7646;\ 2\,kCf_2 = 99{\cdot}73^0$$

$$\text{Sin. } mCf_3 = \frac{4{\cdot}6097}{6{\cdot}7} = 0{\cdot}688;\ 2\,mCf_3 = 86{\cdot}93^0$$

$$\text{Sin. } tCf_4 = \frac{3{\cdot}775}{6{\cdot}7} = 0{\cdot}5634;\ 2\,tCf_4 = 68{\cdot}57^0$$

$$\text{Sin. } zCf_5 = \frac{2{\cdot}29}{6{\cdot}7} = 0{\cdot}3418;\ 2\,zCf_5 = 39{\cdot}97^0$$

Der Bogen der Sehne $ab = 12{\cdot}89\,\text{mm}$
» » » » $gh = 12{\cdot}56\,\text{mm}$
» » » » $ik = 11{\cdot}66\,\text{mm}$
» » » » $lm = 10{\cdot}17\,\text{mm}$
» » » » $st = 8{\cdot}02\,\text{mm}$
» » » » $uz = 4{\cdot}67\,\text{mm}$

Für einen streng linearen Schnitt von 9·5^{mm} Länge ist also bei einer mittelgrossen Cornea schon in einem Abstande von weniger als 4^{mm} ober- oder unterhalb des Querdurchmessers der hinteren Hornhautöffnung kein Spielraum gegeben. Um so mehr fehlt der letztere natürlich bei peripherer Wundlage, für welche die gewichtigsten Gründe sprechen. Eine Verlängerung der äusseren Wundöffnung über den Scleralsaum hinaus ist selbstverständlich ohne Belang für den leichteren Austritt der Cataracta; eine Verlängerung der inneren Wundöffnung über den Ansatz des Aufhängebandes der Regenbogenhaut hinaus könnte aber nur unter bedenklicher Verletzung des Strahlenkörpers und Blosslegung der Zonula erfolgen. Man kann also wohl sagen: für harte Staarkerne sei ein ausreichend langer, streng linearer Hornhautschnitt unter Aufrechthaltung seiner peripheren Lage nicht herzustellen.

Wenn dies aber auch möglich wäre, so käme ein anderer Umstand in Betracht, welcher die Vorzüge des Bogenschnittes in klares Licht setzt. Bei einer streng linearen Wunde kann nämlich die von der Kerndicke beanspruchte Klaffung nur unter gegenseitiger Annäherung der Wundwinkel, also unter Verkürzung der Wundlänge, beschafft werden. Diese setzt aber eine merkliche Verziehung der an die Schnittwinkel angrenzenden Theile voraus und kann nimmer durch die natürlichen Triebkräfte selbst bewerkstelligt werden, sondern verlangt um so mächtigere äussere Krafteinwirkungen, je grösser das von der Kerndicke geforderte Maass der Klaffung ist. Bei Bogenwunden vermindert sich hingegen der Bedarf an äusseren, die Klaffung bezweckenden Hilfskräften im Verhältnisse zur Bogenhöhe des hinteren Lappenrandes und wird mit Rücksicht auf die geringe Steifigkeit des Hornhautgewebes fast Null, wenn diese Bogenhöhe der Kerndicke gleichkommt.

Graefe selbst hat dies unbewusst anerkannt, indem er seinem Schnitte eine minder steile Richtung gab und die innere Wundöffnung auf 9·8^{mm} verlängerte. Das letztere ist nämlich bei der peripheren Wundlage ohne Bogenkrümmung ganz undenkbar. Graefe ist damit den Gegnern seines Linearschnittes einen gewaltigen Schritt entgegen gegangen, denn es bedurfte jetzt schon einer beträchtlichen Dehnung des Begriffes, um den Hornhautschnitt noch als einen linearen gelten lassen zu können. Anderseits mussten aber auch die stärksten Widersacher zugeben, dass bei einer inneren Wundöffnung von 9·8^{mm} Länge sich sehr viele, ja die grosse Mehrzahl harter Staarkerne durch die natürlichen Triebkräfte anstandslos aus dem Binnenraume herausschaffen lassen.

Betreffs ungewöhnlich grosser und harter Staarkerne blieb der Meinungszwiespalt indessen ungeschlichtet. Es ist in der That ganz unfassbar, wie durch eine Wundöffnung von 9·8 mm Länge ein horniger Körper von 8 + 3 und mehr Millimetern Durchmesser ohne gewaltsame Zertrümmerung desselben oder ohne Dehnung und Zerrung der Wundränder hindurchgetrieben werden soll.

Man kam daher immer wieder auf die Frage zurück: Ist es denn unumgänglich nothwendig, in einem nicht geringen Procente der Fälle (S. 198) allen den Gefahren zu trotzen, welche die zwangsweise Entbindung grosser Hartstaare mit sich bringt, und ist eine glatte schonende Herausförderung der letzteren wirklich unmöglich, ohne den alten Lappenschnitt wieder aufzunehmen und so auf alle Vortheile des Linearschnittes ganz zu verzichten?

Arlt[1]) suchte die Aufgabe in der denkbar einfachsten Weise zu lösen, indem er den Graefe'schen Schnitt nach Bedarf verlängerte. »Die Wunde soll äusserlich vom Ein- und Ausstichs-
»punkte in gerader Linie so lang sein, als der horizontale Durch-
»messer der Cornealbasis (Mittel 12 mm).«

»Als Cornealbasis wird eine Ebene gedacht, welche senkrecht auf
»der geraden Axe und so weit hinter dem Scheitelpunkte der Cornealober-
»fläche gelegen ist, dass sie diese an der Schläfen- und Nasenseite gerade
»an der Grenze zwischen Cornea und Sclera durchschneiden würde. Somit wird
»auch der an der Schläfen- und Nasenseite circa 0·5 mm breite, vom Limbus
»conjunctivalis bedeckte Saum als noch zur Hornhaut gehörig betrachtet.«

---

[1]) Arlt, Graefe-Sämisch, Handbuch. III., S. 294.

»Denkt man sich auf den Endpunkten des horizontalen Durchmessers
»der Cornealbasis je eine Senkrechte (Tangente) aufgestellt, so sollen Ein-
»und Ausstichpunkt gerade hinter diese fallen, also circa 12 mm von einander
»abstehen. Der Punkt, wo der verticale Durchmesser der Cornealbasis die
»Sclera treffen würde, ist der Punkt, gegen welchen hin die Schneide des
»Messers beim Durchschneiden der Cornea und Sclera zu dirigiren ist. Wir
»wollen ihn den Scheitelpunkt der Cornealbasis nennen. Ein- und Aus-
»stichspunkt, durch eine gerade Linie verbunden, müssen um die Messerbreite
»unterhalb der Tangente dieses Scheitelpunktes genommen, also in die Sclera
»verlegt werden. Sie fallen demnach offenbar hinter die Ebene der Corneal-
»basis, während der Mittelpunkt des Schnittes in diese Ebene oder noch
»etwas vor den Scheitelpunkt derselben zu fallen hat. Hieraus ergiebt sich,
»dass dem Messer, als Ebene gedacht, eine leichte Neigung zur Cornealbasis
»(mit ein wenig vorwärts gerichteter Schneide) zu geben ist, namentlich
»während des eigentlichen Schneidens.«

»Demnach wird das Messer mit aufwärts gerichteter Schneide
»ungefähr 1·5 mm vom Hornhautrande entfernt und 2 mm unterhalb
»der Tangente des Scheitelpunktes der Cornealbasis an die Sclerotica
»(Schläfenseite) angesetzt und so in die Kammer eingestossen, als
»ob man gegen einen vom Centrum der Pupille etwas nach innen
»— unten gelegenen Punkt vordringen wollte. (Dadurch wird die
»Wunde in der Membrana Descemeti etwas grösser, als wenn man
»das Messer gleich beim Einstechen gegen den Ausstichspunkt hin
»richten würde.) Durch entsprechende Senkung des Heftes wird
»dann die 6—8 mm weit eingedrungene Spitze gegen den Ausstichs-
»punkt, also horizontal gegenüber dem Einstichspunkte dirigirt und
»vorgeschoben. . . . Ist der Ausstichspunkt richtig gemacht, so
»beurtheile man nach der Stellung des Messers, ob eine leichte
»Drehung des Heftes um seine Axe nöthig sei, um dann beim Vor-
»schieben der Klinge die Sclera in oder ein wenig über dem
»Scheitelpunkte der Cornealbasis zu durchtrennen und die Mitte
»des Schnittes weder zu weit in die Sclera noch in den Limbus
»oder gar in den durchsichtigen Theil der Hornhaut zu verlegen.«
Ist der letzte Rest der Sclera durchschnitten, »so suche man einen
»längs der ganzen Scleralwunde gleichbreiten (2—3 mm) Bindehaut-
»lappen zu bilden . . . .«.

»Der Schnitt verläuft äusserlich durchaus im Scleral-, innerlich im
»Cornealgewebe. Er durchsetzt den Schlemm'schen Canal wahrscheinlich
»meistens nächst dem Ein- und Ausstiche und trifft zwischen beiden die Des-
»cemet'sche Haut diesseits, das ist vor dem Venenplexus, weil die Schneide,
»etwas nach vorne geneigt, die Cornealbasis in oder vor ihrem Scheitelpunkte
»trifft. . . . .«

Andere Augenärzte wendeten sich von dem Graefe'schen Verfahren ganz ab. Ein Theil derselben glaubte den richtigen Ausweg zwischen dieser Methode und der alten Lappenextraction darin zu finden, dass er den Wundscheitel von der Scleralgrenze hinweg in die Hornhaut hinein rückte. In solcher Weise war nämlich der Raum für die erforderliche Wundlänge zu gewinnen, ohne dass an der hochgehaltenen Linearität des Schnittes allzusehr gerüttelt wurde. Ein anderer Theil der Ophthalmologen hielt dagegen an der peripheren Wundlage fest und sah sich gezwungen, die Bogenhöhe des Schnittes ansehnlich zu vergrössern.

Am weitesten sind in der ersteren Richtung Küchler[1]) und Tavignot[2]) gegangen, da sie den Schnitt in dem wagrechten Hornhautmeridiane selbst zu führen empfahlen.

Diese »Querextraction« wurde von Küchler schon seit dem Jahre 1861 geübt. Sie hat in Frankreich mehrseitig Anwerth und Nachahmung gefunden,[3]) vermochte sich aber in Deutschland niemals einzubürgern. Die Schnittführung gegenüber dem Pupillargebiete ist nämlich wegen der sehr häufigen Trübung der späteren Narbe und wegen der dadurch veranlassten Sehstörung in hohem Grade misslich. Dazu kommen Quetschungen und in der Hälfte der Fälle Einklemmungen der Iris in die Wundwinkel mit allen deren üblen Folgen. Ueberdies lässt sich bei solcher Wundlage die Entbindung des Staares nicht anders als unter gewaltsamer Stürzung desselben bewerkstelligen. Damit sind aber wegen ungleichmässiger Spannung der vorderen Glaskörperwand Berstungen der Zonula oder der Hinterkapsel, also vorzeitige und ausgiebige Entleerungen der Vitrina sehr begünstigt. Ausserdem lassen sich Abbröckelungen selbst der dichteren Staarschichten kaum vermeiden, und dies fällt schwer ins Gewicht, da bei solcher Wundlage und bei unverletzter Iris die Ausräumung der Linsentrümmer grosse Schwierigkeiten findet.

---

[1]) Küchler, Die Querextraction des grauen Staares. Erlangen 1868. S. 4, 12.

[2]) Tavignot, Klin. Monatbl. 1873, S. 314.

[3]) Giraud-Teulon, Notta, Klin. Monatbl. 1873, S. 344.

Lebrun[1]) sucht den Austritt des Staares dadurch zu erleichtern, dass er dem Schnitte eine mehr schräge Lage giebt. Ein- und Ausstichspunkt fallen 1—2^{mm} **unterhalb des Querdurchmessers der Hornhaut in die Scleralgrenze.**

Nach dem Einstiche wird das schmale Graefe'sche Messer so gewendet, dass seine Schneide nach oben und leicht nach vorne sieht, die Klingenfläche aber mit der Irisebene einen Winkel von etwa 30° einschliesst. Der Schnitt beschreibt nach seiner Vollendung einen Bogen, dessen Scheitel an der Grenze zwischen dem oberen und mittleren Drittheile des senkrechten Hornhautmeridians, etwa in der Höhe des oberen Theiles des Pupillarrandes, gelegen ist. Die Ausschneidung eines Irissectors ist nicht erforderlich.

Warlomont preist an dieser »Medianextraction mit kleinem Lappen« den genauen Zusammenschluss der Wundränder und, was damit in Verbindung steht, die rasche Wundheilung, die Seltenheit von Hornhautvereiterungen, von Vorfällen der Iris und des Glaskörpers, ferner den leichten Durchtritt des Staares und die geringere Schmerzhaftigkeit wegen minderer Empfindlichkeit der Hornhautmitte.

Perrin[2]) empfiehlt, 2^{mm} oberhalb des Querdurchmessers der Hornhaut in der Corneoscleralgrenze ein- und auszustechen, hierauf aber das Messer so zu führen, dass der Scheitel des Bogenschnittes 1—2^{mm} unterhalb des obersten Punktes des Hornhautrandes zu liegen kommt. Dann wird iridektomirt.

Liebreich[3]) erklärt die lineare Form der Wunde und deren geringe Neigung zum Klaffen für den Cardinalpunkt, in welchem alle Vortheile des Graefe'schen Verfahrens wurzeln. Dagegen hat er die Ueberzeugung gewonnen, dass der peripheren Schnittlage nicht nur kein günstiger Einfluss zuzuschreiben ist, sondern dass sie im Gegentheile als eine der Hauptschattenseiten dieser Methode zu betrachten sei. Die periphere Schnittlage ist es nämlich, welche die Ausschneidung eines breiten Irissectors nothwendig macht und den Schnitt nach oben zu führen zwingt, damit die Pupille durch das Oberlid abgeblendet werden könne. Sie ist es,

---

[1]) Lebrun nach Warlomont, De la cataracte. Paris 1872. p. 84; Annales d'oculist. LXVIII., p. 11; Klin. Monatbl. 1873, S. 314, 368.

[2]) Perrin, Klin. Monatbl. 1873, S. 315.

[3]) Liebreich, Eine neue Methode der Cataract-Extraction. Berlin 1872. S. 6, 10, 11, 19.

welche die Augendeckel durch den Lidhalter, den Bulbus aber durch eine Pincette zu fixiren gebietet, was Schmerzen, damit krampfhafte Muskelspannungen und so nicht selten Glaskörpervorfälle veranlasst. Glaskörpervorfälle und Blutergüsse in die Kammer sind aber die Hauptschwernisse für eine sorgfältige Entleerung aller Corticalreste, und deren theilweises Zurückbleiben ist eine der ergiebigsten Quellen für schwere Formen der Iritis.

Um da Abhilfe zu schaffen, hat Liebreich sein neues Verfahren ersonnen und auch wohl praktisch bewährt gefunden. Das schmale Staarmesser soll, die Klingenfläche bei 45° gegen den wagrechten Meridian des Auges geneigt, in einigem Abstande vom Querdurchmesser der Hornhaut etwa 1^{mm} ausserhalb der Cornealgrenze in der Sclera ein- und ausgestochen, der ganze übrige Schnitt jedoch mit einer kleinsten Krümmung so durch die Hornhaut geführt werden, dass seine Mitte etwa 1·5—2^{mm} von der Scleralgrenze entfernt bleibt. »Dieser Schnitt kann nach oben »und nach unten, mit oder ohne Iridektomie ausgeführt »und die Linse durch ihn mit oder ohne Kapsel extrahirt werden.«

Nach Sattler's Mittheilungen[1]) ist diese Methode mit mehr oder weniger Abänderungen in England beliebt. »Der Austritt des Staares soll ziemlich »leicht erfolgen und das Aussehen des Auges soll gleich nach der Operation »bei der geringen Klaffungsneigung der Wunde ein nahezu normales sein. »Auch die Heilung soll verhältnissmässig rasch eintreten. Doch soll selbst »in den Fällen, wo keine Anheilung von Iris an die Cornea erfolgt, etwas »stärkerer Astigmatismus vorkommen.«

Die letztere Bemerkung lässt darauf schliessen, dass die regelrechte Wundheilung häufig Störungen erleide, und dass Irisvorfälle zu den gewöhnlicheren Ereignissen gehören. Im Uebrigen scheint es, dass sehr umfangreiche Hartstaare bei ihrer Entbindung denn doch grössere Schwierigkeiten finden müssen, als dem Operateur lieb sein kann. Die innere Wundöffnung liegt nämlich, da es sich um einen Steilschnitt handelt, der Hornhautmitte näher als die äussere. Grosse Kerne werden sich daher leicht an der hinteren Wundlefze stemmen. Dieselben müssen überhaupt eine starke Drehung um ihren Querdurchmesser vollführen, auf dass sie in die Richtung des Wundkanales gelangen. Ein solches Stürzen der Cataracta

---

[1]) Sattler nach Arlt, Graefe-Sämisch, Handbuch. III., S. 314.

bedarf aber bei der geringen Bogenhöhe des Liebreich'schen Schnittes eines viel grösseren Aufwandes äusserer Hilfskräfte, als bei der alten Extractionsmethode mit dem leicht beweglichen Hornhautlappen. Zudem steigern sich die Hindernisse, welche die Staarentbindung von Seite der Regenbogenhaut findet, in Folge des geringen Klaffungsvermögens der Wunde ganz bedeutend, auch wenn die Iridektomie zu Hilfe genommen wird, da man nicht so viel von der Iris ausschneiden kann, dass die Seitenschenkel des Coloboms ausserhalb des Wundbereiches zu liegen kommen.

Man kann also wohl sagen: Gewisse schwere Mängel, welche der Küchler'schen Querextraction mit Recht vorgeworfen werden, sind durch das Liebreich'sche Verfahren nicht ganz beseitigt worden, obwohl sich dieses von jener am weitesten entfernt. Sie haften eben an dem Principe der Schnittführung. Die Erfahrungen, welche Rothmund[1]) mit dem Liebreich'schen Schnitte gemacht hat, sind geeignet, diese Ansicht zu stützen.

Horner[2]) berechnet die zum Durchtritte eines Hartstaares erforderliche Länge der inneren Wundöffnung auf 9·75^{mm}, jene der äusseren Wundöffnung auf 12·75^{mm}. In Anbetracht der Uebelstände, welche dem Küchler'schen und Liebreich'schen Verfahren ebensowohl wie dem hohen Bogenschnitte ankleben, empfiehlt er einen »Linearschnitt« von 12^{mm} Basis und höchstens 3^{mm} Höhe, »dessen Punctions- und Contrapunctionsstellen etwas tiefer und »dem Hornhautrande etwas näher liegen als bei dem Graefe'schen »Schnitte«.

»Mit dem Linearmesser, das nicht zu schmal sein soll, wird drei Milli-
»meter unter der Tangente des oberen Hornhautumfanges, ein Millimeter
»nach aussen vom Hornhautrande mit nach unten innen gerichteter Spitze
»eingestochen und das Messer über den unteren inneren Pupillarrand hinaus-
»geführt. Nun lässt man dasselbe fast nur durch die Schwere seines eigenen
»Heftes sich senken, macht die Contrapunction nasal vollkommen symmetrisch
»und stösst das Messer energisch gegen die Nase hin vorwärts, so dass man
»fast seine ganze Länge für das Ausschneiden zur Disposition hat. Die Voll-
»endung des Schnittes geschieht in langsamen Zügen bei gesenktem Griffe
»in überall gleicher Distanz vom Hornhautrande, so dass das Messer
»fast unter den Limbus conjunctivae gelangt. . . . Ist das Messer unter der

---

[1]) Rothmund nach Everbusch und Pemerl, Archiv f. Augenheilkunde. XIII., S. 449.

[2]) Horner nach Muralt, Die Staarextraction der ophth. Klinik in Zürich. Zürich 1884. S. 30 u. f.

»Conjunctiva angelangt, so wird es zuerst ganz flach auf die Sclera gelegt, »2—3 mm nach oben geführt und nun vollkommen umgewendet«, so dass ein breiter Bindehautlappen gebildet wird, worauf Horner sehr grossen Werth legt, da er ihn als Deckmittel der Wunde für wichtig hält.

»Ist wie gewöhnlich die Iris vorgefallen, so wird die Pincette so »aufgesetzt, dass ihre beiden Branchen parallel zu den Schnitträndern liegen »und dieselben eben berühren. Die auf diese Weise gefasste Iris wird nicht »vorgezogen, vielmehr durch Andrücken der wenig geöffneten Scheere an »die Oberfläche des Bulbus das blosse Fenstern der Iris vermieden und die »Irisexcision so gestaltet, dass die Schenkel nach der Pupille hin beträchtlich »convergiren.« Das Colobom erhält in der Regel ein schlüssellochförmiges Aussehen. »Die Irisecken werden sofort reponirt, sei es »durch Streichen mit dem befeuchteten Kautschuklöffel, sei es direct mit Hilfe »des stumpfen, platten Spatels.« Die Zerreissung der Kapsel geschieht zuerst im horizontalen Meridiane, dann im senkrechten. Die Entleerung des Staares wird bewerkstelligt durch einen Druck, welcher mittelst eines befeuchteten Kautschuklöffels zunächst auf den unteren Linsenrand zu wirken hat und dem gegen die Wunde hin ausweichenden Kerne streifend nach aufwärts folgt. Die Ausräumung zurückgebliebener Rindentrümmer erfolgt durch streifende Bewegungen des an die Cornea angedrückten unteren Lidrandes.[1])

Auch Rothmund[2]) sah sich veranlasst, die reine Linearität der Wunde zu Gunsten einer grösseren Lappenhöhe aufzugeben. Sein Schnitt nähert sich bald mehr dem Jacobson'schen, bald mehr dem Horner'schen und wird in vielen der Fälle nach unten geführt.

Rothmund bedient sich gerne eines Messers, welches im Allgemeinen die keilförmige Gestalt des Richter-Beer'schen Keratoms besitzt, sich von diesem aber durch eine geringe Breite unterscheidet. Er hält den Schnitt nach unten für vortheilhaft bei Kranken, welche den Blick nicht nach unten zu wenden vermögen, bei tief liegenden und Glotzaugen, bei Cataracta accreta und wenn das eine Auge fehlt oder amaurotisch ist.

Wecker[3]) hat bereits im Jahre 1875 mit der Linearität der Wunde gänzlich gebrochen. Da ihm der leichte und voll-

---

[1]) Muralt, Die Staarextraction etc. S. 8 u. f.
[2]) Rothmund nach Everbusch und Pemerl, Archiv f. Augenheilkunde. XIII., S. 412, 430 u. f.
[3]) Wecker, Sur un nouveau procédé opératoire de la cataracte. Paris 1875.

ständige Austritt des Staares als ein Haupterforderniss jeder guten Entbindungsmethode gilt, dieses aber nur bei peripherer Wundlage möglich ist und an der Corneoscleralgrenze eine streng lineare Wunde von genügender Länge nicht hergestellt werden kann: blieb nichts übrig, als dem Schnitte eine scharfe Bogenkrümmung zu geben, sich also wieder dem alten Lappenschnitte zu nähern.

Er empfahl anfänglich, das obere Dritttheil der Hornhaut hart an deren Grenze zu umschneiden und so bei einem Cornealdurchmesser von 12 mm einen Lappen von 4 mm Höhe und 11·32 mm Grundlinie zu bilden. Dadurch wurde es möglich, die Cataracta herauszufördern, ohne einen Theil der Iris auszuschneiden und das Schlussergebniss der Operation durch die mit einem grossen Colobome verknüpften Sehstörungen zu trüben. Um aber den drohenden Vorfällen der Regenbogenhaut zu begegnen, sollte nach der Entleerung des Staares und nach Rückführung der Iris in ihre natürliche Lage mittelst eines Kautschukspatels die Pupille durch wiederholte Einträufelungen einer Eserinlösung (0·05 : 10) möglichst eng gehalten werden.

Die Erhaltung der Iris in unverletztem Zustande sollte nach Wecker's[1] Meinung nicht nur in optischer Beziehung von hohem Belange sein, sondern auch insoferne grossen Vortheil bringen, als eine Scheidewand zwischen der Hornhaut- und Kapselwunde erhalten bleibt, welche die innige Berührung beider verhindert und damit eine wesentliche Quelle der nach der Graefe-schen Operation so häufigen chronischen Reizzustände stopft.

Wecker[2] musste sich jedoch bald überzeugen, dass das Eserin trotz seiner nützlichen Wirkung nicht genügend vor dem Irisvorfalle und seinen gefürchteten Folgen schützt. Er sah sich gezwungen, in den zahlreichen Fällen, in welchen die vermehrte Spannung des Bulbus eine ungenügende Eserinwirkung voraussetzen lässt oder wo die vollständige Entleerung des Staares wegen zu geringer oder übermässiger Reifung desselben Schwierigkeiten finden könnte, auf die Iridektomie zurückzugreifen. Er sticht dann 1 mm näher dem senkrechten Durchmesser der Hornhaut ein und aus, so dass der Lappen eine Höhe von nur 3 mm erhält.

Beim Einstiche wird das Graefe'sche schmale Messer senkrecht aufgesetzt »genau an dem Ende einer Linie, die horizontal 3 mm unter der oberen Extremität des Verticaldiameters verläuft. »Man findet sehr leicht diese Linie, indem man das Messer (das »2 mm breit) derart tiefer hält, dass das obere Ende des Vertical-

---

[1] Wecker, Klin. Monatbl. 1875, S. 366.
[2] Wecker, Klin. Monatbl. 1879, S. 169, 179 u. f.

»durchmessers über demselben einen 1^{mm} breiten Streifen durch-
»sichtigen Hornhautgewebes übrig lässt. Sobald die Spitze in die
»vordere Kammer gedrungen, führt man das Messer recht lang-
»sam parallel der Iris in der Richtung der soeben ange-
»gebenen Linie, und ehe man die Contrapunction vornimmt, ver-
»gewissert man sich, dass der Rücken recht genau vertical auf
»dem Verticaldurchmesser der Hornhaut steht, und dass, Dank der
»richtig ausgeführten Punction und der genauen Haltung des Messers
»zur Irisfläche, die Spitze bei der Contrapunction genau am ent-
»gegengesetzten, correspondirenden Hornhautpunkte austritt. Sobald
»die Contrapunction gemacht, lässt man den Messerhalter eine com-
»binirte Bewegung nach unten und hinten ausführen, und indem
»man rasch die Spitze gegen die Vereinigung des Nasenrückens
»mit der Stirn vorstösst, vollendet man den Schnitt so weit, dass
»nur bei dem Zurückziehen des Messers eine kleine Brücke zu
»trennen bleibt, indem man hierbei wieder den Schaft des Messers
»gegen die Schläfe erhebt. Mit einiger Uebung gelangt man dazu,
»den Schnitt mit einer einfachen Bewegung des Vorstossens bei
»gleichzeitigem Senken des Schaftes und Zurückziehens des Messers
»mit Wiedererheben des Halters zu vollenden und hierbei die
»Schneide derartig nach vorne zu neigen, dass man keinen
»Conjunctivallappen zu bilden braucht.«

Hierauf fasst man eine ganz schmale Irisfalte mit der Pincette
und trägt sie mittelst eines einzigen Scheerenschlages ab, sich
wohl hütend, bis zu deren Peripherie heranzugehen, damit von der
Ciliarzone der Regenbogenhaut im Wundbereiche ein hinlänglich
breiter Saum als Scheidewand zwischen der Hornhaut- und Kapselwunde stehen bleibe. Die künstliche Pupille soll die Form einer
flammenden Bombe oder eines Schlüsselloches haben. Ist dies Alles
geschehen, so wird die Kapsel ausgiebig eröffnet und der Staar
entbunden. Nun soll Escerinlösung eingeträufelt, die Wunde sorgfältig gesäubert, ein etwa darin liegender Kapselzipfel womöglich
ausgezogen und schliesslich die Iris mittelst des Kautschukspatels
in ihre natürliche Lage gebracht werden. Stehen die beiden

Sphincterenden trotz aller Reductionsversuche nicht gleich hoch, so soll nochmals zur Eserinlösung gegriffen und dann ein antiseptischer Verband angelegt werden.

Wecker nennt dieses Verfahren die »combinirte periphere Lappenextraction« zum Unterschiede von der einfachen »peripheren Lappenextraction« ohne Irisausschneidung.

Knapp[1]) hat sich in neuester Zeit auch von dem Graefe'schen Linearschnitte ab- und dem Wecker'schen »circularmarginalen Schnitte« zugewendet, nachdem er den letzteren als vortheilhafter erkannt hat. Den Regenbogenhautausschnitt macht er dermalen kleiner, als er es früher gewohnt war. Die Vorderkapsel eröffnet er nicht mehr durch einen senkrechten Linearschnitt, sondern in wagrechter Richtung an dem der Hornhautwunde anstehenden peripheren Randtheile. Die Linse entleert sich dann leicht unter einem auf das untere Cornealsegment ausgeübten geringen Drucke. Ueberreife und complicirte Staare lassen sich auch in der geschlossenen Kapsel entleeren. Von grösster Wichtigkeit ist es, die Wunde von fremden Substanzen, Staartrümmern, hineinragenden Wundzipfeln der Kapsel, der Iris oder der Bindehaut gründlich zu säubern; daher schiefe Beleuchtung, nöthigen Falles mit künstlichem Lichte, zur genauen Untersuchung der Wundränder unentbehrlich erscheint.

Knapp glaubt, dass die ausgedehnte Zerreissung sowie die Ausschneidung eines grossen Stückes aus der Mitte der Vorderkapsel Veranlassung gebe zu plastischen und mitunter selbst zu eitrigen Entzündungen, welche von der Kapsel ausgehend rasch auf die Regenbogenhaut und den Strahlenkranz überschreiten. Er vermuthet den Grund dessen darin, dass die innere Fläche der übrigen Kapsel und die noch daran haftenden Linsentheile dem Einflusse des Kammerwassers zu umfangsreich ausgesetzt werden, oder dass Stückchen der Kapsel glatt oder faltig zwischen den Wundrändern der Hornhaut zurückbleiben und deren völlige Vereinigung hindern. Folgerecht sei die schon von Gayet geübte, aber wieder verlassene periphere Einschneidung der Kapsel geboten. Sie führe allerdings in einem grossen Percente der Fälle zu sehstörenden Nachstaaren. Diese lassen sich aber später durch Discission und wenn nöthig durch Dislocation unschädlich machen.

[1]) Knapp, Archiv f. Augenheilkunde. XIII., S. 150, 184, 193, 197.

Bäuerlein[1]) betont sehr die Häufigkeit von Blutungen, von Glaskörpervorfällen und von verderblicher Iridokyklitis bei sehr peripherer, in nächster Nähe des Ciliarkörpers verlaufender steiler Schnittführung. Um dem auszuweichen, verlegt er den ganzen Schnitt, mit Ausnahme eines kleinen nächst den Wundecken gelegenen Abschnittes, in das Cornealgewebe. Glaubt er aber einer Cataracta mit Verflüssigung des Glaskörpers gegenüber zu stehen, so führt er den Schnitt völlig in der durchsichtigen Corneasubstanz. Ebenso bei einseitigem und bei sehr reifem Staare, da hier die Zonula in der Regel gelitten hat.

»Er sucht die Einstichsstelle dicht an der Corneoscleralgrenze, wo der »übergreifende weisse Falz der Lederhaut endet, contrapunctirt genau vis-à-vis, »wobei er nicht mehr mit der Messerspitze nach unten zielt, sondern das »Instrument von Anfang bis zu Ende in derselben Ebene und »parallel zur Iris führt.« Von der Iris wird der ganze im Wundbereiche gelegene Abschnitt entfernt. Die Kapsel wird durch zwei schräge, in der Mitte sich kreuzende und durch einen wagrechten, 1mm unter dem oberen Linsenrande verlaufenden Einschnitt gespalten.

Auch Schmitz[2]) hat sich in der letzteren Zeit zu der »kleinen Lappenbildung« bekehrt. Es »soll der Schnitt von Anfang bis »zu Ende genau in der Sclerocornealgrenze liegen und möglichst »gross sein, d. h. mindestens ein Drittel des Kreises, welcher von »dieser Grenze gebildet wird, in sich fassen«.

Was nun mich betrifft, so habe ich mich Ende der sechziger Jahre nur mit schwerem Herzen von der alten Lappenextraction abgewendet. Den Ausschlag gab ein Fall, in welchem nach einer ganz normalen Operation ein mächtiger Irisvorfall zu Iridokyklitis geführt, das andere Auge auf sympathischem Wege in den Process einbezogen und schliesslich unheilbare Erblindung beider Augen veranlasst hatte. Ich wandte mich anfangs dem Graefe'schen Verfahren zu, habe dasselbe aber bald wieder verlassen und ausschliesslich Bogenschnitte von geringerer Höhe geübt.

---

[1]) Bäuerlein, Augenklinik in Würzburg. Würzburg 1884. S. 36 u. f.
[2]) Schmitz, Klin. Monatbl. 1883, S. 488.

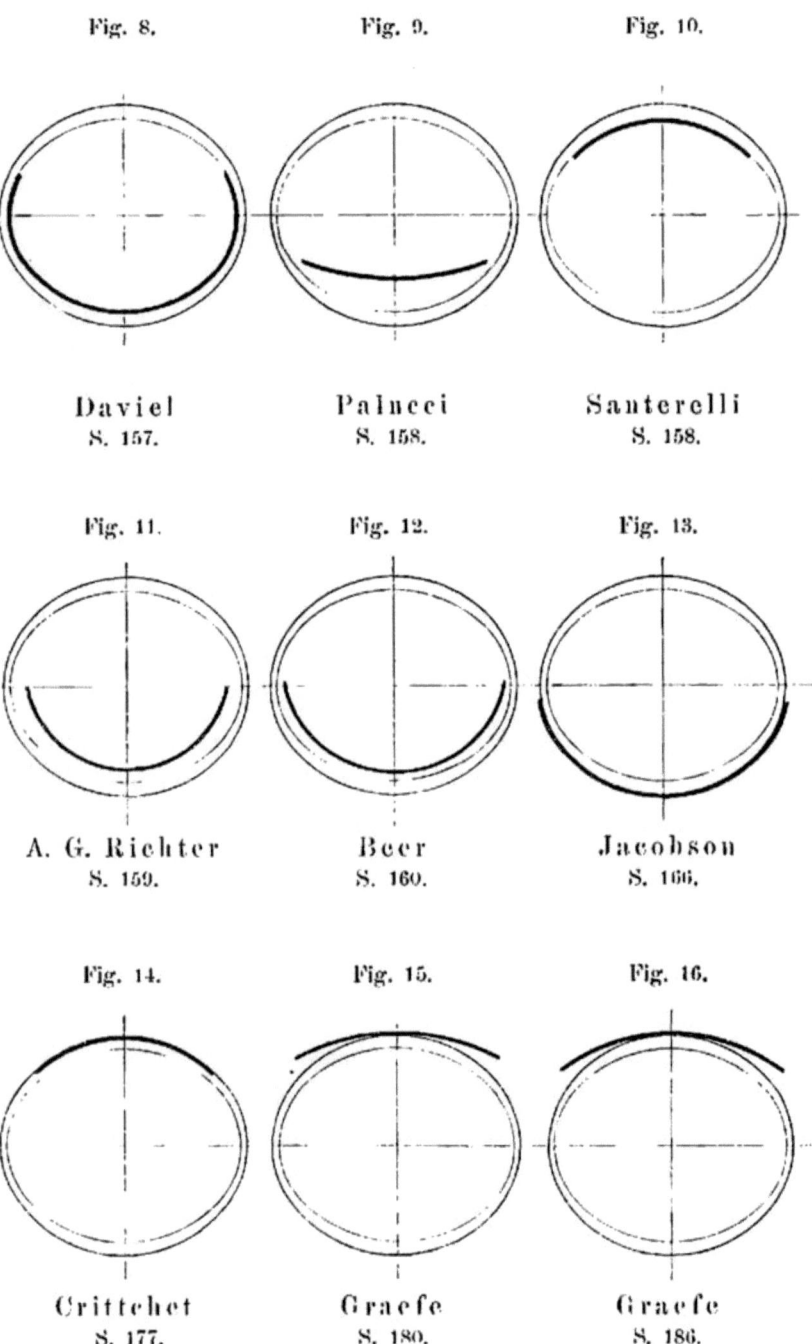

Fig. 8. Daviel. S. 157.
Fig. 9. Palucci. S. 158.
Fig. 10. Santerelli. S. 158.
Fig. 11. A. G. Richter. S. 159.
Fig. 12. Beer. S. 160.
Fig. 13. Jacobson. S. 166.
Fig. 14. Critchet. S. 177.
Fig. 15. Graefe. S. 180.
Fig. 16. Graefe. S. 186.

Die wichtigsten Schnittformen. 215

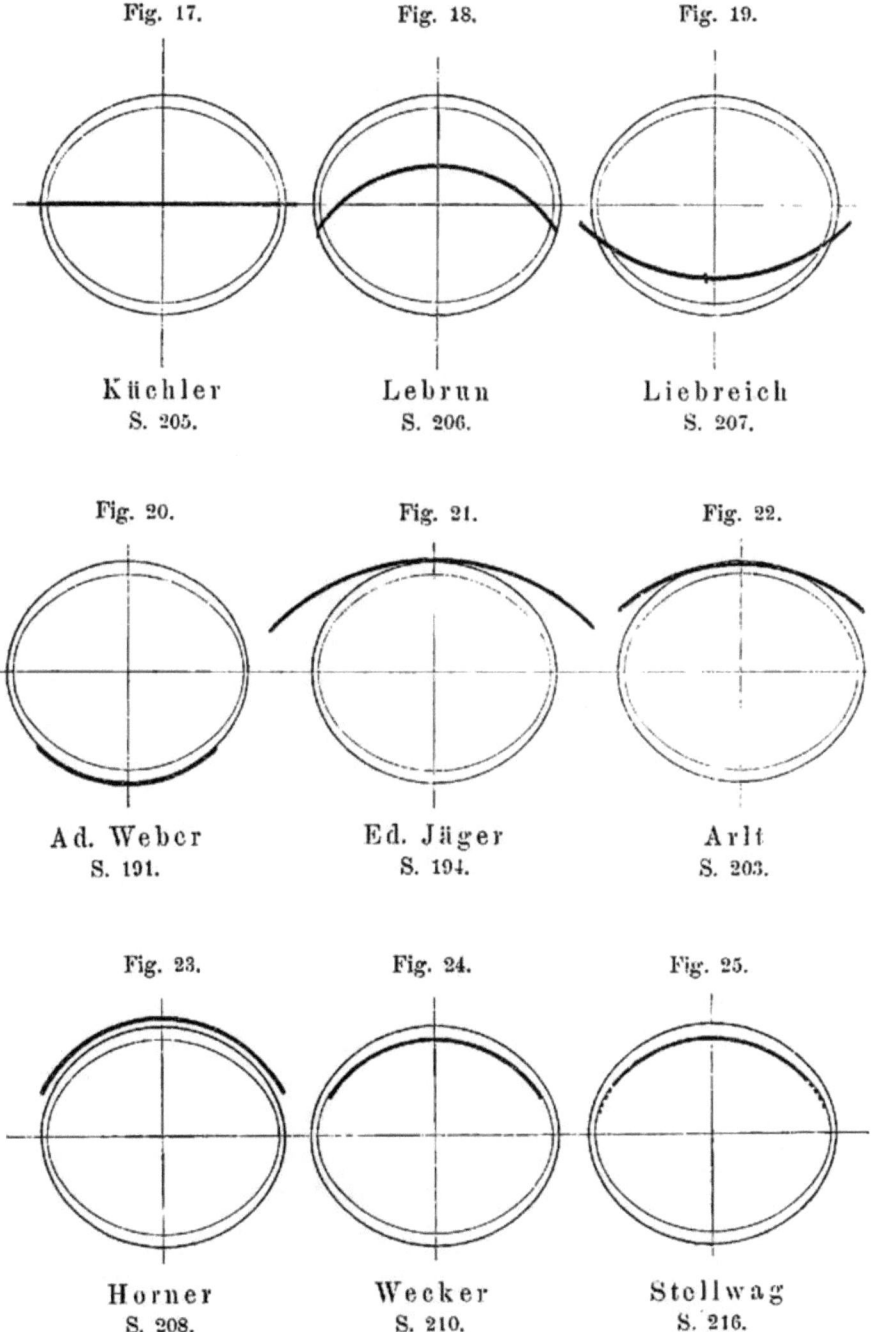

Fig. 17. Küchler S. 205.
Fig. 18. Lebrun S. 206.
Fig. 19. Liebreich S. 207.
Fig. 20. Ad. Weber S. 191.
Fig. 21. Ed. Jäger S. 194.
Fig. 22. Arlt S. 203.
Fig. 23. Horner S. 208.
Fig. 24. Wecker S. 210.
Fig. 25. Stellwag S. 216.

Dieselben wurden theils ihrer ganzen Länge nach in den vorderen Scleralfalz gelegt, theils lief ihr Scheitelabschnitt im durchsichtigen Hornhautgewebe, indem die Klingenschneide im letzten Augenblicke etwas nach vorne geneigt wurde, so dass sie vor dem Rande des Bindehautsaumes zum Ausschnitte gelangte. Seit mehreren Jahren wird auf meiner Klinik ausschliesslich der **Wecker'sche Flachschnitt** mit zweckdienlichen Abänderungen gemacht. Derselbe hält sich seiner ganzen Länge nach möglichst an die vordere Corneoscleralgrenze, d. i. an den Rand des Bindehautsaumes. Ein- und Ausstichspunkt liegen höher oder tiefer je nach dem muthmasslichen Umfange der herauszuschaffenden zusammenhängenden Staarmasse, also je nach dem Bedarfe einer kürzeren oder längeren Bogenwunde.

Auf den vorstehenden zwei Buchseiten sind die hauptsächlichsten der vorerwähnten Schnittformen übersichtlich zusammengestellt, soweit es sich um Länge, Lage und Richtung der äusseren Wundöffnung handelt. Jede Figur hat einen inneren und einen äusseren Ummesser. Der erstere soll die vordere Corneoscleralgrenze, d. h. die Ansatzlinie des Bindehautsaumes andeuten, der letztere aber die Grenze bezeichnen, bis zu welcher sich das durchsichtige Hornhautgefüge in der Dicke der Bulbuswand erstreckt. Die äussere Wundöffnung wird durch den dicken Strich versinnlicht.

Der Perimeter der vom Limbus conjunctivalis begrenzten vorderen Hornhautoberfläche ist dabei als eine Ellipse mit 12^{mm} querer und 10^{mm} senkrechter Axe dargestellt. Als Maassstab wurde aus technischen Gründen $1 : 2 \cdot 6^{mm}$ gewählt.

Wie man sieht, haben die Schnittformen seit Daviel's Zeiten sehr gewechselt und noch immer tauchen neue Verbesserungsvorschläge auf. Es hat eben bisher noch keine Schnittform allen Anforderungen völlig Genüge leisten können, und die Befriedigung, welche die einzelnen Erfinder über ihr Verfahren aussprechen zu dürfen vermeinten, ist keine allseitige geworden. Der Grund hiervon kann nicht in mangelhafter Hantirung von Seite der Unzufriedenen gesucht werden, denn es fehlte weder an Geschick, noch an gutem Willen, um die nöthige Fertigkeit sich anzueignen. Es müssen den verschiedenen Methoden also innere Gebrechen anhaften, und diese blosszulegen ist nun die Aufgabe.

Vorerst kommt in Betracht, dass für den leichteren oder schwierigeren Staaraustritt die Länge, Lage und Richtung nicht nur der äusseren, sondern auch der inneren Wundöffnung und des ganzen Wundkanals von massgebender Bedeutung sind.

Es haben dies zwar bereits Steffan,[1] Ad. Weber,[2] Graefe[3] und Andere scharf hervorgehoben; sie sind aber nicht in genügender Weise auf den Gegenstand eingegangen. Um die erwähnten Verhältnisse bei den einzelnen Schnittformen klarzulegen, bedarf es zahlreicher anatomischer Untersuchungen operirter Augen. Von Staarkranken sind dieselben aus begreiflichen Gründen nicht in ausreichender Menge zu beschaffen. Man muss sich daher möglichst frischer, noch nicht welker Leichenaugen bedienen, welche kunstgerecht ausgeschält, dann unter gehöriger Spannung der Formhäute genau nach der Vorschrift operirt und hierauf in Müller'sche Flüssigkeit gelegt werden. Sind dieselben nach Verlauf einiger Tage genügend gehärtet, so wird zuerst die Länge, Lage und die Krümmung der äusseren Wundöffnung bestimmt. Hierauf wird der Augapfel in seiner Gleicherebene halbirt, Uvea, Linse u. s. w. beseitigt und die innere Wundöffnung von hinten her genau aufgenommen.

Es sind auf meiner Klinik seit dritthalb Jahren eine grosse Menge von geeigneten Leichenaugen in dieser Weise bearbeitet worden. Für gewisse Schnittformen haben Prof. Arlt und Prof. Ed. Jäger die nöthigen Präparate geliefert. Mein Assistent

---

[1] Steffan, Erfahrungen und Studien über die Staarextraction. Erlangen 1867. S. 21.

[2] Ad. Weber, Arch. f. Ophth. XIII., 1. S. 232, 240.

[3] Graefe, Arch. f. Ophth. XIII., 2. S. 562.

Dr. E. Bock hat von jedem einzelnen Falle die Maasse mit grösster Sorgfalt genommen und unter entsprechender Vergrösserung Schemen gezeichnet.

Ueberblickt man eine längere Reihe von solchen Schemen derselben Schnittform, so überzeugt man sich bald, dass schon die äussere Wundöffnung in Bezug auf ihre Länge, Lage und Krümmung merkbare Unterschiede darbietet, trotzdem der Schnitt immer in der gleichen Weise mit der grössten Sorgfalt nach den bestehenden Vorschriften ausgeführt worden ist. Einerseits ist es eben kaum möglich, mit freier Hand immer dieselbe Schnittlinie mathematisch genau einzuhalten, anderseits wechselt der Umriss der vorderen Hornhautoberfläche nach Gestalt und Grösse. Es liegt aber auf der Hand, dass ein gleich langer Schnitt, welcher sich der vorderen Corneoscleralgrenze oder dem Rande des Bindehautsaumes anschmiegen soll, oder doch von gewissen Punkten dieser Marke in seiner Lage und Krümmung bestimmt wird, merklich verschieden ausfallen müsse, je nachdem die vordere Hornhautoberfläche in ihrem Umrisse kreisförmig oder querelliptisch erscheint und längere oder kürzere Durchmesser aufweist. Im Allgemeinen wird jeder solcher, nahe dem oberen oder unteren Abschnitte der vorderen Corneoscleralgrenze geführter Schnitt von bestimmter ausreichender Länge, um einen grösseren Staarkern durchtreten zu lassen, einen Bogen beschreiben, dessen Centriwinkel und Höhe in umgekehrtem Verhältnisse zur Grösse des Kreishalbmessers, beziehungsweise der Queraxe und Excentricität der Ellipse wächst und fällt, mit anderen Worten: Ein solcher Schnitt wird sich um so mehr von der Linearität entfernen, je mehr sich der Umriss der vorderen Hornhautoberfläche der Kreisform nähert und je kleiner deren Halbmesser wird.

Es ist dieser Umstand von tieferer Bedeutung, als man vielleicht glaubt. Es wurde derselbe bisher ohne Zweifel nur deshalb weniger beachtet, weil der senk- und wagrechte Durchmesser der vorderen Hornhautoberfläche bei Erwachsenen in der allergrössten

Mehrzahl der Fälle nur geringe Abweichungen von den Mittelwerthen erkennen lässt. Doch stösst der viel beschäftigte Kliniker nicht gar so selten auf ungewöhnliche Maassunterschiede, er begegnet auffallend kleinen und grossen Hornhäuten, Kreisformen und Querellipsen mit mehr oder weniger bedeutender Excentricität.

An meiner Klinik wurde auf diese Verhältnisse in letzterer Zeit ein besonderes Augenmerk gerichtet. Wo sich an ausgewachsenen Kranken eine auffällige Grössenabweichung der Hornhaut bei sonst völlig normalem Augapfel zu finden schien, veranstalteten beide Assistenten, Dr. L. Herz und E. Boek, genaue Messungen. Es wurde das Auge durch wiederholte Einträufelungen einer Coeainlösung empfindungslos gemacht, dann im Querdurchmesser der Hornhaut je eine Spitze des Zirkels an den inneren und äusseren Rand des Bindehautsaumes gesetzt und deren Abstand an einem in Decimillimeter getheilten Transversalmaassstabe abgelesen. Häufig ergab sich die Grössenabweichung als eine blos scheinbare, indem der Querdurchmesser sich innerhalb der von Ed. Jäger (S. 199) gefundenen Maasse (11·9 bis 12·6 mm) hielt. In einzelnen Fällen jedoch bestand ein wirkliches Missverhältniss. Der kleinste, bei einem 16 jährigen Mädchen und bei einer 46 jährigen mit Glaucom behafteten Frau gefundene Querdurchmesser der Hornhaut hatte 10·75 mm, ein anderer 11 mm Länge. Als Maximum ergab sich einmal 13 mm und einmal sogar 14 mm Querdurchmesser.

Hält sich angesichts dessen der Operateur starr an die vorgeschriebene Länge der äusseren Wundöffnung, so will die gesetzliche Lage des Ein- und Ausstichspunktes nicht stimmen. Entspricht er aber bezüglich der letzteren genau den aufgestellten Regeln, so wird die Schnittlänge eine andere und kann möglicher Weise Verlegenheiten bereiten. Fällt sie nämlich zu klein aus, so findet die Staarentbindung Schwierigkeiten. Ist der Schnitt aber zu lang, so erscheint der Winkel und die Höhe seines Bogens, folglich auch das natürliche Klaffungsvermögen der Wunde mit allen seinen Gefahren unnöthiger Weise gesteigert.

Darin liegt sicherlich einer der Gründe, warum selbst die anerkannt zweckmässigsten Schnittformen nicht ohne Gegnerschaft geblieben sind. Es giebt eben keine für alle Fälle gleichmässig passende Schnittlänge, diese wird vielmehr von dem vermuthlichen Umfange der zusammenhängenden

Kernmasse vorgezeichnet und bestimmt selbst wieder im Vereine mit der Grösse und Gestalt des vorderen Hornhautumrisses die Lage und Stellung der beiden Wundwinkel.

Unvergleichlich grössere Unterschiede ergeben jene Schemen bei derselben Schnittform bezüglich der Lage, Länge und Krümmung der inneren Wundöffnung. Es erklärt sich dies aus der Schwierigkeit, ganz genau den entsprechenden Neigungswinkel der Klingenaxe beim Einstiche zu treffen und bis zur Vollendung des Schnittes festzuhalten oder haarscharf nach dem wechselnden Bedarfe zu ändern. Es genügt aber eine Abweichung von wenigen Graden, um die innere Wundöffnung wesentlich anders zu gestalten.

Der leichteren Darstellung halber möge die Hornhaut als eine Kugelschale von gleichmässiger Dicke gelten, was hier ohne erheblichen Fehler zulässig ist. Die vordere und die hintere Wand der Cornea sollen also die Oberflächen zweier concentrischer Kugelabschnitte sein, deren erstere von dem Rande des Bindehautsaumes, die andere von der Ansatzlinie des Aufhängebandes der Regenbogenhaut abgegrenzt erscheint.

Es wird viel von der Corneoscleralgrenze gesprochen und diese häufig als Leitmarke für die Schnittführung hingestellt. Es ist dadurch viel Verwirrung angerichtet worden, indem es nicht selten überaus schwierig wird, sich eine richtige Vorstellung dessen zu machen, was darunter eigentlich gemeint sei. Der Uebergang des Hornhaut- in das Lederhautgefüge ist nämlich keineswegs ein scharfer, plötzlicher, sondern wird durch eine schmale, gleichsam neutrale Zone vermittelt, welche die Dicke der Augapfelwand in ausserordentlich wechselvoller Verlaufsrichtung durchsetzt. Immer beginnt sie vorne an der Grenze der Bowman'schen Membran und fällt daselbst mit dem Rande des Bindehautsaumes zusammen. Immer endet sie hinten am Rande der Descemeti, d. i. an der Ansatzlinie des Ligamentum pectinatum. Oft bildet sie in ihrem Zuge durch die Dicke der Bulbuskapsel einen scharf nach hinten gekrümmten Bogen, die Hornhaut erscheint uhrglasähnlich in den vorderen Scleralrand eingefalzt, und man kann dann deutlich einen weit vorspringenden vorderen und einen schmäleren hinteren Rand des Lederhautfalzes unterscheiden. In anderen Fällen geht die Corneoscleralgrenze jedoch fast geradlinig in schiefer Richtung von vorne nach hinten oder bildet einen Haken, verläuft gar im Zickzack u. s. w. Ueberdies ist sie an verschiedenen Stellen des Hornhautumfanges an demselben Auge nicht stets gleich gestaltet.

Fixe Punkte zur Lagebestimmung eines gewissen Parallelkreises kann daher nur der Rand des Bindehautsaumes und der Descemeti, nimmer aber die verhältnissmässig breite Uebergangszone zwischen Cornea und Sclera liefern, mit anderen Worten: man darf wohl von einer vorderen und einer hinteren, niemals aber von einer Corneoscleralgrenze schlechtweg sprechen und damit den Begriff eines bestimmten Parallelkreises verbinden. Wo das letztere dennoch geschieht, versteht man unter Corneoscleralgrenze einen Parallelkreis, welcher etwa 0·5 ^{mm} und etwas darüber hinter dem Rande des Bindehautsaumes gelegen ist.

Mit dem Namen »Cornealbasis« oder »Grundfläche der Hornhaut« bezeichnet man eine senkrecht auf die Hornhautaxe stehende Ebene, welche durch die vordere oder durch die hintere Corneoscleralgrenze gelegt gedacht wird. Man kann daher eine vordere und eine hintere Grundfläche der Hornhaut unterscheiden. Streng genommen ist dies auch nicht richtig, da gewiss nicht alle Abschnitte des Randes des Bindehautsaumes und der Descemeti in denselben Parallelkreis fallen. Man thut daher besser, unter Cornealbasis eine normal zur Hornhautaxe gestellte Ebene zu verstehen, welche den obersten, beziehungsweise den untersten Punkt des Bindehautsaumrandes oder der Ansatzlinie des Ligamentum pectinatum schneidet.

Unter der Voraussetzung, dass die Hornhaut als eine Kugelschale von gleichmässiger Dicke betrachtet werden dürfe, muss die innere und die äussere Oeffnung einer jeden Wunde, welche mittelst einer ebenen Klinge in einer und derselben Richtung durch die Hornhaut geführt wird, je den Bogen Eines Kreises beschreiben, dessen Durchmesser von der Lage und Stellung der Schnittebene abhängt. Dieser Kreisdurchmesser der betreffenden Bögen erreicht ein Maximum, wenn die Schnittebene durch den Mittelpunkt der Kugelschale geht, also mit einer Meridianebene zusammenfällt. Er sinkt in eben dem Verhältnisse, in welchem der Neigungswinkel wächst, welchen die Schnittebene mit der Ebene des zugehörigen grössten Hornhautkreises einschliesst. Ist die Schnittebene in der Ebene eines Parallelkreises gelegen, so verkürzt sich ausserdem der Kreisdurchmesser der Bögen im Verhältnisse zum Abstande der Schnittebene von der Gleicherebene der Kugelschale.

Fig. 26 soll den meridionalen Durchschnitt einer Kugelschale mit dem Mittelpunkte c vorstellen. Sämmtliche darin verzeichnete Linien mögen die Mittellinien von ebenen Schnitten sein, welche senkrecht auf die Ebene des Durchrisses, also auch des Papieres, geführt gedacht werden. Sie geben dann die Durchmesser der Kreise, in welchen die beiden Oberflächen der Kugelschale von der Klinge getroffen werden.

Es sind die Linien xx, oo und ah, welche durch den Mittelpunkt c gehen, Durchmesser grösster Kreise.

Die Linien ab, aa, ag, an schliessen mit dem grössten zugehörigen Kreisdurchmesser ah verschiedene Winkel ein, und zwar ab den Winkel ω, an den Winkel α. Es bedarf nun keines Beweises, die Betrachtung der Figur ergiebt es auf das Klarste, dass $ab < aa < ag < ah$ und $an < ah$, ebenso dass $b,b, < a,a, < g,g, < h,h,$ und $n,n, < h,h,$ sei, dass die Durchmesser der Kreise, in welchen die beiden Oberflächen der Kugelschale von derlei Schnittebenen getroffen werden, im umgekehrten Verhältnisse zur Grösse der Neigungswinkel ω und α wachsen und fallen.

Die Schnittebenen aa und kk fallen mit Parallelkreisen der Kugel zusammen, und es ist offenbar $kk < aa < xx$ und $k,k, < a,a, < x,x,$; der Durchmesser der betreffenden Kreise steht im umgekehrten Verhältnisse zur Entfernung der Schnittebenen kk und aa von der Gleicherebene xx.

Die Schnittebenen ab, ag, ah, an stehen übrigens auch schief zur Ebene des Parallelkreises, dessen Durchmesser aa ist. Es erscheint hier $ab < aa$ und $b,b, < a,a,$; ferner $aa < ag < ah$ und $a,a, < g,g, < h,h,$; endlich $an < ah$ und $n,n, < h,h,$; der Durchmesser der Kreisebene, in welcher die beiden Oberflächen der Kugelschale von einem ebenen Schnitte getroffen werden, wächst und fällt im umgekehrten Verhältnisse zur Grösse des Neigungswinkels β, wenn die Schnittebene mit der Ebene des zum Einstichspunkte gehörigen Parallelkreises einen nach vorne offenen Winkel einschliesst, die Klingenfläche beim Vorstosse also nach vorne geneigt wird; dagegen im geraden Verhältnisse zum Neigungswinkel γ, wenn die Schnittebene mit der Ebene des betreffenden Parallel-

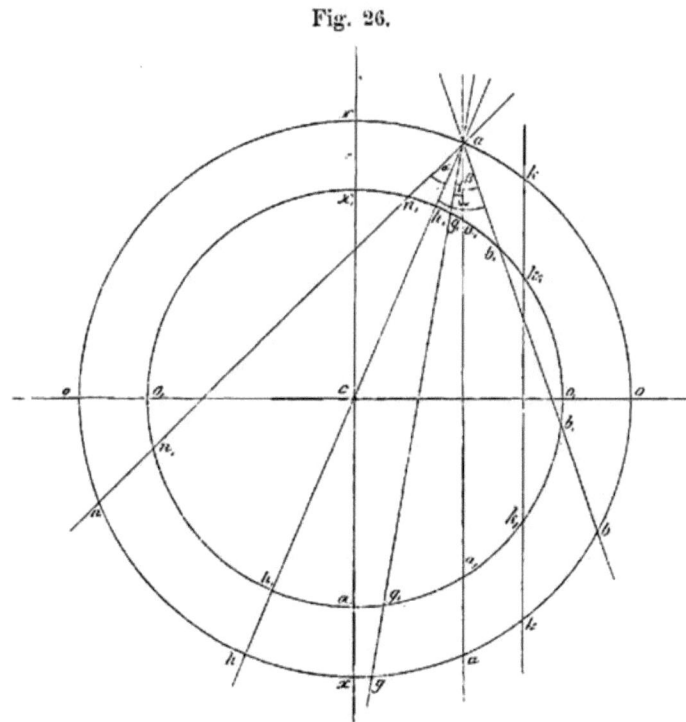

Fig. 26.

kreises einen nach hinten offenen Winkel einschliesst, die Klingenfläche beim Vorstosse also nach hinten geneigt ist. Der Kreisdurchmesser der Schnittebene erhebt sich zum Maximum, wenn die Klinge in der Ebene eines grössten Kugelkreises vordringt, sinkt aber wieder, wenn die Neigung der Klingenfläche über die Ebene des grössten Kugelkreises hinaus gesteigert wird, und zwar nimmt der Kreisdurchmesser der Schnittebene proportional zur wachsenden Grösse des Winkels α ab.

Wird die Richtung der Klinge während des Vorstosses geändert, so müssen selbstverständlich die einzelnen Theile der beiden Wundöffnungen und der zwischenliegenden Wundfläche je so vielen verschiedenen Kreisebenen angehören, als Richtungswechsel vorgekommen sind.

— —

Es soll vorerst von den Lanzenwunden die Rede sein, bei welchen der Ausstich hinwegfällt und jede Axendrehung der Klinge ausgeschlossen erscheint. Eine Axendrehung der Lanze ist nämlich nach erfolgtem Einstiche ohne bedenkliche Quetschung der Theile gar nicht denkbar und würde überdies die Schnittrichtung in eine schräge Lage zur vorderen und hinteren Cornealbasis bringen. Damit müssten aber nicht nur dem Austritte zusammenhängender derberer Staarmassen Schwierigkeiten erwachsen, sondern die Iris, Kapsel u. s. w. von der Schneide gefährdet werden. Es wird daher der Querdurchmesser der Lanzenklinge bei der Schnittführung immer senkrecht zur Hornhautaxe gedacht, so dass diese beim Vorstosse von der Klingenspitze getroffen werden müsste.

Wird die Lanze solchermassen von einem beliebigen Punkte der vorderen Hornhautwand aus mit parallel zur vorderen oder hinteren Cornealbasis gestellter Fläche, d. i. in der Ebene eines Parallelkreises eingestochen (Flachschnitt), so müssen die innere und die äussere Wundöffnung nach dem Vorhergehenden (S. 222) Kreisbögen beschreiben, welche der Ansatzlinie des Aufhängebandes der Regenbogenhaut nahezu concentrisch verlaufen. Die Durch- und Halbmesser der zugehörigen Kreise müssen um so kürzer werden, die beiden Wundöffnungen bei gleicher Länge also um so schärfere Bögen beschreiben, je näher der Einstichspunkt dem Cornealmittelpunkte gelegen ist. In demselben Verhältnisse sinkt dann selbstverständlich bei gleicher Wundlänge die Länge der Bogensehne, die Wundwinkel entfernen sich von der vorderen und beziehungsweise von der hinteren Cornealgrenze. Gleichzeitig wächst aber auch die Länge des Wundkanales, die innere Wundöffnung entfernt sich von der äusseren, es steigen die Unterschiede, welche beide in Bezug auf Länge, Lage und Krümmung erkennen lassen.

Es ist nämlich (Fig. 26, S. 223) nicht nur $kk < aa < xx$ und $k,k, < a,a, < x,x,$; sondern auch $kk, > aa, > xx,$.

Erfolgt der Vorstoss der Lanze von demselben Punkte aus nicht in der Ebene eines Parallelkreises, sondern mit einer Neigung der Klingenspitze nach vorne (Schiefschnitt), so verkürzen sich die Durch- und Halbmesser der Kreise, zu welchen die Bögen der beiden Wundöffnungen gehören, um so mehr, je grösser der betreffende Neigungswinkel β wird. In eben dem Verhältnisse aber, in welchem die Krümmung der beiden Wundöffnungen wächst, verkleinert sich bei gleicher Wundlänge ihre Sehne, rücken also die beiden Wundwinkel von der vorderen und hinteren Cornealgrenze hinweg und verlängert sich der Wundkanal, d. h. es vergrössern sich die Unterschiede, welche die beiden Wundöffnungen in Bezug auf Länge, Lage und Krümmung darbieten.

Es ist eben (Fig. 26, S. 223) $ab < aa$ und $b,b, < a,a,$; hingegen $ab, > aa,$.

Das Umgekehrte findet statt, wenn die Lanzenspitze bei dem Einstiche mit der Ebene des zugehörigen Parallelkreises einen nach hinten offenen Winkel γ einschliesst (Steilschnitt). Die Durch- und Halbmesser der Kreise, zu welchen die Bögen der beiden Wundöffnungen gehören, wachsen dann im Verhältnisse zu dem Winkel γ, welchen die Schnittebene mit der Ebene des betreffenden Parallelkreises einschliesst, und erreichen ein Maximum, wenn die Lanzenspitze beim Vorstosse auf den gemeinsamen Krümmungsmittelpunkt der beiden Hornhautoberflächen zielt. Selbstverständlich muss die Sehne gleich langer Bögen in demselben Verhältnisse wachsen, mit ihren beiden Endpunkten sich der Cornealgrenze nähern und der Unterschied, welchen die beiden Wundöffnungen in Bezug auf Länge, Lage und Krümmung darbieten, ein Minimum erreichen, wenn die Schnittebene mit der Ebene eines grössten Hornhautkreises zusammenfällt.

Es ist (Fig. 26, S. 223) $aa < ag < ah$ und $a,a, < g,g, < h,h,$; aber auch $aa, > ag, > ah,$.

Wird die Neigung der Klinge über die Ebene eines grössten Hornhautkreises hinaus gesteigert, so wächst wieder im Verhältnisse zur Grösse des Neigungswinkels α die Schärfe der Bögenkrümmung, die Länge des Wundkanals und der Unterschied, welchen die beiden Wundöffnungen in Bezug auf Länge, Lage und Krümmung erkennen lassen, während die Convexität der Bögen sich umkehrt.

Es ist (Fig. 26, S. 223) $an < ah$ und $n,n, < h,h,$; dagegen $an, > ah,$.

Bleibt die Neigung der Klingenaxe beim Vordringen der Lanze nicht dieselbe, sondern wird sie nach erfolgtem Einstiche geändert, so gehört jede seitliche Hälfte der inneren Wundöffnung eben so vielen in Stellung und Krümmung verschiedenen Kreisebenen an, als Neigungswechsel stattgefunden haben. War der Wechsel ein plötzlicher und ausgiebiger, so grenzen sich die einzelnen Abschnitte der inneren und auch wohl der äusseren Wundöffnung unter entsprechenden Winkeln von einander ab. Im gegentheiligen Falle ist der Uebergang ein allmäliger. Jede Vorwärtsneigung der Lanzenspitze hat bei gleicher Wundlänge eine verhältnissmässige Zunahme der Krümmung und des Abstandes beider Enden der inneren Wundöffnung von der hinteren Corneoscleralgrenze zur Folge; jede Rückwärtsneigung der Klingenfläche, soweit sie nicht die Ebene eines grössten Hornhautkreises überschreitet, bedingt dagegen eine Verminderung der Krümmung und eine Annäherung der beiden Wundenden an die Ansatzlinie des Ligamentum pectinatum.

Es frägt sich nun, welche Bedingungen die Führung von Lanzenschnitten in den anatomischen Verhältnissen des Auges vorfinde.

Es sei (Fig. 27) AB die Hornhautaxe und a ein Einstichspunkt hinter der rückwärtigen Corneoscleralgrenze. Würde das Instrument in der Richtung ad vorgeschoben, so würde es die Hornhaut spalten, ohne

Anwendung auf die anatomischen Verhältnisse des vorderen Bulbusabschnittes. 227

die Kammer zu eröffnen. Anderseits ist ac die hinterste zulässige Vorstossrichtung, sollen Verletzungen der Regenbogenhaut und der Kapsel vermieden werden. Es ist also α der Grenzwinkel für alle Axenneigungen der in der Kammer sich fortbewegenden Klinge. Derselbe beträgt nach einer Messung an dem Schema ungefähr 20°.

Wird der Einstichspunkt am oder nahe dem Rande des Bindehautsaumes bei b gewählt, so ist β der Grenzwinkel. Er ist um ein Geringes grösser als α. Allerdings steht bei einer solchen Lage des Einstichspunktes

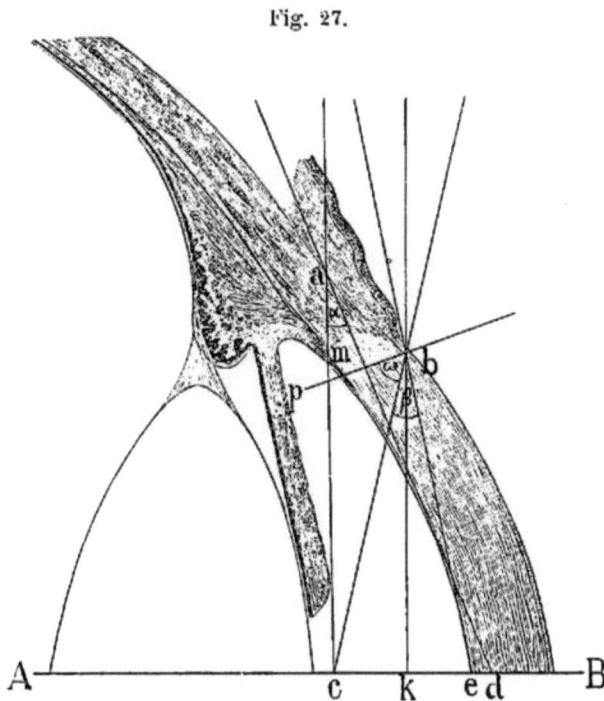

Fig. 27.

einer steilen Durchbohrung der Cornea, etwa in der Richtung bp, nichts entgegen. Je steiler aber eingestochen wird, umsomehr muss weiterhin die Klingenaxe nach vorne gewendet werden, auf dass die Lanzenspitze an der Iris und Kapsel vorbei in die Richtung bc oder über diese hinaus gebracht und eine genügende Schnittlänge erzielt werden könne. In dem Maasse aber, als der Winkel ω wächst, müssen die von ihm eingeschlossenen Theile des Hornhautgewebes gequetscht werden, ausserdem aber die Krümmung und Unregelmässigkeit der inneren Wundöffnung steigen, demgemäss deren beide Enden sich von der hinteren Corneoscleralgrenze entfernen und die sie verbindende Gerade kürzer werden.

15*

Wie klein auch der Spielraum sei, welchen die Kammer gewährt, so lassen sich doch während des Einstiches und Vorstosses der Lanze unendlich viele verschiedene Neigungen und Neigungswechsel ausführen, welche trotz ihres geringen Unterschiedes die Länge, Lage und Krümmung der inneren Wundöffnung in sehr ausgiebigem Maasse ändern.

Er ist darum auch ganz unmöglich, die letztere immer mit annähernder mathematischer Genauigkeit gleich herzustellen. Es leuchtet dies besonders dann ein, wenn man in Erwägung zieht, dass der Kammerraum sich von dem durchsichtigen Hornhautgewebe in keiner Weise abhebt, der Operateur also beim Vorstossen der Lanzenspitze nur nach hinten hin eine sichtbare untrügliche Leitmarke findet. Ueberdies wird die Schnittführung in der Praxis noch häufig durch normwidrige Enge der Vorderkammer, durch Unruhe des Kranken, starkes Pressen, frühzeitigen Abfluss des Humor aqueus u. s. w. beirrt.

Immerhin jedoch wird sich bei geübteren Operateuren in der Länge, Lage und Krümmung der inneren Wundöffnung ein gewisser Typus offenbaren und mit unbedeutenden Abweichungen zum Vorscheine kommen, wenn der Schnitt unter ganz normalen Verhältnissen zu Stande gebracht werden konnte.

Die nachfolgenden Abbildungen sollen dergleichen Typen zum Ausdrucke bringen. Die linksstehende Figur giebt stets die Lage und Gestalt der äusseren Wundöffnung, die rechtsstehende jene der inneren Wundöffnung wieder. Der Umriss der vorderen Hornhautoberfläche ist wie früher als eine Ellipse mit 12^{mm} querem und 10^{mm} senkrechtem Durchmesser gezeichnet. Die hintere Hornhautoberfläche erscheint als ein Kreis mit 11^{mm} oder, wo es ausdrücklich bemerkt ist, mit 12^{mm} Durchmesser. Die Wundöffnung wird durch einen dicken Strich angedeutet. Als Maassstab wurde 1 : 2·6^{mm} festgehalten.

Fig. 28 stellt die beiden Wundöffnungen dar, wie selbe in Bezug auf Länge, Lage und Krümmung sich bei reinen Flachschnitten zu gestalten pflegen, wenn der Einstichpunkt der Lanze nahe dem Rande des Bindehautsaumes gewählt wird.

Fig. 28.

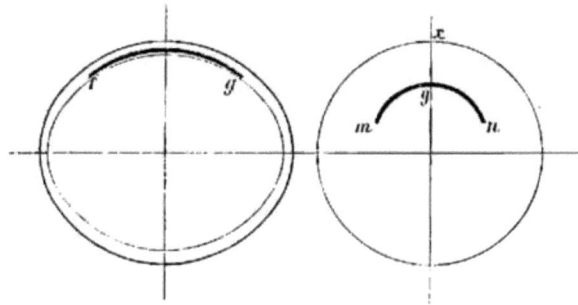

Die Sehne fg der äusseren Wundöffnung wechselt in den verschiedenen Fällen von 6·5—7·5 mm. Der Abstand xy des Scheitels der inneren Wundöffnung vom höchsten Punkte der Ansatzlinie des Ligamentum pectinatum schwankt zwischen 1·5—3·25 mm. Die Bogensehne mn der inneren Wundöffnung ist 4·75—5·25 mm lang gefunden worden.

Fig. 29 bringt einen Lanzenschnitt zur Anschauung, bei welchem der Einstich sehr schief jenseits der hinteren Corneoscleralgrenze gemacht, die Klingenspitze aber, nachdem sie die Kammer eröffnet hatte, rasch und ausgiebig nach hinten geneigt worden ist. Die innere Wundöffnung erscheint hier linear, d. h. ihre Krümmung fällt in die Ebene eines grössten Kreises der hinteren Hornhautwand und steht auf der Fläche des Papieres senkrecht.

Fig. 29.

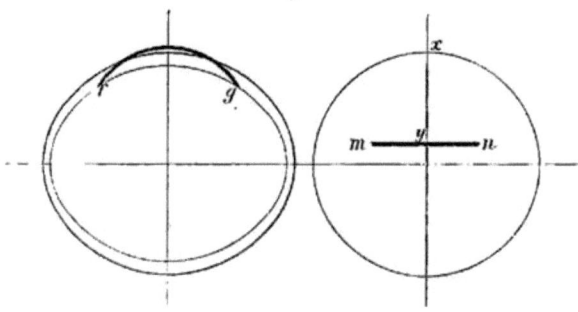

Die Bogensehne fg misst bei 6 mm, der Abstand $xy = 4·75$ mm und die Länge der inneren Wundöffnung $mn = 5$ mm.

Fig. 30 stellt einen Lanzenschnitt dar, bei welchem steil eingestochen, die Klinge dann stark nach vorne geneigt und, sobald ihre Spitze in die Kammer eingedrungen war, rasch unter grossem Winkel nach hinten gewendet worden ist. Beide Wundöffnungen erscheinen linear.

Fig. 30.

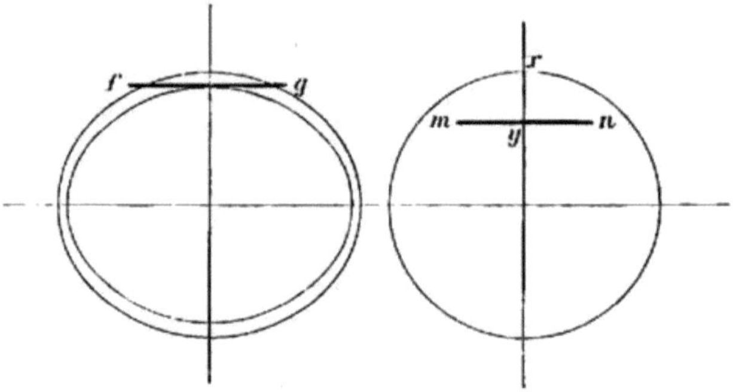

Es wechselt bei diesen Schnitten fg zwischen 6 und 7 mm, xy zwischen 2 und 4·25 mm, mn zwischen 5 und 6·5 mm.

Fig. 31 zeigt, wie die innere und die äussere Wundöffnung sich bei Hornhautschnitten gestalten, welche mit der Hohllanze Ad. Weber's hergestellt werden. Die Präparate sind von Prof. v. Arlt gefertigt. Die Schnitte sind als Schiefschnitte zu betrachten, bei welchen die Lanzenspitze nach erfolgtem Einstiche stark nach hinten geneigt worden ist.

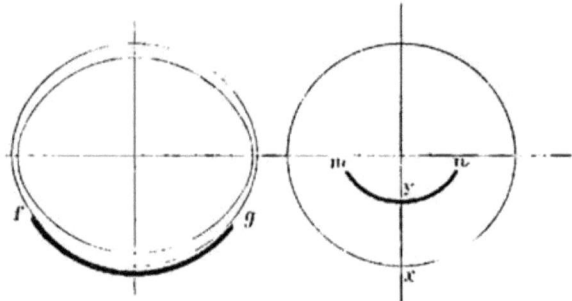

Fig. 31.

Die Sehne fg misst 8·75—9 mm, der Abstand xy 3—3·75 mm, die Sehne mn durchwegs 5 mm.

Es fällt bei allen diesen Schnitttypen der beträchtliche Abstand der inneren Wundöffnung von der Ansatzlinie des Ligamentum pectinatum auf. Er pflegt durchschnittlich etwas geringer zu sein, wenn die Klingenspitze in oder knapp hinter dem vorderen Rande des Lederhautfalzes flach eingestochen und ohne jeden Neigungswechsel in der Ebene des zugehörigen Parallelkreises vorgeschoben wird. Dagegen erreicht er gewöhnlich einen höheren Werth, wenn der Einstich an der gleichen Stelle ein sehr steiler war und die Lanzenspitze dann stark nach vorne gewendet wurde, vornehmlich aber, wenn der Einstichspunkt weit hinter die vordere Corneoscleralgrenze fiel.

Im letzteren Falle muss nämlich die Klingenspitze eine starke Neigung nach vorne erhalten, um in den überaus engen Kammerfalz zu gelangen. Dieselbe bewegt sich dabei zuerst in ganz trübem Gewebe, und wenn sie dann im durchsichtigen Hornhautrande wahrnehmbar wird, lässt sich dieser kaum von dem hintergelegenen Humor aqueus unterscheiden. Um an dem Fusse der Iriswölbung vorbeizukommen, wird daher die Klingenspitze gewöhnlich etwas zu weit nach vorne gewendet und in der Hornhaut selbst vorgestossen.

Mit einem steilen Einstiche ist dabei wenig gewonnen, denn es muss die Lanzenspitze, nachdem sie in die Lederhaut eingedrungen ist, doch stark nach vorne gewendet werden, um in die Kammer zu gelangen. Die Schwierigkeiten bleiben also dieselben, man läuft aber obendrein Gefahr, in den Ciliarmuskel oder in das Aufhängeband der Regenbogenhaut zu gerathen, diese Theile zu verletzen und bei der Axenwendung des Instrumentes in bedenklicher Weise zu zerren und zu quetschen.

Es ist kaum zu viel behauptet, wenn man sagt, dass manche andauernde heftige Ciliarreizung und Iridokyklitis mit Ausgang in Staarbildung oder selbst in Augapfelschwund in solcher Weise durch Iridektomie verschuldet worden ist, namentlich bei glaucomatösen Zuständen, wo der Einstich hinter der vorderen Corneoscleralgrenze vorgeschrieben war. Einige anatomische Präparate meiner Klinik weisen mit Wahrscheinlichkeit darauf hin. In Anbetracht dessen erscheint es gerathen, den Hornhautschnitt bei glaucomatösen

Erkrankungen in der vorderen Corneoscleralgrenze mit weniger steilem Einstiche zu führen. Man darf dies um so gewisser thun, als die Zurückziehung der Wundränder erfahrungsmässig eine vollkommen ausreichende wird, um die äusseren Lederhautschichten zu entspannen und den Ausgleich der Stromstörungen im hinteren Ciliargebiete anzubahnen.

Aus ganz ähnlichen Gründen erhöht sich der Werth des Abstandes der hinteren Wundöffnung von der Ansatzlinie des Ligamentum pectinatum, wenn in oder knapp hinter der vorderen Corneoscleralgrenze steil eingestochen und die Klingenspitze dann rasch und ausgiebig nach vorne gewendet wird. Es ist nämlich sehr schwer, den erforderlichen Neigungswinkel haarscharf zu treffen. Derselbe fällt meistens etwas zu gross aus, indem man vor Allem darauf Bedacht nimmt, die der hinteren Hornhautwand so nahe gelegene Randzone der Iris nicht zu verletzen.

Ueberraschend ist bei dieser Art von Schnitten die annähernde Geradlinigkeit der inneren und äusseren Wundöffnung. Es erklärt sich dies in Uebereinstimmung mit den obigen theoretischen Auseinandersetzungen (S. 226) zum Theile daraus, dass die Klingenspitze während des ersten und des dritten Momentes der Schnittführung nach hinten geneigt und daher der Ebene eines grössten Hornhautkreises genähert wird. Steil einstechen heisst eben, nahezu in der Ebene eines grössten Kreises vordringen. Scheint dann die Lanzenspitze genügend weit in die Bulbuswand eingesenkt zu sein, so wird ihr eine scharfe Wendung nach vorne gegeben, auf dass sie in die Kammer gelange. Dies geschieht, wie schon bemerkt wurde, gewöhnlich in beträchtlichem Abstande von der hinteren Corneoscleralgrenze. Die Klingenspitze erhält daher neuerdings eine starke Neigung nach hinten, um sie der Abdachung der Iriswölbung entlang nach dem gegenüber liegenden Abschnitt des Kammerfalzes hin zu leiten. Während dieser dritten Phase der Schnittführung wird der weitaus überwiegende Theil der beiden Wundöffnungen hergestellt; daher sie auch für die Gestaltung der letzteren massgebend ist.

Bezüglich der annähernden Geradlinigkeit der inneren Wundöffnung kommt indessen gewiss noch ein anderer höchst belangreicher

Umstand in Rechnung. Die Lanze durchsetzt die Hornhaut während der zweiten Schnittphase in **sehr schiefer Richtung**. Wenn ihre Spitze dann unter einem grösseren Winkel **nach rückwärts** geneigt wird, müssen die der hinteren Klingenfläche anliegenden und die seitlich angrenzenden Theile der hinteren Cornealschichten **nach hinten** gezerrt werden. Die beiden Schneiden wirken unter solchen Umständen nicht mehr auf die gehohlte Innenwand einer Kugelschale, sondern auf die ebene oder gar flach convexe Basis eines Kugelabschnittes, die Schnittrichtung muss eine mehr gerade werden.

Leider lässt sich die Gestaltung des eigentlichen Wundkanales an frischen Präparaten nicht gut zur Anschauung bringen, da diese feine Schnitte nicht gestatten. Härtende Mittel jedoch bedingen stets eine Schrumpfung der Gewebe, welche alle zarten Einzelnheiten verwischt. Darum sind auch Augen, welche während des Lebens iridektomirt und später durch längere Zeit in Weingeist aufbewahrt worden sind, zum genaueren Studium der in Rede stehenden Verhältnisse nicht gut zu verwenden. Die hiesige Augenklinik besitzt deren mehrere. Sie lassen, was Lage, Länge und Krümmung der inneren Wundöffnung anbelangt, eine entschiedene Abweichung von den an frischen Leichen gewonnenen Werthen nicht erkennen. Der grosse Abstand der inneren Wundöffnung von der Ansatzlinie des Ligamentum pectinatum findet sich übrigens auch auf den Durchrissen iridektomirter Augen in dem Atlas O. Becker's,[1] Pagenstecher's und Genth's.[2]

Von grösster praktischer Wichtigkeit ist der Umstand, dass die innere Wundöffnung in Bezug auf Länge und Lage immer, in Bezug auf Krümmung aber häufig in sehr bedeutendem Grade von der äusseren Wundöffnung abweicht. Eine annähernde Uebereinstimmung aller drei Werthe könnte sich eben nur ergeben, wenn die Klinge in der Ebene eines grössten Hornhautkreises eingestochen und ohne jeden Neigungswechsel gegen den Krümmungsmittelpunkt beider Cornealoberflächen vorgeschoben würde; ferner, wenn man eine Lanze verwendete, deren beide

---

[1] O. Becker, Atlas der path. Anatomie des Auges. Wien 1878. III., Taf. XXIX, XXX.
[2] Pagenstecher und Genth, Atlas der path. Anatomie des Augapfels. Wiesbaden 1875. Taf. II, Fig. 4.

Schneiden in einiger Entfernung von der Spitze aus der Divergenz in den Parallelismus übergehen. Es fehlt aber in der Kammer unbedingt der **Tiefenraum**, um eine Lanze in der genannten Richtung ohne Verletzung der hintergelegenen Theile so weit vorstossen zu können, dass der Schnitt die erforderliche Länge erreiche. Dies ist nur in der **Breitenrichtung** der Kammer möglich. Man ist insoferne auf **mehr oder weniger flache Lanzenschnitte** in der Nähe der vorderen Corneoscleralgrenze angewiesen, wenn es sich um längere Wunden handelt. Sollen die letzteren gar zur Herausförderung eines harten Staares dienen, so ist ein **peripherer Schnitt** umsomehr geboten, als eine der Hornhautmitte nahe Wunde die Stürzung der zusammenhängenden Kernmassen um einen fast rechten Winkel und damit sehr beträchtliche Triebkräfte sowie bedenkliche Ungleichheiten in der Spannung der Zonula und Hinterkapsel verlangen würde.

Im Uebrigen wird der **Längenunterschied beider Wundöffnungen** auch von der Gestalt der Lanze sehr wesentlich beeinflusst. Ist die Klinge in Form eines **gleichschenkeligen Dreieckes** gebildet, so muss die innere Wundöffnung gegenüber der äusseren um so kürzer ausfallen, je grösser der Spitzenwinkel der Lanze und je breiter der Wundkanal, je länger also der Weg ist, welchen die Klinge innerhalb der Hornhaut zurückgelegt hat.

Die **Hohlschleifung** der hinteren Lanzenfläche beeinflusst den Längenunterschied nur mittelbar, insoferne sie bei reinen **Flachschnitten** die Krümmung der inneren Wundöffnung vermindert, bei schiefem Einstiche mit nachfolgender ausgiebiger Neigung der Klingenspitze nach hinten aber eher **vermehrt**. Es tritt die Krümmung der inneren Wundöffnung bei den Schnitten der letzteren Art, welche Arlt mit der Weber'schen Hohllanze ausführte, nämlich deutlich hervor, während sie bei gleichen Schnitten, welche mit **flachen Lanzen** hergestellt wurden, ganz verschwindet.

Man ersieht aus allem dem klärlich, dass ein Lanzenschnitt keineswegs nothwendig, sondern nur unter ganz bestimmten Bedingungen eine lineare Wunde ergebe; dass in der grössten Mehrzahl der Fälle, namentlich wo eine grössere Wundlänge und daher ein mehr flacher Schnitt angezeigt ist, die innere oder die äussere oder beide Wundöffnungen einen Bogen beschreiben müssen, das natürliche Klaffungsvermögen der Wunde aber wegen der Länge des Wundkanals allerdings auf ein kleinstes sinke.

Weiterhin stellt sich heraus, dass ein Lanzenschnitt, dessen äussere Wundöffnung dem muthmasslichen halben Umfange der zusammenhängenden Kernmasse knapp entspricht, bei der Staarentbindung sich häufig als unzulänglich erweisen müsse. Die äussere Wundöffnung muss länger sein, auf dass die innere dem Zwecke genüge. Das erforderliche Uebermaass ist um so höher anzuschlagen, je mehr die Klingenspitze bei ihrem Vordringen nach vorne geneigt werden muss, also je enger die Kammer ist, je weiter rückwärts der Einstichspunkt gewählt wird u. s. w.

Bei umfangreichen Hartstaaren können 12 ^{mm} Länge und darüber für die äussere Wundöffnung geboten sein. Es setzt dies sehr breite Lanzen voraus, deren Spitzenwinkel selbstverständlich ein sehr grosser sein muss, auf dass die Klinge nicht zu lang werde und sich beim Vordringen in der Kammer ausnützen lasse. Mit der Breite der Lanze wächst dann wieder der Längenunterschied der inneren und äusseren Wundöffnung. Was demnach auf der einen Seite gewonnen wird, geht auf der anderen zum Theile wieder verloren.

Das Schlussergebniss lässt sich daher in den Satz zusammenfassen: Lanzen sind wenig geeignete Instrumente, um einen zur anstandslosen Entbindung grösserer Hartstaare dienlichen Hornhautschnitt auszuführen. Dieselben haben sich darum auch bei der Cataractextraction niemals recht einbürgern und die eigentlichen Staarmesser verdrängen können.

Die eigentlichen Staarmesser lassen sich gewissermassen als der Länge nach halbirte gerade Lanzen mit bauchiger oder geradliniger Schneide und grösserem oder kleinerem Spitzenwinkel betrachten (Fig. 32).

Der Ein- und der Ausstichskanal der Wunden, welche damit gesetzt werden, verhalten sich darum ganz ähnlich, wie die Seitenhälften zweier Lanzenwunden, vorausgesetzt, dass jede Drehung des Messers um seine im Rücken verlaufende Axe ausgeschlossen bleibt. Es ist dann wieder die Lage des Ein- und des Ausstichspunktes sowie der Winkel, in welchem die Klingenaxe zur Ebene des betreffenden Parallelkreises der Hornhaut beim Ein- und beim Ausstiche geneigt wird, massgebend für die Länge, Lage und Krümmung der inneren und äusseren Wundöffnung des Ein- und des Ausstichskanales sowie für die Werthunterschiede derselben (S. 222).

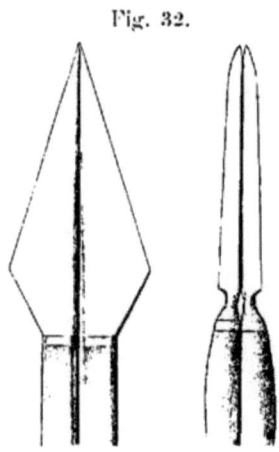

Fig. 32.

Die Länge, Lage und Krümmung je der inneren und der äusseren Wundöffnung des Ein- und des Ausstichskanales können einander nur dann gleich sein, wenn das Staarmesser in derselben Richtung ein- und ausgestochen wird, oder wenn die Richtung des Ein- und des Ausstiches mit der Ebene desselben Parallelkreises gleiche Winkel einschliesst.

Es sei Fig. 33 der wagrechte Durchschnitt einer Kugelschale und die darin verzeichneten Linien seien die Grundlinien von ebenen Schnittflächen, welche senkrecht auf der Ebene des Durchrisses, also auch des Papieres, stehen. Offenbar ist $ab, = b, b$; $aa, = u, u$; $ag, = g, g$; $ah, = h, h$; $an, = n, n$. Es ist aber auch $ab, = p, u$, wenn ab und pu sich im Punkte m schneiden und der Winkel, unter welchem sie in m zusammentreffen, von der Axe oo halbirt wird, also $\beta = \varepsilon$ ist.

Wenn der Ein- und der Ausstichskanal eine verschiedene Richtung erhalten, sei es, dass der Ein- und der Ausstichskanal verschiedene Parallelkreisebenen unter gleichem Winkel schneiden, oder dass sie zu derselben Parallelkreisebene in verschiedenen Winkeln geneigt sind: so muss die Länge, Lage und Krümmung ihrer inneren und äusseren Wundöffnung je auch verschiedene Werthe besitzen.

Sind (Fig. 33) $m\,u$ und $s\,x$ einander parallel, also $\varepsilon = \xi$, so ist offenbar $p, u > s, x$. Sind anderseits $t\,u$ und $r\,u$ Ausstichsrichtungen, welche den Parallelkreis $a\,u$ unter den Winkeln $\varepsilon + o$ und η schneiden, so ist $t, u > p, u$ und $r, u < p, u$, also auch $t, u > a\,b$, und $r, u < a\,b_{,}$. Die Länge des Ausstichskanales und damit der Unterschied, welchen die innere und äussere Wundöffnung des Ein- und Ausstichskanales in Bezug auf Lage und Krümmung darbieten, wird um so grösser, je grösser der Differenzwinkel der betreffenden Richtungen ist.

Fig. 33.

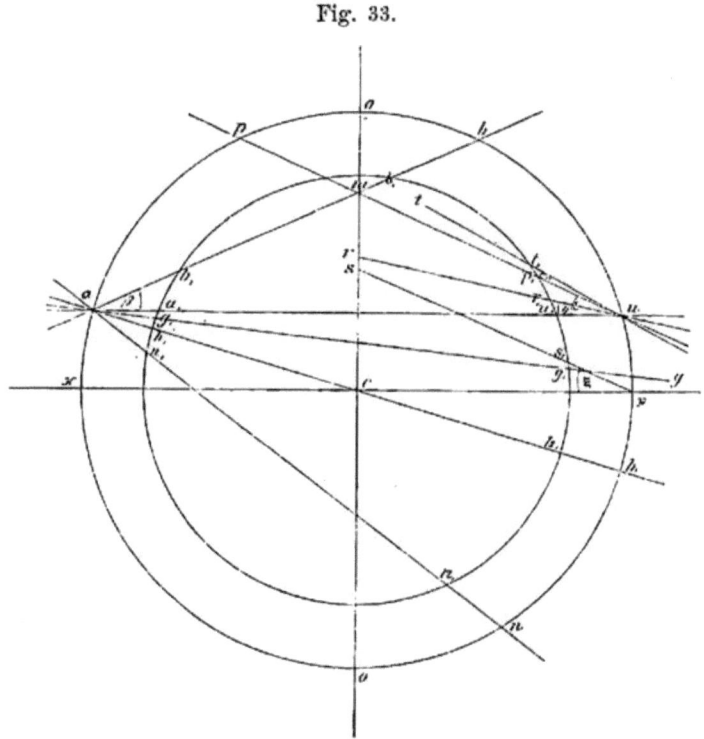

Die anatomischen Verhältnisse des Kammerraumes gewähren nun allerdings keinen grossen, doch ausreichenden Spielraum, um Richtungsunterschiede des Ein- und Ausstichskanales zu ermöglichen, welche bei den weiteren Operationsmanövern von hoher Bedeutung werden.

Wie Fig. 34 zeigt, erscheint das Staarmesser, nachdem seine Spitze in die Kammer eingedrungen ist, im Einstichskanale bei a oder b fixirt und kann nur mehr in einer zwischen $a\,c$ und $a\,d$ oder zwischen $b\,c$ und $b\,e$ gelegenen

Richtung an die Hinterwand der anderen seitlichen Hälfte der Hornhaut herantreten, es wäre denn, dass auf die Regenbogenhaut und Linse ein Druck ausgeübt und diese aus ihrer normalen Lage gedrängt, verschoben würden.

Fig. 34.

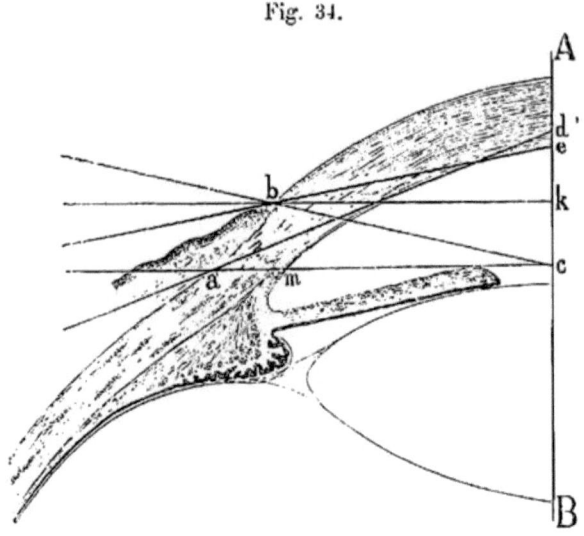

Ein- und Ausstichspunkt bestimmen die Lage und Fussbreite des zu bildenden Hornhautlappens. Es muss dieser seiner Grundlinie und Fläche nach schräg zur Hornhautaxe gestellt erscheinen, wenn das Messer nicht in der Ebene des dem Einstichspunkte zugehörigen Parallelkreises ausgestochen wird.

Die nothwendige Folge ausgiebiger derartiger Schrägstellungen der Lappengrundlinie sind ungleiche Widerstände bei der Staarentbindung. Der unter dem Glaskörperdrucke nach vorne tretende harte Kern stemmt sich leicht an dem der Hornhautmitte näher gelegenen Schenkel der hinteren Wundlefze, während die Triebkräfte an der anderen, mehr peripheren Hälfte der hinteren Wundlefze vorbei ungeschwächt fortwirken, ja insoferne eine Verstärkung erfahren, als die Resultirende des Glaskörperdruckes nach der Richtung des geringsten Widerstandes hin gelenkt wird. Der Glaskörperdruck trifft unter so bewandten Umständen mit einer verhältnissmässig grossen Quote auf jene Abschnitte des Strahlenblättchens und der Hinterkapsel, welche an den flacheren und mehr peripheren Schenkel der hinteren Wundlefze grenzen. Diese werden vorgebaucht und oft reissen sie auch ein, es kommt zu einem vorzeitigen Glaskörpervorfalle und die Entleerung des Staares kann nur mehr durch Zugswerkzeuge bewerkstelligt werden.

In Anbetracht dessen gelten denn auch Schrägstellungen des Lappens von jeher als fehlerhaft und alle Operateure von Daviel bis zur Gegenwart betonen auf das Nachdrücklichste die Nothwendigkeit gleicher Abstände des Ein- und Ausstiches von der vorderen Corneoscleralgrenze, oder, was dasselbe ist, die Nothwendigkeit der Lagerung beider Endpunkte des Schnittes in der Ebene eines und desselben Parallelkreises der Bulbuswand.

Im Allgemeinen wird auch die gleiche Höhe des Ein- und Ausstichspunktes über oder unter dem Querdurchmesser der Hornhautbasis empfohlen, was eine wagrechte Schnittrichtung voraussetzt. Es ist dies aber in Bezug auf die effective Wirkung der natürlichen Triebkräfte von geringerem Belange. Abweichende Schnittrichtungen fordern nur eine veränderte Hantirung im Augenblicke des Staaraustrittes. Im Uebrigen wird die wagrechte Schnittführung nicht ganz selten durch mancherlei Umstände, Narbenbildungen in der Hornhaut u. dgl. minder erspriesslich oder auch ganz unzulässig.

Der Ein- und der Ausstichskanal können selbstverständlich nur dann in der Ebene eines und desselben Parallelkreises gelegen sein, wenn die Klingenfläche, während sie beiderseits die Bulbuswand und die Kammer durchsetzt, unentwegt in jener Ebene verharrt, der Schnitt also ein reiner Flachschnitt ist.

Es ragt nun die Regenbogenhaut mit der Vorderkapsel kuppelartig über die Grundfläche der hinteren Cornealwand in die Hohlung der Hornhaut hinein. Die Pupillarzone der Iris überschreitet jedoch selbst bei älteren Leuten unter normalen Verhältnissen die vordere Cornealbasis entweder gar nicht oder in sehr geringem, kaum merklichen Maasse. Man kann sich davon leicht überzeugen, wenn man eine grössere Anzahl von bejahrten Individuen darauf untersucht, indem man deren Augen von der Seite her so visirt, dass die an beiden Endpunkten des Querdurchmessers der Hornhaut gelegenen Abschnitte des Bindehautsaumes sich gerade decken. Ein reiner Flachschnitt kann daher nur in oder vor der Grundfläche der vorderen Cornealwand geführt werden.

Soll der Schnitt weiter rückwärts in die Ebene eines grösseren Parallelkreises gelegt werden, so muss der Einstich nothwendiger Weise ein um so schieferer sein, je weiter hinter dem Rande des Bindehautsaumes der Einstichspunkt gewählt wird, je enger die Kammer ist und je mehr sich die Wundwinkel dem Querdurchmesser der Hornhaut zu nähern oder über denselben hinaus zu erstrecken haben. Bei ungenügender Schiefheit des Einstiches würde die Iris und Vorderkapsel von der Messerspitze leicht getroffen werden. Wenn aber die Klingenspitze bei einem solchen schiefen Einstiche sehr nach vorne geneigt ist, so muss sie beim weiteren Vordringen in der Kammer, um an der Iriswölbung vorbeizukommen, wieder stark nach hinten gewendet werden, auf dass sie in der Ebene desselben Parallelkreises zum Ausstichspunkte gelange. Es fällt darum auch der Ausstichskanal in der Regel um so schiefer aus, je schiefer der Einstich war.

Es liegt nun auf der Hand, dass eine ebene Klinge auf dem bezeichneten krummen Wege die Kammer unmöglich zu durchschreiten vermöge, ohne die vorgewölbte Iris und den Krystallkörper nach hinten zu drängen. Der solchermassen ausgeübte Druck dauert bis zur Vollendung des ganzen Schnittes an und wird durch den Glaskörper nothwendiger Weise auf die ober- und unterhalb der Klinge gelegenen Theile des Linsenrandes und des Strahlenblättchens, mittelbar durch diese aber auf die Hinterwand der Iris übertragen. Die von dem Messer nicht gedeckten Abschnitte der Zonula werden demgemäss bauchig nach vorne getrieben, gespannt und möglicher Weise gesprengt, einen vorzeitigen Glaskörpervorfall veranlassend, während sich die Regenbogenhaut über die beiden Kanten des Messers schlägt und, soweit sie auf Schneiden trifft, durchtrennt, durchlöchert wird.

Es wachsen diese Gefahren mit der Grösse der Druckwirkung, und diese steht wieder im Verhältnisse zur Höhe des Bogens, welchen die Klingenspitze innerhalb der Kammer zu beschreiben hat; sie wird eine um so mächtigere, je schiefer ein- und ausgestochen werden musste, je weiter also der Schnitt hinter die vordere Cornealbasis fällt, je enger die Kammer ist und je mehr sich die beiden Wundwinkel dem Querdurchmesser der Cornea nähern oder darüber hinausgehen.

Es ergiebt sich daraus klar, warum Daviel, A. G. Richter, Beer und ihre Nachahmer, welche die Wundwinkel ihres nach unten gerichteten Lappens in oder gar über den Querdurchmesser der Hornhaut verlegten, den Ein- und den Ausstichspunkt vor dem Rande des Bindehautsaumes wählten, während die Anhänger des sogenannten peripheren Linearschnittes dadurch, dass sie die Wundwinkel des nach oben oder unten gerichteten Lappens hoch über oder tief unter den Querdurchmesser der Cornea setzten, mehr weniger weit hinter der vorderen Corneoscleralgrenze ein- und auszustechen vorschreiben konnten. Die Ersteren glaubten nämlich, den Raum für einen anstandslosen Durchtritt grösserer Hartstaare nur dadurch beschaffen zu können, dass sie die Cornea in einem gewaltigen Bogen durchschnitten. Sie mussten daher die Iriswölbung an ihrem Gipfelpunkte mit der Klinge übersetzen und sich, um bedenkliche Druckwirkungen auszuschliessen, auf reine Flachschnitte beschränken. Die Anderen aber hatten die Kuppel der Regenbogenhaut näher ihrem Fusse zu überschreiten und durften einen grösseren Parallelkreis zu ihrem Schnitte verwenden, ohne Gefahr zu laufen, jenen Druck auf ein schädliches Maass zu steigern.

Das Jacobson'sche Verfahren, bei welchem der Ein- und Ausstichspunkt nur wenig unter den Querdurchmesser der Hornhaut und weit hinter die vordere Corneoscleralgrenze zu liegen kommen, ist kaum durchführbar, ohne einen sehr bedeutenden Druck auf die hinter der Klinge gelegenen Theile auszuüben. Es lässt sich daher leicht begreifen, dass Jacobson ein grosses Gewicht auf die tiefe Narkose des Kranken legen musste, um jeden die Gefahr wesentlich steigernden Muskeldruck auszuschliessen und so Sprengungen der Zonula zu vermeiden.

Ist mit dem Ein- und Ausstiche des Messers die Länge und Lage der Grundlinie des Hornhautlappens unabänderlich vorgezeichnet, so hängt die übrige Gestaltung des letzteren, seine Höhe und das gegenseitige Verhalten der inneren und äusseren Wundöffnung in Bezug auf Länge, Lage und Krümmung ab von der Grösse des Neigungswinkels, welchen die Fläche der weiter vordringenden Klinge mit der Ebene des dem Ein- und Ausstiche zugehörigen Parallelkreises einschliesst.

Diese Neigungen der Klingenfläche finden nun bei den breiten Staarmessern, wie selbe früher im Gebrauche standen, und bei den jetzt üblichen schmalen grundverschiedene Bedingungen, daher denn auch die Schnitte, welche mit der einen und der anderen Art erzielt werden, eine getrennte Behandlung erheischen.

Die breiten Staarmesser, deren sich Daviel, A. G. Richter, Beer und die Nachahmer derselben bedienten, gestatten zwar beim Einstiche jede beliebige Neigung der Klingenfläche zur Ebene des bezüglichen Parallelkreises. Ist das Instrument aber einmal in der Kammer weit vorgedrungen oder gar schon zum Ausstiche gekommen, so kann die der Klingenfläche gegebene Neigung bis zur Vollendung des Schnittes nur wenig mehr verändert werden. Eine ausgiebige Aenderung derselben lässt sich nämlich nicht ohne bedenkliche Zerrung und Quetschung der Wundränder bewerkstelligen, wenigstens nicht am Einstichskanale, da dieser unter solchen Umständen immer bereits zu ansehnlicher Länge gediehen ist. Eine solche scharfe Wendung würde übrigens auch das Lüften der Wunde, folgerecht ein frühzeitiges Abfliessen des Kammerwassers mit sich bringen und dadurch die Reinheit der späteren Acte sowie das Schlussergebniss der Operation gefährden.

Es hat aber auch seine Uebelstände, wenn ein breites Staarmesser gleich von vornherein mit einer starken Flächenneigung eingestochen und gegen den Ausstichpunkt hin vorgestossen wird. Wegen der Enge der Kammer ist es in einem solchen Falle nämlich unmöglich, die ganze Schneide auszunützen. Es tritt vielmehr eine um so kleinere Quote derselben in Wirksamkeit, je grösser der Neigungswinkel ist, welchen die Klingenfläche mit der vorderen und hinteren Cornealbasis einschliesst, und je weniger die hintere Hornhautwand von der Iriswölbung absteht. Immer ist der Schnitt schon nahezu vollendet, wenn der Ausstich erfolgt. Er beschreibt dann auch meistens einen ganz unregelmässigen Bogen. Soll der Ein- und Ausstich gar hinter die vordere Corneoscleralgrenze fallen, so muss die Klingenspitze nach Ueberschreitung der Kammermitte etwas nach rückwärts, das Messerheft also nach vorne geneigt werden. Bei einer solchen Wendung der Klingenaxe erscheint aber nur mehr der dem Ausstichspunkte nahe Theil der Wunde von dem Messer gestopft; der andere Theil gestattet dem Kammerwasser freien Abfluss und dieses entleert sich in der Regel, ehe man mit dem Schnitte zu Ende gekommen ist.

Breite Staarmesser sind nach allem dem nur zu Flachschnitten geeignet und waren auch von jeher blos auf solche berechnet.

In der That sind der A. G. Richter'sche und der Beer'sche Schnitt mit ihren verschiedenen Abänderungen als reine Flachschnitte zu betrachten, bei welchen die Klingenfläche während der eigentlichen Lappenbildung in der Ebene eines und desselben Parallelkreises verharrt. Demgemäss müssen die innere und die äussere Wundöffnung Bögen concentrischer Kreise beschreiben, deren Halbmesser im Verhältnisse zum Abstande der Schnittebene von der Hornhautmitte wächst. In eben demselben Verhältnisse müssen aber auch die Unterschiede abnehmen, welche die innere und die äussere Wundöffnung in Bezug auf Länge, Lage und Krümmung darbieten. Die innere Wundöffnung muss umsomehr an die äussere herantreten, um so länger und um so weniger gekrümmt erscheinen, je mehr sich die Schnittebene von der Hornhautmitte entfernt.

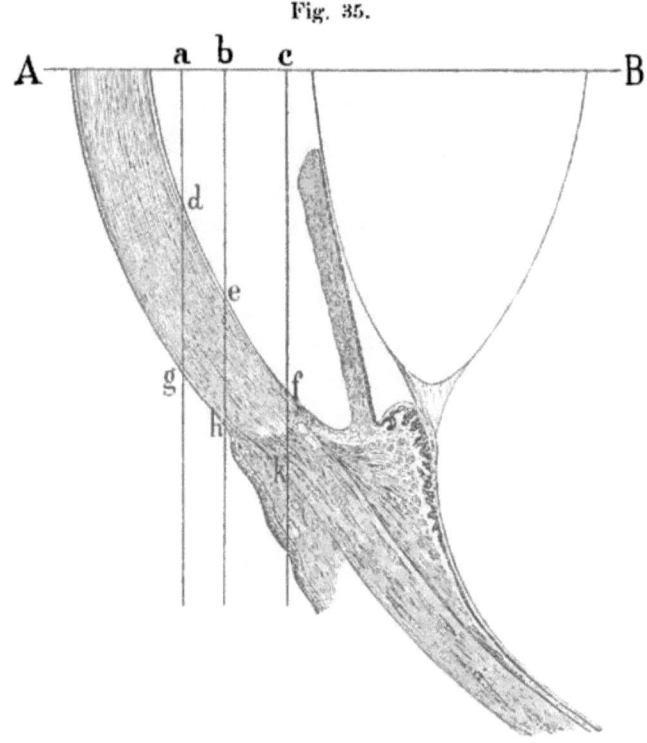

Fig. 35.

Ist (Fig. 35) AB die Hornhautaxe und fallen der Ein- und Ausstichspunkt der Flachschnitte ag, bh, ck in den Querdurchmesser der Cornea, so geben ad, be und cf für die innere, ag, bh und ck für die äussere Wundöffnung die Höhenwerthe und den Halbmesser der betreffenden Bögen. Es ist offenbar $ad < be < cf$ und $ag < bh < ck$. Dagegen erscheint $dg > eh > fk$.

Sind der Ein- oder der Ausstichskanal, oder beide, schief ausgefallen, d. h. war die Klingenspitze beim Einstiche aus der Ebene des betreffenden Parallelkreises heraus nach vorne geneigt, oder hat sie beim Ausstiche die Descemeti zu nahe der Hornhautmitte getroffen und musste sie dann stark nach hinten geneigt werden, um in der Ebene des dem Einstichspunkte zugehörigen Parallelkreises nach aussen zu gelangen: so verkürzt sich natürlich die hintere Lappengrundlinie, d. h. die Verbindungslinie der beiden Enden der inneren Wundöffnung. Bei dem A. G. Richter'schen und bei dem Beer'schen Schnitte geschieht dies leicht aus Versehen. Bei dem Jacobsonschen Verfahren jedoch ist der schiefe Ein- und Ausstich eine Nothwendigkeit, um mit der Messerspitze über die Wölbung der Iris und Vorderkapsel hinüber zu kommen. Hier muss also die hintere Lappengrundlinie immer eine kürzere werden, als sie es wäre, wenn der Schnitt in der Ebene des betreffenden Parallelkreises hergestellt werden könnte.

Die weitere Gestaltung der inneren Wundöffnung, deren Länge und Krümmung hängt dann von der ferneren Messerführung ab. Bleibt die Klingenfläche in der Ebene des Kreises, in welcher die hintere Hornhautwand beim Ein- und beim Ausstiche durchbohrt wurde, so wird die innere Wundöffnung einen Kreisbogen von entsprechendem Halbmesser beschreiben. Wird aber die Klingenfläche beim weiteren Vorstosse des breiten Staarmessers, da scharfe Wendungen unthunlich sind, allmälig mit der Schneide nach hinten geneigt, so verkürzt sich (S. 223) immer mehr der Halbmesser der vielen Kreisebenen, zu welchen die Wundbögen gehören, die Füsse dieser Wundbögen schliessen an einander, es verlängern sich die Seitenschenkel der inneren Wundöffnung, diese wird mehr schleifenähnlich und unregelmässig.

Ungleichheiten in der Richtung des Ein- und Ausstiches bedingen überdies immer Schrägstellungen der hinteren Lappengrundlinie zur Hornhautaxe (S. 238).

Die nachstehenden Schnitttypen veranschaulichen die Art und Weise, in welcher diese Verhältnisse in der Wirklichkeit sich zum Ausdrucke bringen. Das linksstehende Schema versinnlicht die Lage und Gestaltung der äusseren, das rechtsstehende Schema jene der inneren Wundöffnung.

Fig. 36 ist das Schema eines A. G. Richter'schen Flachschnittes.

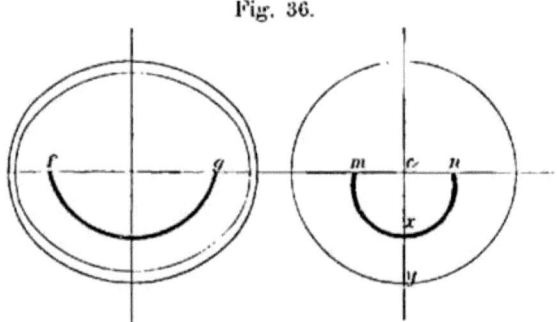

Fig. 36.

Die Bogensehne fg der äusseren Wundöffnung misst 7—8 mm. Die Bogensehne mn der inneren Wundöffnung wurde 5—6 mm lang gefunden. Die Bogenhöhe cx hatte stets 3 mm Werth und der Abstand xy wechselte zwischen 3 und 3·5 mm, wobei zu bemerken ist, dass mn in einzelnen Fällen etwas über dem Querdurchmesser der Hornhaut zu liegen kam, weil die Spitze beim Einstechen leicht nach oben gerichtet war.

Fig. 37 stellt Beer'sche Flachschnitte dar. Sie sind zum Theile von Prof. v. Arlt gefertigt.

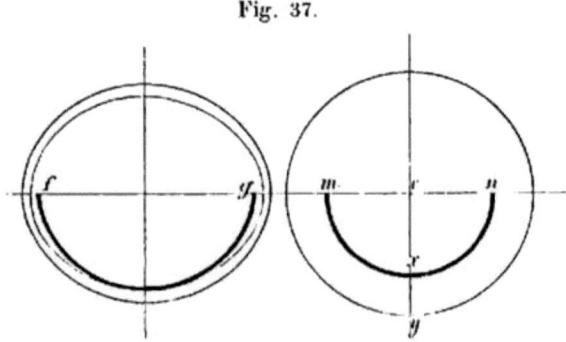

Fig. 37.

Der Durchmesser der hinteren Hornhautwand ist hier mit 12 mm Länge gezeichnet, entsprechend dem in dem betreffenden Auge gefundenen Maasse. Die Bogensehne fg der äusseren Wundöffnung steht wenig zurück gegen den Querdurchmesser der vorderen Hornhautwand. Die Bogensehne mn der inneren Wundöffnung misst 6—8 mm, die Bogenhöhe cx 2·5—4 mm und der Abstand xy 2·5—4 mm. Auch hier fällt mn mitunter ein kleinwenig über den Querdurchmesser der Cornea.

Fig. 38 zeigt einen Beer'schen Schnitt, wo sehr schief ein- und ausgestochen und dann die Klingenfläche in die Ebene eines Parallelkreises gewendet worden ist.

Fig. 38.

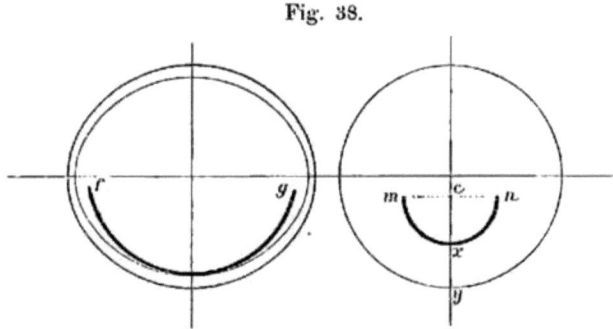

$fg = 8{\cdot}75$ mm. Die Bogensehne mn der inneren Wundöffnung misst 4 mm; die Bogenhöhe $cx = 2{\cdot}5$ mm und $xy = 3$ mm.

Fig. 39 stellt einen Beer'schen Schnitt dar, bei welchem der Ein- und der Ausstich sehr schief ausgefallen war, dann aber die Klingenschneide über die Ebene des Parallelkreises hinaus allmälig nach hinten geneigt und in dieser Richtung vorgestossen worden ist.

Fig. 39.

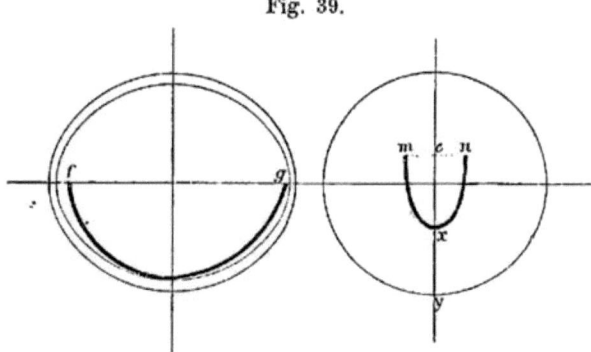

Die Bogensehne mn der inneren Wundöffnung liegt 1·5 mm über dem Querdurchmesser der Hornhaut und misst 3 mm. Die Bogenhöhe cx der inneren Wundöffnung beträgt 3·5 mm und nahezu ebensoviel der Abstand ihres Scheitels x von dem untersten Punkte y der Ansatzlinie des Ligamentum pectinatum.

Fig. 40 und 41 bringen Jacobson'sche Schnitte. Es sind dieselben wegen der starken Wendungen, welche die Klingenspitze bis zum Ausschnitte zu machen hat, sehr schwierig herzustellen und fallen darum fast immer mehr minder unregelmässig aus.

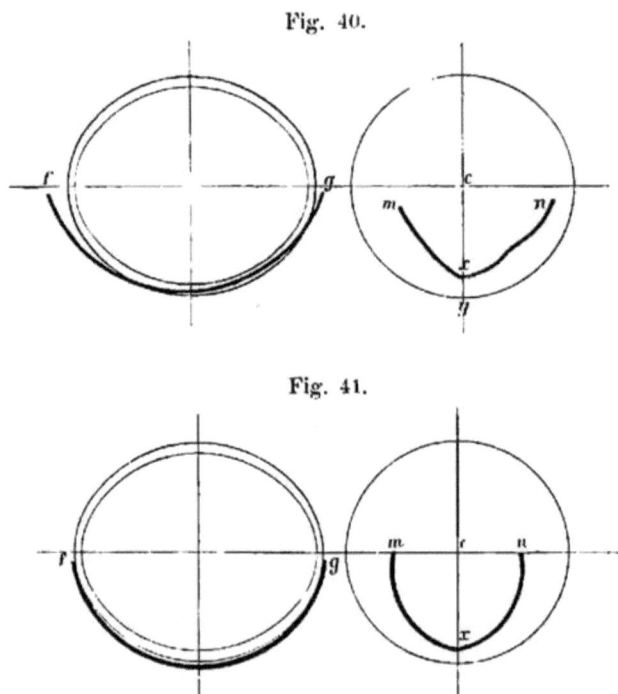

Fig. 40.

Fig. 41.

Die Bogensehne mn der inneren Wundöffnung wurde 5·5—8 mm lang und die grösste Höhe $cx = 2·75—4$ mm gefunden.

In Uebereinstimmung mit den vorausgeschickten Erörterungen ist die Krümmung der inneren Wundöffnung und deren Abstand von der Ansatzlinie des Ligamentum pectinatum bei den A. G. Richter'schen Schnitten im Allgemeinen etwas grösser als bei regelrechten Beer'schen und bei den Jacobson'schen. Ist der Ein- und der Ausstich bei den erstgenannten beiden Schnittweisen jedoch ein schiefer gewesen oder bei dem Jacobson'schen Verfahren allzu schief ausgefallen, so verwischen sich diese Unterschiede oder es kehrt sich das Verhältniss wohl gar um, es verkürzt sich die Grundlinie der inneren Wundöffnung proportional zur Grösse des gemachten Fehlers, die Krümmung wird eine überaus scharfe und unter gewissen Umständen schleifenförmige, unregelmässige.

Es liegt auf der Hand, dass der Entbindung umfangreicherer Hartstaare daraus Schwierigkeiten erwachsen müssen. Diese letzteren werden dann noch gesteigert durch die Vergrösserung des Abstandes der inneren Wundöffnung vom Rande der Descemeti. Es verlangt dieselbe nämlich eine Stürzung, d. h. eine Drehung des Staarkernes um einen grossen Winkel, auf dass sein unterer Rand in den Wundkanal einzutreten vermöge.

Um derartige Missverhältnisse zu schaffen, bedarf es nur eines kleinen Fehlers in der Richtung des Ein- und Ausstiches, und man hat allen Grund anzunehmen, dass solche falsche Schnitte in der Praxis früher recht häufig vorgekommen sind. Es muss daher die Leichtigkeit befremden, mit welcher die allergrösste Mehrzahl von harten Staaren durch die alten Lappenschnittwunden aus dem Binnenraume des Auges entfernt worden sind. Die Erklärung liegt wohl in der scharfen Zuschleifung der hinteren Wundlefze. Diese zeigt sich bei der anatomischen Untersuchung einschlägiger Präparate ihrer ganzen Länge nach und in ziemlicher Breite überaus dünn, so dass sie sich leicht umstülpen lässt. Damit ist aber eine nicht ganz unbedeutende Verlängerung der hinteren Lappengrundlinie und eine Annäherung der ganzen inneren Wundöffnung an die Ansatzlinie des Ligamentum pectinatum gegeben.

Grössere Missverhältnisse können dadurch indessen unmöglich beglichen werden. Es müssen daher gar nicht selten arge Zerrungen und Quetschungen der zugeschärften hinteren Wundlefze gesetzt werden.

Gelegenheit zu solchen Zerrungen und Quetschungen ist übrigens schon bei der Schnittführung gegeben, wenn der Ein- und der Ausstich schiefe gewesen sind. Es ist nämlich gar nicht möglich, die breite Klingenfläche aus der Schiefrichtung des Einstichskanales in die Ebene eines Parallelkreises zu wenden, ohne dass die der hinteren Messerwand anliegenden und die angrenzenden Theile der Hornhaut aus ihrer natürlichen Lage nach rückwärts gedrängt, gespannt und gedehnt werden. Man wird kaum fehlgehen, wenn man darin einen nicht ganz nebensächlichen Grund sucht für die heftigen Entzündungen, welche der alten Lappenextraction so häufig auf dem Fusse gefolgt sind.

Die aus fehlerhaften Schiefschnitten sich ergebende Kürze der Grundlinie und hohe Lage des Scheitels der inneren Wundöffnung können aber auch noch in anderer Hinsicht von recht schlimmer Bedeutung werden. Es verstärken dieselben nämlich ganz ausserordentlich den Widerstand, welchen die der hinteren Hornhautwand angepresste Iris dem Staaraustritte entgegenstellt, so dass die Pupillarzone leicht im Uebermaasse gedehnt und gezerrt, überdies aber auch ein grosser Theil der dem Kerne nicht ganz fest anhängenden Rindenschichten abgestreift und in der Hinterkammer zurückgelassen wird. Welchen verderblichen Einfluss auf die Wundheilung aber Quetschungen der Regenbogenhaut sowie Beleidigungen derselben durch grössere Mengen zurückgebliebener, besonders noch blähungsfähiger Staartrümmer zu nehmen vermögen, bedarf keiner weiteren Auseinandersetzung.

Es ist die letztere Gefahr um so höher anzuschlagen, als die Ausräumung des abgelösten Malmes unter so bewandten Umständen sehr grossen Schwierigkeiten begegnet, indem die natürlichen Triebkräfte versagen und Zugswerkzeuge einen ganz ungenügenden Spielraum finden. Es drängt sich nämlich die Hinterkapsel unter dem herrschenden Muskeldrucke in die Pupille hervor, sobald der Lappen gelüftet wird, und treibt die Staartrümmer von dem Ausgange weg. Es nützt darum auch wenig, wenn man, wie dies üblich war, die Reste der Cataracta durch kreisförmige Bewegungen der auf die geschlossenen Lider sanft aufgedrückten Finger in der Gegend des Sehloches zu sammeln sucht. Es fehlt ja die Triebkraft, um selbe herauszufördern, und der Löffel kann nur wenig leisten, weil die hintere Wundlefze und die untere Hälfte der Pupillarzone eine namhafte Quote der abgestreiften Rindenmassen deckt und ganz unzugänglich macht.

Eine Hauptquelle der gerügten Uebelstände ist in der Gestalt der früher üblich gewesenen Staarmesser, in der von der Spitze aus rasch zunehmenden Klingenbreite zu suchen, welche nur Flachschnitte zulässt (S. 243) und jeden Fehler in der Richtung des Ein- und Ausstiches mit verhängnissvollen Abweichungen der Länge, Lage und Krümmung der inneren Wundöffnung straft.

Eine gründliche Abhilfe konnte daher nur in der Verschmälerung der Klinge getroffen werden. Graefe[1]) hat das Verdienst, ein Messer gebaut zu haben, welches allen billigen Anforderungen entspricht, demgemäss fast allgemein im Gebrauche steht und höchst wahrscheinlich ohne wesentliche Abänderung in Verwendung bleiben wird. Eine ansehnliche Verbreiterung desselben, wie Rothmund[2]) will, müsste nämlich die Nachtheile seiner Vorgänger heraufbeschwören, eine Verschmälerung aber erscheint mit Rücksicht auf die unentbehrliche Festigkeit der Klinge und auf die erforderliche Dünnheit des Rückens unzweckmässig.

Das Schmalmesser Graefe's gestattet in der That die Ausführung eines reinen Linear- und Steilschnittes mit Ausnützung der gesammten Schneide ohne Gefahr vorzeitigen Abflusses des Kammerwassers. Das Verfahren Küchler's, Lebrun's und Liebreich's fusst auf dieser Eigenschaft der Klinge.

Das Schmalmesser Graefe's lässt sich aber auch, nachdem es flach oder schief ein- und ausgestochen worden ist, in einem Winkel von nahezu 45 Graden um seine Axe drehen, ohne dass die Wunde gelüftet und das diese begrenzende Hornhautgewebe in

---

[1]) Graefe, Arch. f. Ophth. XI., 3. S. 24.
[2]) Rothmund nach Everbusch und Pemerl, Archiv f. Augenheilkunde. XIII, S. 430.

bedrohlicher Weise gequetscht werden müsste. Damit ist die Möglichkeit gegeben, Schnitte, welche als flache oder schiefe angelegt waren, in steile oder gar in lineare zu verwandeln, d. i. die Schnittflächen der Ebene eines grössten Hornhautkreises zu nähern oder mit ihr zusammenfallen zu machen.

Wird mit dem Schmalmesser ein Linearschnitt geführt, so sinkt der Unterschied, welchen die innere und die äussere Wundöffnung in Bezug auf Länge, Lage und Krümmung darbieten, auf das kleinstmögliche Maass, ohne jedoch vollständig zu verschwinden. Wenn nämlich auch der Einstich ein vollkommen senkrechter wäre, so muss doch der Ausstich ein flacher oder schiefer sein und die Länge der inneren Wundöffnung gegen jene der äusseren zurückstehen. Dazu kommt dann noch der kürzere Halbmesser der hinteren Hornhautwand, vermöge welchem selbst gleichen Bogenwinkeln verschiedene Bogenlängen entsprechen.

Es haben diese geringfügigen Differenzen bei den reinen Linearschnitten Küchler's und, wenn man will, Lebrun's und Liebreich's selbstverständlich keinerlei praktische Bedeutung, da die innere Wundöffnung immer lang genug bleibt, um auch grossen Hartstaaren den Durchtritt zu gestatten.

Doch stellen sich, wie schon (S. 205) bemerkt wurde, der Verallgemeinerung dieser Schnittweisen schwere Bedenken entgegen und die triftigsten Gründe sprechen für die Verlegung der Wunde in die Nähe der Corneoscleralgrenze. Hier fehlt es aber an dem genügenden Raume, um Linearschnitte von einer Länge herzustellen, welche die anstandslose Entbindung grösserer zusammenhängender Staarmassen gewährleistet (S. 202). Man ist daher auf Bogenschnitte angewiesen.

Wird das Schmalmesser in der Ebene eines beliebigen Parallelkreises ein- und ausgestochen, die Klingenfläche dann in diese Ebene gewendet und in derselben bis zum Ausschnitte fortgeleitet, so ergiebt sich ein reiner Flachschnitt. Die innere und die äussere Wundöffnung müssen wieder Bögen concentrischer Kreise beschreiben, welche einander in Bezug auf Länge, Lage und Krümmung um so ähnlicher werden und sich um so mehr der Linearität nähern, je weiter nach hinten die Schnittebene gelegen ist.

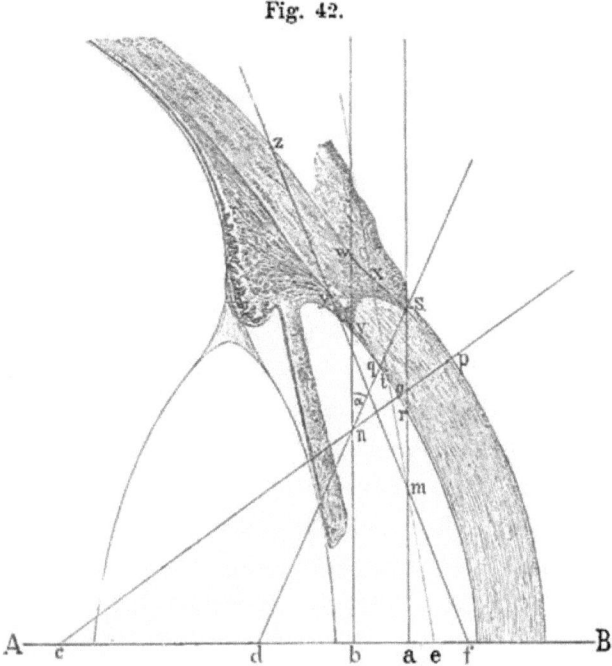

Fig. 42.

Es sei (Fig. 42) AB die Hornhautaxe und ms, sowie nw seien die meridionalen Durchrisse zweier Flachschnitte. Für ms wird dann mr die Höhe und ar der Halbmesser des Bogens der inneren Wundöffnung sein, während ms die Höhe und as den Krümmungshalbmesser der äusseren Wundöffnung darstellt. Für den Flachschnitt nw geben nv und bv die entsprechenden Werthe der inneren, nw und bw jene der äusseren Wundöffnung. Augenscheinlich ist $bv > ar$, $bw > as$ und $rs > vw$, d. h. bei reinen Flachschnitten wächst der Krümmungshalbmesser und vermindert sich der Unterschied beider Wundöffnungen in Bezug auf Länge, Lage und Krümmung im Verhältnisse zur Entfernung der Schnittebene von der Hornhautmitte.

Wird in der Ebene eines beliebigen Parallelkreises ein- und ausgestochen, die Messerschneide dann rasch nach hinten gewendet und ohne jeden weiteren Neigungswechsel ausgeschnitten, so ist das Ergebniss ein Schiefschnitt, die Schnittebene steht zur Ebene jenes Parallelkreises schief, schliesst mit derselben einen nach hinten offenen Winkel ein. Mit der Grösse dieses Winkels wächst und fällt die Höhe und Länge des inneren und äusseren Wundbogens im geraden, der Kreishalbmesser dieser Wundbögen aber im umgekehrten Verhältnisse. Zugleich steigern sich proportional zur Grösse dieses Neigungswinkels der Klingenfläche die Unterschiede, welche die beiden Wundöffnungen in Bezug auf Länge, Lage und Krümmung erkennen lassen.

Wird dagegen das Schmalmesser in der Ebene eines beliebigen Parallelkreises ein- und ausgestochen, dann aber die Messerschneide rasch nach vorne gewendet und ohne jeden weiteren Neigungswechsel ausgeschnitten, so stellt sich die Schnittebene zur Ebene des dem Ein- und Ausstiche zugehörigen Parallelkreises in einem nach vorne offenen Winkel, der Schnitt ist ein Steilschnitt. Die beiden Wundöffnungen beschreiben dabei annähernd Kreisbögen, deren Krümmungshalbmesser im geraden, deren Höhe und Länge aber im umgekehrten Verhältnisse zur Grösse des Neigungswinkels der Klingenfläche wachsen und fallen. Der Krümmungshalbmesser erreicht ein Maximum, die Höhe und Länge des Bogens aber sinkt auf ein Minimum, wenn die Schnittebene mit der Ebene eines grössten Hornhautkreises zusammenfällt, der Schnitt also ein linearer wird. In letzterem Falle vermindern sich auch die Unterschiede auf ein Kleinstes, welche die beiden Wundöffnungen in Bezug auf Länge, Lage und Krümmung darbieten.

Es soll (Fig. 42, S. 253) m der Punkt sein, an welchem die im Klingenrücken verlaufende Drehungsaxe des ein- und ausgestochenen Schmalmessers von der senkrechten Meridianebene des Auges geschnitten wird. Durch die Linien mx und mz mögen die Richtungen zweier Schiefschnitte angedeutet werden. Offenbar ist die Bogenhöhe $mt > mr$ und $my > mt$, ferner $mx > ms$ und $mz > mx$. Dagegen verkürzt sich der Durch- und Halbmesser der Kreisebenen, in welchen die als Kugelschale gedachte Hornhaut an ihrer vorderen und hinteren Oberfläche von den Ebenen der Schiefschnitte mx und mz getroffen wird, nach Fig. 26, S. 223 proportional zum Wachsthume des Winkels, in welchem eben diese Schiefschnitte mx und mz zur Ebene des halben Parallelkreises as geneigt sind.

Umgekehrt verhält sich die Sache bei Steilschnitten. Ist n der Durchschnittspunkt der Drehungsaxe des durch die Kammer hindurch gestossenen Schmalmessers und ns ein Steilschnitt, np ein Linearschnitt, so ergiebt sich für die innere Wundöffnung des Steilschnittes ns eine Bogenhöhe nq und ein Krümmungshalbmesser dq; für die äussere Wundöffnung eine Bogenhöhe ns und ein Krümmungshalbmesser ds. Es ist $nq < nv$ und $ns < nw$; $dq > bv$ und $ds > bw$. Es wachsen und fallen die Bogenhöhen nq und ns der beiden Wundöffnungen ersichtlichermassen im umgekehrten, die Krümmungshalbmesser dq und ds im geraden Verhältnisse zu dem Drehungswinkel α der Klingenfläche. Die ersteren erreichen ein Minimum, die Lappenhöhen oq und ps werden Null, während gleichzeitig die Krümmungshalbmesser co und cp zum Maximum ansteigen, den Krümmungshalbmessern der beiden Hornhautoberflächen gleich werden, wenn das Schmalmesser in die Richtung np der Ebene eines grössten Hornhautkreises gewendet wird.

Es lässt sich das Walten dieser Gesetze in den nachstehenden Schnitttypen deutlich erkennen. Die Bezeichnungsweisen sind dieselben wie früher.

Fig. 43 stellt einen Steilschnitt dar. Das Messer wurde schief eingestochen, mit einer kleinen Vorneigung der Schneide durch die Kammer geführt und dann rasch in einem grösseren Winkel nach vorne gewendet, um schliesslich wieder mit der Schneide etwas nach hinten gedreht zu werden.

Fig. 43.

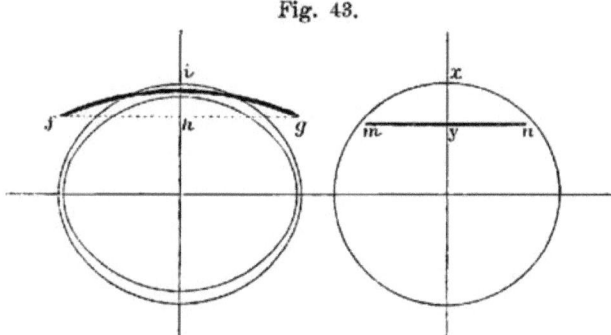

Die äussere Wundöffnung beschreibt einen Bogen von fast 11 mm Länge und 1·25 mm Höhe. In mehreren anderen Fällen, in welchen die Klingenschneide im letzten Augenblicke noch einmal scharf nach vorne gewendet worden ist, um mit dem Ausschnitte an den obersten Punkt des vorderen Scleralrandes zu kommen, erscheint sie fast linear mit winklig abgebogenen Enden, wie in der folgenden Figur. Die innere Wundöffnung ist linear. Ihre Länge mn wechselt zwischen 6·5 und 8·5 mm. Der grösste Abstand xy von der Ansatzlinie des Ligamentum pectinatum misst 1·75—2·5 mm.

Fig. 44 bringt einen Schnitt, bei welchem die Klinge schief eingestochen, mit etwas nach hinten geneigter Schneide durch die Kammer geführt und dann rasch in die Steilrichtung nach vorne gewendet worden ist.

Fig. 44.

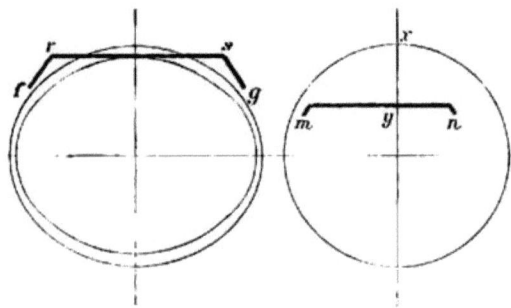

Die äussere Wundöffnung erscheint linear mit winkelig abgebogenen Enden. Der lineare Theil rs misst bei 8 mm. Die innere Wundöffnung hat eine ähnliche Gestalt. Ihr linearer Abschnitt ist 7 mm lang und ihr Abstand xy von dem höchsten Punkte des Ligamentum pectinatum misst 3 mm. In einem anderen Falle ist $mn = 5$ mm und die winkelig abgebogenen Enden der inneren Wundöffnung haben bei 3 mm Länge.

Fig. 45 versinnlicht einen Schnitt, bei welchem die Klinge schief eingestochen, flach durch die Kammer geführt und erst im letzten Augenblicke während des Ausschnittes steil nach vorne gewendet worden ist.

Fig. 45.

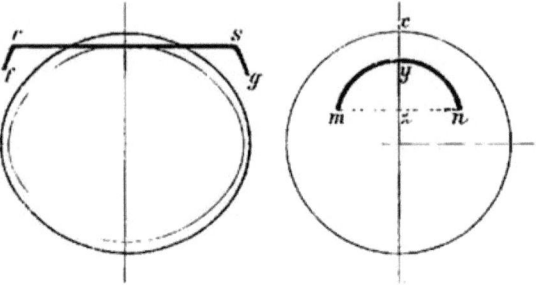

Die äussere Wundöffnung ist wieder linear mit winkelig abgebogenen Enden. Der lineare Theil misst 9·5—11 mm. Die innere Wundöffnung beschreibt einen der Ansatzlinie des Ligamentum pectinatum annähernd concentrischen Bogen mit einer Sehnenlänge mn von 7—8 mm, einer Höhe yz von 2—2·5 mm und einem Abstande xy von 1·5 mm.

Fig. 46 zeigt, wie die beiden Wundöffnungen sich gestalten, wenn **die Klinge sehr weit hinten und schief eingestochen, flach durch die Kammer geführt und in ausgesprochener Schiefrichtung ausgeschnitten wird.**

Fig. 46.

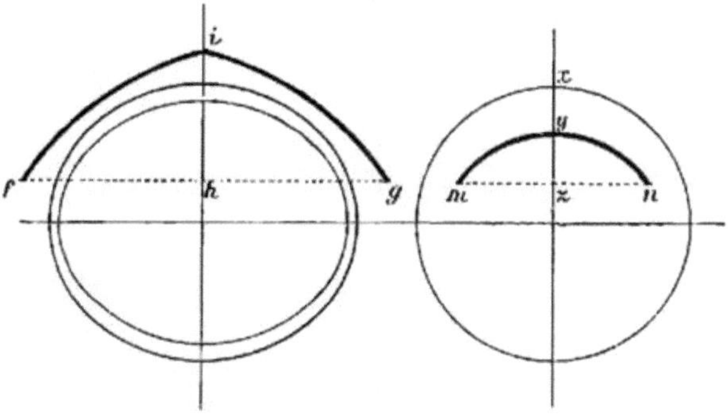

Die äussere Wundöffnung liegt bei 1·75 mm von dem Bindehautsaumrande entfernt in der Lederhaut und ist unregelmässig gekrümmt mit einer Bogenhöhe ih von 5 mm. Die innere Wundöffnung bildet einen der Ansatzlinie des Ligamentum pectinatum fast concentrischen Bogen, dessen Sehne $mn = 7$ mm, Höhe $yz = 2$ mm und Abstand $xy = 2$ mm beträgt.

Fig. 47.

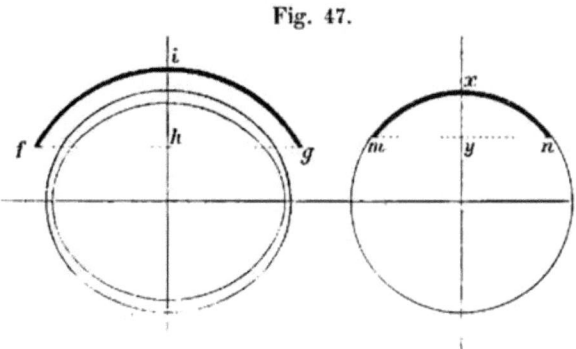

Fig. 47 stellt einen Schnitt dar, bei welchem **das Schmalmesser schief eingestochen, schief durch die Kammer geführt und schief ausgeschnitten worden ist.**

Die äussere Wundöffnung bildet einen der Corneoscleralgrenze fast concentrischen Bogen, dessen Sehne $fg = 11\cdot25^{mm}$, die Höhe $ih = 4^{mm}$ misst. Die innere Wundöffnung fällt mit der Ansatzlinie des Ligamentum pectinatum zusammen. Die Bogenhöhe $xy = 2\cdot25^{mm}$, die Bogensehne $mn = 10^{mm}$.

Fig. 48 ist der Typus eines Ed. Jäger'schen Hohlschnittes. Die vier Präparate sind von Prof. Ed. Jäger selbst hergestellt worden.

Fig. 48.

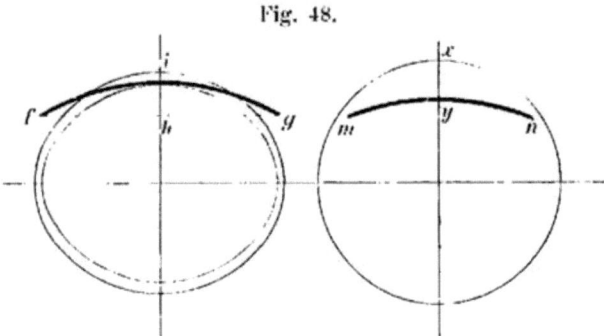

Die äussere und die innere Wundöffnung erscheinen in sehr flachem Bogen gekrümmt. Die erstere hat eine Sehne fg von $11-13^{mm}$ und eine Höhe ih von durchwegs $1\cdot5^{mm}$. Die Sehne mn der inneren Wundöffnung misst $10\cdot25-10\cdot5^{mm}$ und der Abstand xy beträgt $2-3\cdot75^{mm}$

Fig. 49 und 50 sind Schnitte, welche Prof. Arlt nach seiner Vorschrift selbst gefertigt und neben anderen zur Verfügung gestellt hat.

Fig. 49.

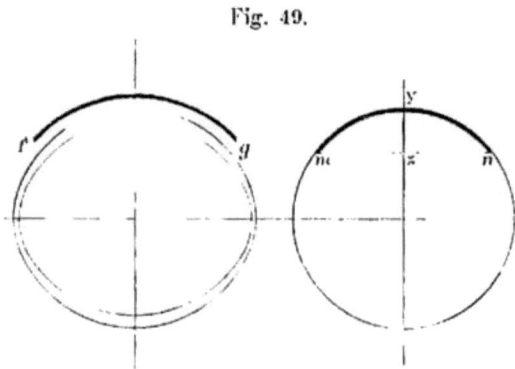

Die äussere Wundöffnung ist immer mehr minder flachbogig gekrümmt. Die Bogensehne fg hat $10-11^{mm}$ Länge. Der Abstand ih des Bogens vom höchsten Punkte des Randes des Bindehautsaumes wechselt je nach der grösseren oder geringeren Schiefheit des Ausschnittes von 0—2·5 mm. Die innere Wundöffnung steht höchstens 0·5 mm von der Ansatzlinie des Aufhängebandes der Regenbogenhaut ab. In der Regel schliesst sie sich derselben nahezu an. Der Bogen hat eine Sehne mn von 9—9·5 mm, eine Höhe yz von 2—2·5 mm und eine Länge von 10·5—11 mm.

Fig. 50.

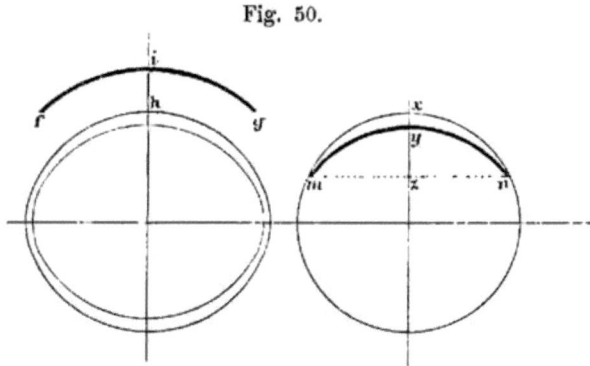

Fig. 51 und 52 sind Schnitte, welche sich der Flachheit sehr nähern. Ein- und Ausstichspunkt liegen hinter dem Rande des Bindehautsaumes. Das Messer ist mit einer sehr geringen Vorwärtsneigung der Schneide durch die Hornhaut geführt worden.

Fig. 51.

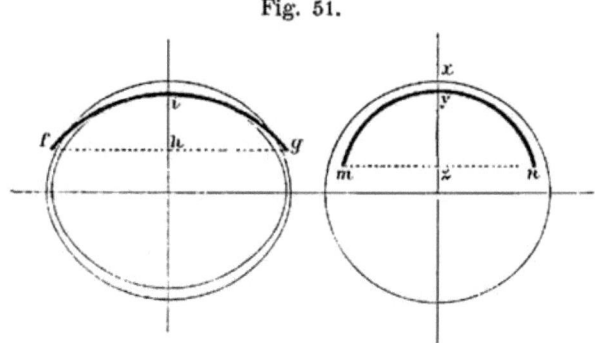

Die äussere Wundöffnung beschreibt gleich der inneren einen Bogen. Die Bogensehne fg der ersteren misst 11—11·25 mm, die Höhe ih 2·75—4 mm.

Die Bogensehne mn der inneren Wundöffnung ist 8·5—11 mm lang, die Bogenhöhe yz wurde 3—3·75 mm und der Abstand xy 0·5—1·5 mm gefunden.

Fig. 52.

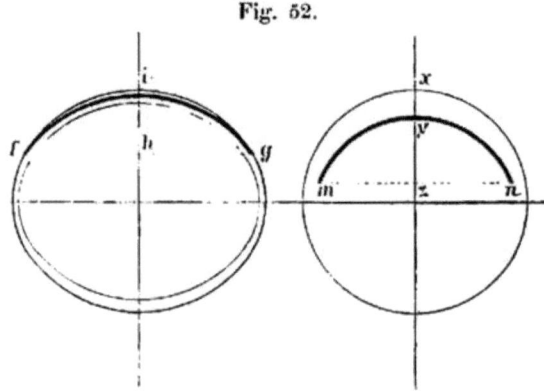

Fig. 53 stellt einen Schnitt vor, welcher als reiner Flachschnitt beantragt war, bei welchem aber der Ausschnitt ein wenig **steil** ausgefallen ist.

Fig. 53.

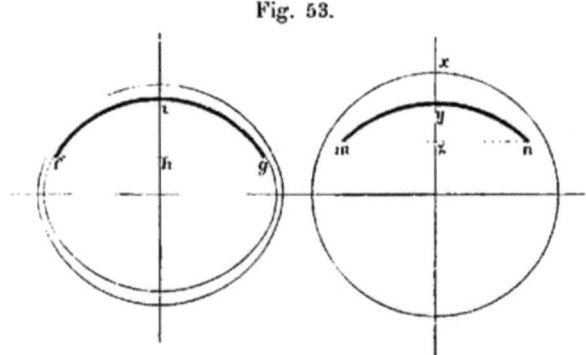

Das Präparat stammt von einem 67 Jahre alten marastischen Manne, welcher am achten Tage nach der Operation an Pleuropneumonie und Pericarditis erkrankte und am zweiundzwanzigsten Tage starb. Die Section ergab hochgradige Verfettung des Herzens neben den Zeichen einer bereits abgelaufenen Lungen- und Herzbeutelentzündung.

Die äussere Wundöffnung verläuft genau im Rande des Bindehautsaumes. Ihre Bogensehne fg misst 11 mm und hat eine Bogenhöhe ih von 3 mm. Die Bogensehne mn der inneren Wundöffnung misst 9 mm, die Bogenhöhe yz 1·5 mm und der Abstand xy des Bogenscheitels von der Ansatzlinie des Ligamentum pectinatum 1·5 mm. Der Durchmesser der hinteren Hornhautfläche wurde 12 mm lang gefunden.

Fig. 54 zeigt ebenfalls einen Flachschnitt, bei welchem jedoch der Ausstich etwas schräg und der Ausschnitt ein kleinwenig zu steil gerathen war.

Fig. 54.

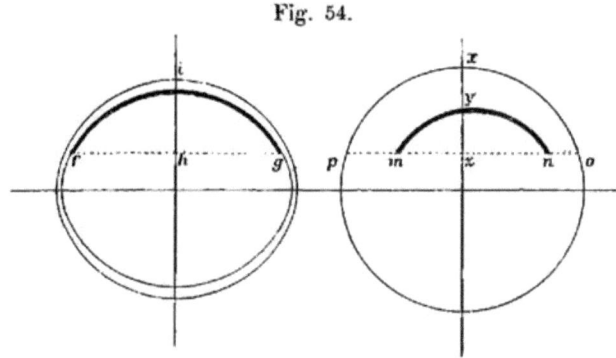

Das Präparat rührt von einem 77 Jahre alten Häusler her, welcher von Dr. L. Herz operirt wurde. Am zweiten Tage nach der Operation erkrankte der Mann an Delirium senile und starb am siebenten Tage an Pleuritis sicca.

Die äussere Wundöffnung beschreibt im Rande des Bindehautsaumes einen Bogen, dessen Sehne fg 9 mm, dessen Höhe hi 3 mm misst. Die innere Wundöffnung hat eine Sehne mn von 7·5 mm, eine Bogenhöhe yz von 2·5 mm und steht an ihrem Scheitelpunkte y 1·75 mm von dem höchsten Punkte x der Ansatzlinie des Ligamentum pectinatum ab. Es ist $pm = 2·5$ mm, $no = 1$ mm. Der Querdurchmesser der hinteren Hornhautfläche war 12 mm lang.

Fig. 55.

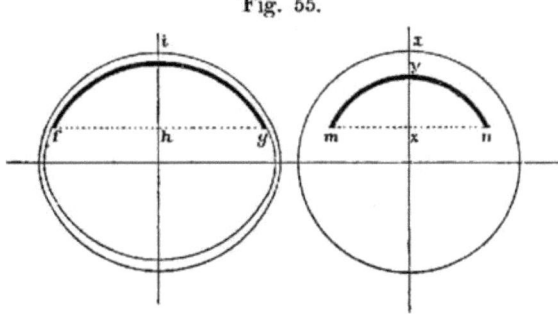

Fig. 55 ist der Typus des Flachschnittes, wie er auf meiner Klinik geübt wird.

Die äussere Wundöffnung schliesst sich ganz dem Rande des Bindehautsaumes an. Die Sehne fg und die Höhe ih ihres Bogens hängen ihrem Werthe nach von der veränderlichen Lage des Ein- und Ausstichspunktes ab, sie wachsen und fallen mit deren Entfernung vom Querdurchmesser der Hornhaut. Die innere Wundöffnung verläuft in den an Cadaveraugen gefertigten Präparaten nahezu concentrisch mit der Ansatzlinie des Ligamentum pectinatum in einem Abstande xy von 1—2 ^{mm}. Nur einmal wurde $xy = 2{\cdot}25$ ^{mm} gefunden. Die Bogensehne mn und die Höhe yz wechseln selbstverständlich mit der höheren oder tieferen Lage des Ein- und Ausstichspunktes.

Die vorstehenden Schnitttypen liefern den praktischen Beweis für die geringere Zweckmässigkeit der Steilschnitte, welche Graefe ursprünglich empfehlen zu müssen glaubte, um das Klaffungsvermögen der Wunde auf ein Kleinstes herabzusetzen. Die innere Wundöffnung gestaltet sich dabei zu verschieden. Sie wird bald geradlinig und ist dann zu kurz, um grösseren Hartstaaren anstandslos den Durchtritt zu gestatten; bald erscheint sie linear mit hakenförmigen, unter stumpfen Winkeln abgebogenen Enden; bald zeigt sie sich bogenförmig gekrümmt und dies Alles unabhängig von der Lage und Form der äusseren Wundöffnung, welche viel gleichmässiger und den Vorschriften mehr entsprechend auszufallen pflegt.

Der Grund dessen liegt darin, dass der Operateur bei der Durchschneidung der äusseren Bulbuswand von gewissen deutlich sichtbaren Marken geführt wird und eine unrichtige Stellung der Klinge leicht abzuändern vermag, bei der Durchtrennung der inneren Bulbuswand aber solcher Leitpunkte entbehrt und die Stellung der Schneide zur hinteren Hornhautwand nur annäherungsweise durch das Augenmaass und durch die Erfahrung abzuschätzen im Stande ist. Ueberdies kommt bei Steilschnitten ein sehr schwierig zu dosirendes mechanisches Moment in Rechnung, die Axendrehung des Messers, welche nicht nur nach ihrer Winkelgrösse, sondern auch nach der Schnelligkeit, mit welcher sie erfolgt, und nach dem Zeitpunkte, in welchem sie ausgeführt wird, die Lage, Länge und Gestalt der inneren Wundöffnung auf das empfindlichste beeinflusst.

Wird das Schmalmesser schon mit einer kleinen Vorneigung der Schneide durch die Kammer gestossen und dann rasch nach vorne gewendet, so werden die hinteren Hornhautschichten in einer geraden Linie durchtrennt. Bei der steilen Aufstellung drängt nämlich die Klinge die dem Ein- und Ausstichspunkte benachbarten Seitentheile der Cornea nach vorne, so dass deren Hinterwand im Bereiche der Schneide abgeflacht und von der letzteren in linearer Richtung getroffen wird. Das Messer läuft fürder ganz innerhalb der Bulbuswand und die äussere Wundöffnung gestaltet sich entsprechend den ferneren Manövern.

Wird jedoch flach oder gar schief ein- und ausgestochen und dann die Klingenschneide rasch nach vorne gewendet, so ist für die innere Wundöffnung bereits der Fuss einer bogigen Krümmung vorgebildet. Durch die rasche Drehung des Messers nach vorne wird, wie früher, die Schneide geradlinig in die abgeflachte Hinterwand der Hornhaut getrieben; der Schnitt wird linear mit hakenförmig umgebogenen Enden. Erfolgt die Steilstellung der Klinge etwas später, nachdem das Messer schon weiter gegen den Ausschnittspunkt vorgerückt ist, so verlängern sich die winkelig abgebogenen Seitenschenkel der inneren Wundöffnung, während deren linearer Mitteltheil sich verkürzt. Geschieht die Wendung der Klinge endlich gar erst, nachdem die letztere bei ihrem flachen oder schiefen Vordringen die innere Wundöffnung schon völlig abgegrenzt hat, so bildet die letztere einen Bogen, und es kommt auf die weiteren Hantirungen an, wie sich die äussere Wundöffnung gestaltet.

Es bedarf durchaus nicht sehr auffälliger Abweichungen in der Führung des Steilschnittes, um derartige, für die Entbindung des Staares so hoch bedeutsame Unterschiede zu begründen. Oefters glaubt man, den Steilschnitt in mehreren, gerade zur Verfügung stehenden Leichenaugen ganz gleichmässig und regelrecht ins Werk gesetzt zu haben, und die anatomische Untersuchung ergiebt sehr grosse Differenzen bezüglich der Lage, Länge und Form der inneren Wundöffnung. Allerdings sind die Verhältnisse bei der Operation nicht ganz frischer Leichenaugen für minder günstig zu erachten, als bei den straff gespannten Augen Lebender. Ganz verschwinden jedoch können jene Unterschiede nimmer und haben sich in der Praxis gewiss nicht selten zu missliebiger Geltung gebracht, namentlich wenn die innere Wundöffnung der Linearität nahe kam und dann vermöge ihrer Kürze oder wegen des beträchtlichen Abstandes ihrer Mitte von der Corneoscleralgrenze dem Austritte umfangreicher Staare gewaltige Widerstände bereiten musste.

Solche Erfahrungen waren es auch ohne Zweifel, welche Graefe veranlassten, für seinen »peripheren Linearschnitt« eine minder steile Messerführung und damit einen Uebergang zu den flacheren Bogenschnitten zu befürworten.

In der That lässt sich die innere Wundöffnung bei flachen und schiefen Bogenschnitten viel leichter als bei Steilschnitten mit einer gewissen Regelmässigkeit herstellen, weil die Klinge entweder gar nicht, oder in einem kleinen Winkel und erst nach völliger Abgrenzung der inneren Wundöffnung gewendet zu werden braucht.

Am gleichmässigsten fallen denn auch begreiflicher Weise beide Wundöffnungen bei Flachschnitten aus, wenn der deutlich sichtbare Rand des Bindehautsaumes als Leitmarke für die Schneide des Schmalmessers benutzt wird. Es verlaufen dieselben dann nahezu concentrisch in Bögen, deren gegenseitiger Abstand allenthalben ein nahezu gleichwerthiger ist und deren Länge von der höheren und tieferen Lage des Ein- und Ausstichspunktes abhängt, in jedem Falle also leicht dem voraussichtlichen Bedarfe angepasst werden kann.

Arlt's Schnitte sind gleich den Graefe'schen und Horner'schen nach der Richtung des Ein- und Ausstichskanales als Schiefschnitte veranlagt. Es muss der Klingenschneide daher allmälig »eine leichte Neigung nach vorne« gegeben werden, um den Ausschnitt an den obersten Punkt der vorderen Corneoscleralgrenze zu bringen. Diese Axendrehung bringt denn auch eine grössere Mannigfaltigkeit in der Gestaltung der äusseren Wundöffnung mit sich. Dagegen tritt die innere Wundöffnung fast oder ganz an die Ansatzlinie des Aufhängebandes der Regenbogenhaut heran, ja überschreitet sie wohl gar in einzelnen Fällen. Ihre Bogenlänge erreicht in Folge dessen bei gleicher Lage des Ein- und Ausstichspunktes den grösstmöglichsten Werth.

Insoferne bei flachen und schiefen Bogenschnitten, welche mittelst des Schmalmessers zu Stande gebracht werden, die innere Wundöffnung sich verhältnissmässig verlängert, findet die Entbindung umfangreicher Staarkerne weit günstigere Bedingungen als bei Steilschnitten. Es fällt mit ihrer peripheren Lage aber auch die Nothwendigkeit hinweg, so hohe und steile Lappen wie bei der alten Lappenextraction zu bilden und solchermassen das natürliche Klaffungsvermögen der Wunde mit allen daran haftenden Gefahren in bedenklichem Grade zu steigern.

Die Aufgabe, die Vortheile des alten Lappenschnittes mit jenen des Linearschnittes zu verbinden (S. 203), erscheint in dieser Art von peripheren Bogenschnitten also gelöst und der Schlüssel dazu ist in dem Graefe'schen Schmalmesser gefunden, welches vermöge seiner Zartheit die feinsten Nuancirungen in der Schnittführung gestattet.

Am vollkommensten entspricht offenbar der Arlt'sche Bogenschnitt den gestellten Anforderungen. Durch die Verlegung des Ein- und Ausstichspunktes in den vorderen Lederhautfalz wird nämlich die innere Wundöffnung fast oder ganz an die Ansatzlinie des Ligamentum pectinatum, das ist an den grösstmöglichen Parallelkreis gerückt. Ihr Bogen erreicht daher bei gleichem Centriwinkel den grössten Längen- und den kleinsten Höhenwerth. Der an den Rand des Bindehautsaumes sich haltende Flachschnitt steht in dieser Beziehung entschieden zurück, und es wirft sich die Frage auf, ob derselbe überhaupt noch eine Berechtigung habe.

Statistische Daten lassen sich zur Entscheidung dieser Frage nur schwer heranziehen, weil die Hornhautschnitte nicht immer ganz genau nach der speciellen Vorschrift ausfallen und die klinischen Aufzeichnungen häufig der erforderlichen Ausführlichkeit entbehren.

Mein Assistent, Herr Dr. L. Herz, hat sich der mühsamen Arbeit unterzogen, aus den Protokollen der Klinik den Operationsverlauf der letzten 500 unter der Leitung Arlt's und der letzten 400 unter meiner Verantwortlichkeit durchgeführten Staarentbindungen zu erheben, um zu ergründen, wie hoch sich bei der Arlt'schen Methode und bei den Flachschnitten das Percent der Fälle beläuft, in welchem Glaskörpervorfälle sich ereigneten, Blut in die Kammer austrat, Staarreste zurückgelassen werden mussten, Zugswerkzeuge in Gebrauch kamen, während der Nachbehandlung einfache Reizzustände, entschiedene Iridokyklitis oder Eiterung erfolgten, die Wunde nachträglich gesprengt wurde, Pigment in der Schnittnarbe zurückblieb, die Iris flach anheilte oder wirklich vorgefallen war, endlich das Schlussergebniss als ein gutes zu gelten hatte, eine Nachoperation erforderlich schien, oder unheilbare Erblindung den Ausgang bildete.

Es stellte sich dabei klärlich heraus, dass verlässliche Anhaltspunkte zur vergleichenden Werthschätzung der beiden Schnittweisen nur wenige zu gewinnen seien. Das Mehr oder Weniger der meisten Verhältnisszahlen schwankt innerhalb enger Grenzen hinüber und herüber und kann um so weniger als ausschlaggebend betrachtet werden, als bei 168 von den 500 Arlt'schen Fällen das Schlussergebniss nicht vorgemerkt ist, also die Vermuthung gerechtfertigt erscheint, dass noch manche andere Einzelnheiten in der Feder geblieben sein mögen.

Leider sind auch die Blutaustretungen, welche unmittelbar nach dem Hornhautschnitte und nach der Iridektomie sich ergaben, nicht auseinander gehalten, dürfen also bei der Beurtheilung der beiden Schnittweisen nicht benützt werden.

Mit Gewissheit lässt sich aus den Zusammenstellungen von Dr. L. Herz nur entnehmen, dass bei der Arlt'schen Methode etwas häufiger Staarreste zurückgelassen werden müssen, als bei den reinen Flachschnitten (16 : 11·7), ferner dass Wundsprengungen bei dem ersteren Verfahren öfter vorkommen (11 : 6·2). Das grössere Percent von Pigmentirungen der Narbe (8·2 : 7), von flachen Anheilungen (16 : 1·7) und von wirklichen Vorfällen der Regenbogenhaut (8 : 1·7) fällt nicht auf Rechnung der Schnittweise, sondern des unvollständigen Ausschneidens des der Hornhautwunde anliegenden Irissectors.

Das Schlussergebniss der letzten 400 auf meiner Klinik durchgeführten Staarentbindungen mit dem peripheren Flachschnitte war in 84·6% ein vollkommenes oder wenigstens befriedigendes. In 9·7% der Fälle war das Sehvermögen durch zurückgebliebene Reste der Kapsel oder der

Linse, durch theilweisen oder gänzlichen Verschluss der Pupille in hohem Grade beeinträchtigt, die Lichtempfindung jedoch in allen Theilen der Netzhaut ungeschwächt erhalten, so dass begründete Aussicht bestand, die Functionstüchtigkeit des Auges durch eine Nachoperation herstellen zu können. In 5·7% der Fälle kam es zur Phthise des Bulbus durch Cornealvereiterung oder Panophthalmitis suppurativa, oder zum Augapfelschwunde in Folge von plastischer Uveitis oder wegen massiger intraocularer Blutungen nach einer Wundsprengung.

Bei der Beurtheilung eines bestimmten Operationsverfahrens sind übrigens nicht blos die Ergebnisse von Bedeutung, welche ein Einzelner damit zu erzielen vermag. Es müssen auch die grösseren oder geringeren Schwierigkeiten, welche die Gesammtheit der Nachahmer in der genauen Durchführung findet, und die Gefahren in Anschlag gebracht werden, welche mit kleinen Abweichungen verknüpft sein können. Die Arlt'sche Schnittweise darf nun wohl als eine viel verwickeltere betrachtet werden, als es der Flachschnitt ist. Es bedarf wirklich einer sehr grossen Uebung und Fertigkeit, um bei der vorgeschriebenen Schiefheit und Länge des Ein- und Ausstichskanales haarscharf die richtige Stelle des Kammerfalzes zu treffen und dann im richtigen Augenblicke die Klinge so weit um ihre Axe zu drehen, dass der Ausschnitt genau am obersten Punkte der vorderen Corneoscleralgrenze erfolge und die innere Wundöffnung sich allenthalben nächst der Ansatzlinie des Ligamentum pectinatum halte. Ist der Ein- und Ausstich ein zu schiefer, so wird die Kammer zu weit nach vorne geöffnet, die innere Wundöffnung wird ganz unregelmässig und es sind Zerrungen und Quetschungen der hinteren Wundlefze nicht ausgeschlossen. Wird die Klinge zu spät oder in unzureichendem Maasse um ihre Axe nach vorne gedreht, so kann es leicht geschehen, dass am Scheitel der inneren Wundöffnung ein Theil des Aufhängebandes der Regenbogenhaut und ein Stück des Ciliarmuskels unter das Messer geräth und abgetrennt wird. Auf meiner Klinik wird ein Präparat von einem wenige Tage nach der Staarextraction Verstorbenen aufbewahrt, welches eine derartige recht ausgiebige Amputation des Ciliarmuskels deutlich nachweisen lässt.

Es muss dann noch ein anderer gewichtiger Umstand in Rechnung gezogen werden. Bei dem Arlt'schen Hornhautschnitte fällt die innere Wundöffnung ihrer ganzen Länge nach in die nächste Nähe der Ansatzlinie des Ligamentum pectinatum. Es rückt an dieselbe daher nach Entleerung des Kammerwassers und nach Eröffnung der Vorderkapsel nicht der obere Rand des Staarkernes, sondern der entsprechende Abschnitt der hinteren Kapsel und des Strahlenblättchens. Diese Theile werden während der Entbindungsmanöver von dem Glaskörper an oder gar in die Wundpforte gepresst und drängen den oberen Kernrand von der letzteren eher hinweg als zu ihr hin. Die Resultirende sämmtlicher effectiver Triebkräfte wendet sich nach der Eröffnung der Kammer nämlich gegen den Ort des geringsten Widerstandes nach oben und vorne, also in die Richtung des Schnittkanales und findet hier keine resistenzfähige breite hintere Wundlefze, durch welche sie auf den Staarkern abgelenkt werden könnte. Um diesen austreten zu machen, muss daher der Daviel'sche Löffel auf das untere Dritttheil der Hornhaut leicht aufgedrückt und streifend nach oben bewegt werden.[1]) Bis zu dem Augenblicke, in welchem sich die zusammenhängende Kernmasse in die Wunde eingestellt hat und diese stopft, ist dann die Gefahr eines Glaskörpervorfalles wegen übermässiger Spannung des betreffenden Abschnittes der Zonula und des Hinterkapselrandes eine sehr grosse und kann nur durch sehr geschicktes Hantiren umgangen werden.

Es droht dieses missliche Ereigniss neuerdings wieder, wenn es gilt, die abgetrennten Rindentrümmer durch streifende Bewegungen des an die Cornea angedrückten unteren Lides nach Aussen zu fördern. Es darf daher nicht befremden, wenn bei der Arlt'schen Methode etwas häufiger als sonst cataractöse Reste in dem Binnenraume zurückgelassen werden müssen. Ob das höhere Percent der Wundsprengungen mit der peripheren Lage und der geringeren Breite der sich berührenden beiden Wundflächen

---

[1]) Arlt, Graefe-Sämisch, Handbuch. III., S. 302.

in ursächlichem Zusammenhange steht oder auf andere Gründe zurückzuführen ist, lässt sich schwer entscheiden.

Bei dem Flachschnitte, wie er auf meiner Klinik geübt wird, reicht die hintere Wundlefze viel tiefer herab, deckt demnach das Strahlenblättchen und den Rand der hinteren Kapsel innerhalb des Wundbereiches vollständig, während der obere Kernrand nahe an oder gar hinter dieselbe zu liegen kommt. Die effectiven Triebkräfte wirken daher nahezu voll auf die hintere Oberfläche des Staares und treiben denselben in der Richtung des geringsten Widerstandes nach vorne und oben in die Wundpforte hinein. Es bedarf nur geringer Nachhilfe, um die Cataracta austreten zu machen. Entspricht die innere Wundöffnung dem gegebenen Bedarfe, so genügt dazu oftmals ein leichter Druck, welcher mittelst eines Löffels oder Spatels auf den oberen Randtheil der Lederhaut ausgeübt wird, indem er die Wunde zum Klaffen bringt und deren rückwärtige Lefze nöthigen Falles hinter den oberen Kernrand drängt. Häufiger aber reichen die verfügbaren Triebkräfte nicht aus, es müssen dieselben verstärkt werden durch leise Druckwirkung eines zweiten Löffels oder Spatels, welcher flach auf das untere Drittheil der Hornhaut aufgelegt und in der Richtung des Drehpunktes des Auges sanft angedrückt wird. Glaskörpervorfälle kommen bei richtiger Bemessung der Wundlänge und bei vorsichtigem Gebahren von Seite des Operateurs nicht leicht vor, weder während der Entbindung des Staares, noch während der Ausräumung der Rindentrümmer, es wäre denn, dass der Kranke unvernünftig presst, die Zonula sehr brüchig oder die Vitrina verflüssigt ist. Dagegen giebt es eben keine Mittel.

Die richtige Bemessung der Wundlänge zeigt sich insoferne wieder von hoher Bedeutung. Als richtig bemessen kann der Schnitt aber offenbar nur dann gelten, wenn er weder zu kurz ist, um den Staar anstandslos passiren zu lassen, ohne ein Uebermass von Triebkräften herauszufordern, noch zu lang, um von dem austretenden Staare gestopft werden zu können, kurz gesagt, wenn die innere Wundöffnung dem halben Umfange der zusammenhängenden Staarmasse nahezu gleichkommt (S. 199). Da nun dieser Umfang innerhalb ziemlich weiter Grenzen schwankt (S. 198), ausserdem aber auch die Grösse und Gestalt der Hornhaut wechselt (S. 218), so muss ein Schnitt, welcher für alle Fälle gleich veranlagt wird, in seinem Längenwerthe den Bedarf öfters übersteigen und des erhöhten Klaffungsvermögens wegen die Gefahr eines Glaskörpervorfalles und nachträglicher Wundsprengungen unnöthiger Weise erhöhen, oder im Gegentheile zu kurz erscheinen und der Entbindung umfangreicherer Staarkerne Schwierigkeiten bereiten.

Angesichts dieser Nothwendigkeit, die Wundlänge den jeweiligen Anforderungen entsprechend zu verändern, gewährt nun der Flachschnitt den überaus schätzenswerthen Vortheil, den Ein- und Ausstichspunkt an der deutlich sichtbaren Leitmarke, dem Rande des Bindehautsaumes, beliebig höher und tiefer legen zu lassen, ohne dass die ganze Anlage und Durchführung des Schnittes an ihrer Einfachheit irgend eine Einbusse zu erleiden hätte.

Es erübrigt nur noch, das Verfahren in groben Zügen zu schildern, welches auf meiner Klinik im Gebrauche steht, und die Gründe auseinander zu setzen, welche einzelne Abweichungen von dem Herkömmlichen zu rechtfertigen geeignet sind.

Der Kranke wird immer in seinem Bette liegend operirt. Das Bett ist mit Kautschukrädern versehen, damit es nach bequemer Lagerung des Operirten geräuschlos und ohne Erschütterung vom Fenster weg an einen geeigneten Ort im Zimmer verschoben werden könne.

Die Narkose, zu welcher ein Gemisch von Chloroform und Aether benützt wird, kommt nur bei Kindern und jugendlichen Kranken, also dann in Verwendung, wenn es sich um kernlose weiche oder stark geschrumpfte Staare handelt, welche sich leicht und sicher durch eine kurze Lanzenwunde entleeren lassen.

Bei Kernstaaren, welche eine längere Bogenwunde mit grösserem Klaffungsvermögen erheischen, wird die Narkose grundsätzlich vermieden. Sie muss nämlich eine sehr tiefe sein, um ihrem Zwecke zu genügen. Eine tiefe Narkose ist aber immer mit einiger Gefahr verbunden, namentlich bei alten Leuten, welche mit mancherlei Gebrechen behaftet zu sein pflegen. Im Uebrigen ist die völlige Entspannung der äusseren Augenmuskeln während der tiefen Narkose der Herausförderung einer zusammenhängenden Kernmasse nichts weniger als günstig, da bei dem gänzlichen Mangel an Glaskörperdruck einzig und allein äussere Triebkräfte zu Gebote stehen und diese nicht mit der erforderlichen Gleichmässigkeit wirken. Gelingt es indessen auch, den Kern herauszuschaffen, so begegnet die Ausräumung der abgetrennten Rindentrümmer bedeutenden Schwierigkeiten und in der Regel bleibt sie eine unvollständige. Anderseits sind die heftigen Bewegungen, welche der Kranke bei einem halben Erwachen ausführt, noch mehr aber das häufige Erbrechen während und nach der Narkose ganz geeignet, den Operationsverlauf und die Wundheilung durch zeitweilige übermässige Steigerungen des Glaskörperdruckes in der misslichsten Weise zu stören.

Aus ähnlichen Gründen kann ich dem günstigen Urtheile nicht ganz zustimmen, welches Knapp[1]) über die örtliche Anästhesirung durch Cocain gefällt hat. Es wirkt das Mittel bei der dermaligen Gebrauchsweise nur auf die oberflächlichsten Nervenverzweigungen in ausreichendem Maasse, vermag aber nicht die mit tieferen Eingriffen verknüpfte Pein in genügendem Grade zu mildern. So werthvoll es demnach bei Operationen im Bereiche der Horn- und Bindehaut, vornehmlich bei der Entfernung von Fremdkörpern erscheint, welche daselbst fest geklemmt sitzen, so wenig entspricht es den gehegten Erwartungen bei der Ausziehung des Staares. Bei der letztgenannten Operation wird der Vortheil, welchen die geringere Schmerzhaftigkeit des Hornhautschnittes mit sich bringt, oft genug

---

[1]) Knapp, Archiv of Ophth. XIII. p. 402, 443 u. f.

mehr als aufgewogen durch höchst bedeutende Nachtheile. Bei ruhigen Kranken geschieht es nämlich recht häufig, wenn noch vor Vollendung des Bogenschnittes etwas Kammerwasser ausfliesst, dass die Hornhaut ganz schlaff wird, sich leicht faltet und die Wunde eine nicht ganz regelmässige Gestalt erhält. Ungleich verhängnissvoller aber zeigt sich die mit der Gefühllosigkeit der Hornhaut verknüpfte gänzliche Entspannung der äusseren Augenmuskeln und der davon abhängige Mangel des Glaskörperdruckes bei der Entbindung des Staares und bei der Ausräumung der abgetrennten Rindentrümmer. Es walten eben gleiche Verhältnisse wie bei der Narkose und oftmals müssen beträchtliche Mengen von Cataractresten zurückgelassen werden, will man nicht mit Zugswerkzeugen die Theile allzusehr beleidigen. Bei ängstlichen Kranken hinwiederum vermag das Cocain nicht, stürmische Zusammenziehungen der äusseren Augenmuskeln hintanzuhalten und die damit verbundenen Gefahren zu bannen. Es ist hier eben mehr die Furcht, welche die Krämpfe auslöst.

Die Pupillenerweiterung, welche das Cocain nach genügender Einwirkung verursacht, ist für den Operationsverlauf ohne alle Bedeutung, da sie beim Abflusse des Kammerwassers immer zurückgeht. Während der Wundheilung kann sie aber schon deswegen nichts nutzen, weil ihre Dauer eine zu kurze ist, auch wenn sie nach Herstellung des Binnendruckes wieder zu Stande kommt.

Ueberhaupt konnte ich mich von dem Nutzen der künstlichen Mydriase bei Staarextractionen mit dem längeren Bogenschnitte niemals recht überzeugen. Manche glaubten früher, darin ein werthvolles Hilfsmittel gefunden zu haben, um die Einwirkung zurückgebliebener Rindentrümmer auf die Regenbogenhaut zu beschränken, und haben demgemäss ausgiebigen Gebrauch von dem Atropin gemacht. Seitdem man aber einem Verfahren huldigt, welches dem austretenden Staare einen weiten Spielraum gewährt, also die Abbröckelung der Rindenschichten weniger begünstigt und die gründliche Entfernung der Reste wesentlich erleichtert, ist man davon fast ganz zurückgekommen. Einzelne wollen in der künstlichen Pupillenerweiterung sogar eine Veranlassung für das häufigere Auftreten von Irisvorfällen finden.[1])

Geradezu schädlich halte ich die Anwendung des Eserin und Pilocarpin vor einer Operation, welche mit der Ausschneidung eines Irissectors verbunden werden muss. Fast immer sind starke Blutansammlungen in der Kammer die Folge. Sie ergeben sich aus der specifischen lähmenden Einwirkung dieser Mittel auf die Gefässe des vorderen Uvealtractes und werden dem Auge oft verderblich.

Ich iridektomire darum auch niemals bei Glaucom, wenn seit der letzten Einträufelung der genannten Myotica nicht 24 Stunden verflossen sind.

Das antiseptische Verfahren betreffend, welches in den letzten Jahren Gegenstand überaus zahlreicher Versuche, Ab- und Verhandlungen gewesen ist, schliesse ich mich rückhaltslos denen[2]) an, welche dasselbe bei Staaroperationen, Iridektomien u. dgl. unter sonst normalen Verhältnissen für überflüssig erachten und durch äusserste Reinlichkeit der operirenden Hände, der verwendeten Instrumente und des Verbandzeuges vollauf ersetzen zu können glauben.

Es liegen eben die Dinge auf augenärztlichem Gebiete anders, als auf chirurgischem. Der hermetische Verschluss der Lidspalte (S. 11) und das genaue Anpassen der Lider an die Oberfläche des Bulbus und des hinteren Bindehautblattes (S. 11) sind unter normalen Verhältnissen ganz geeignet, das Eindringen und das Verbleiben von zersetzungsfähigen Stoffen im Conjunctivalsacke gründlich zu verhindern, indem der Muskeldruck nur eine capillare Flüssigkeitsschichte, welche durch Anziehungskraft an den sich berührenden Wandungen festgehalten wird und sich fortwährend

---

[1]) Bänerlein, Augenklinik in Würzburg 1884. S. 33.
[2]) Steffan, Arch. f. Ophth. XXIX., 2. S. 191; Knapp, Arch. f. Augenheilkunde. XIII., S. 190; Bäuerlein, Augenklinik in Würzburg 1884. S. 31.

erneuert, im Bindehautsacke duldet und jeden, selbst den geringsten Ueberschuss beseitigt (S. 15). Allerdings könnte das keilförmige Auseinanderklaffen der äusseren Wundöffnung bei Hornhautschnitten einen Raum für die Ansammlung von Stoffen schaffen, welche der fauligen Gährung unterworfen sind und die Antisepsis rechtfertigen. Da ist aber zu bedenken, dass der Muskeldruck den desinficirenden Mitteln nur eine überaus kurze Frist für ihre Thätigkeit gewährt, und dass deren Wirkung noch sehr geschwächt wird durch den reichlichen Thränenfluss, welchen der reizende Einfluss der verwendbaren Stoffe und die ganze Hantirung mit denselben nothwendig entfesseln. Dazu kommt, dass die bis jetzt verfügbaren Antiseptica mit Ausnahme des Sublimates und des Glüheisens in den zulässigen Sättigungsgraden die Lebensfähigkeit der betreffenden Mikroorganismen nicht genugsam beirren, wie Koch[1]) und Sattler[2]) nachgewiesen haben.

In Uebereinstimmung damit sind denn auch die eingehenden Controlversuche Knapp's[3]) ungünstig ausgefallen. Nicht minder sprechen die Erfahrungen, welche Just[4]) und Schiess-Gemuseus[5]) mit der gewissenhaften Durchführung des antiseptischen Verfahrens gemacht haben, gegen die Nützlichkeit der fraglichen Neuerung. Ebenso sind die Schlussergebnisse, welche Alfred Graefe[6]) bei strengster Handhabung der bisher gebräuchlichen Methoden zu erzielen vermochte, keineswegs besonders aufmunternd, und wenn er in neuester Zeit bei beständiger Ueberfluthung des Operationsfeldes, der manipulirenden Hände, sowie der gebrauchten Werkzeuge und Verbandstoffe mit einer lauwarmen Sublimatlösung (1:5000) in 190 Fällen nur 2 % Verluste zu

---

[1]) Koch nach Steffan, Arch. f. Ophth. XXIX., 2. S. 194.
[2]) Sattler, Klin. Monatbl. 1883, Beilage, S. 93.
[3]) Knapp, Archiv f. Augenheilkunde. XIII., S. 190.
[4]) Just, Centralblatt f. Augenheilkunde. V., S. 171.
[5]) Schiess-Gemuseus, Augenheilanstalt in Basel. 12. Jahresbericht. Basel 1876. S. 41.
[6]) Alfred Graefe, Arch. f. Ophth. XXX., 4. S. 211, 216, 223.

beklagen hatte, so darf nicht übersehen werden, dass sich Jacobson[1]) und Kerschbaumer[2]) bei gänzlicher Vernachlässigung der Antisepsis ganz gleich günstiger Erfolge rühmen konnten.

Ueberhaupt muss bei der Frage, inwieweit die septische Infection unter sonst normalen Verhältnissen in Rechnung kommen könne, der Umstand wohl erwogen werden, dass Staaroperationen, Iridektomien u. dgl. heutzutage so häufig mit Umgehung des antiseptischen Verfahrens ausgeführt werden, ohne dass eine Wundeiterung folgt, und dass, wo dies geschieht, sich mit seltenen Ausnahmen hinreichende Erklärungsgründe in einem regelwidrigen Operationsverlaufe oder in krankhaften Zuständen finden lassen. In der That ist es bald die schwierige, mit Zerrung und Quetschung der Wundränder verknüpfte Entbindung des Staares, was für den traurigen Ausgang verantwortlich gemacht werden kann, bald das Zurückbleiben grösserer Mengen von Rindentrümmern oder die gewaltsame Ausräumung derselben mittelst Zugwerkzeugen, bald ein mächtiger Vorfall oder die Einklemmung des Glaskörpers zwischen die Schnittränder, sehr oft eine Wundsprengung, nicht selten allgemeiner Marasmus, Tuberculose u. s. w., am häufigsten aber der Bestand eines mit Schwellung und eitriger Absonderung einhergehenden Bindehautleidens, besonders aber das Vorhandensein einer Thränensackblennorrhöe oder einer Ozaena.

Bei den letztgenannten drei Krankheitsformen spielt die Ansteckung unzweifelhaft eine hervorragende Rolle in der Pathogenesis der Wundeiterung und böte dem antiseptischen Verfahren vollauf Gelegenheit, seine vielgerühmte Wirksamkeit klar zu erweisen. Es zeigt sich das letztere hier aber ganz unzuverlässlich, das procentarische Verhältniss der Wundeiterungen bleibt trotz der sorgfältigsten Durchführung der üblichen Methoden ein sehr grosses; daher fast allgemein darauf gedrungen wird, die Operation

---

[1]) Jacobson, Ein neues Operationsverfahren etc. Berlin 1863. S. 22, 24.
[2]) Kerschbaumer, Bericht der Augenheilanstalt in Salzburg. Jahrgang 1882. Salzburg 1883. S. 15.

so lange aufzuschieben, bis das Leiden der Heilung zugeführt, oder doch so weit in der Besserung vorgeschritten ist, dass eitrige, der Zersetzung fähige Producte nur mehr in sehr geringer Menge geliefert und leichter unschädlich gemacht werden können. Es lassen sich nämlich nach Staaroperationen die desinficirenden Mittel ohne Gefährdung des Endergebnisses nicht so häufig in den Bindehautsack bringen und so energisch handhaben, als es die stetige Fortentwickelung der septischen Stoffe in der Conjunctiva, in dem ektatischen Thränensacke oder in der Nase verlangt und als es bei septischen Hornhautgeschwüren gestattet erscheint.

Wo es sich um eine Thränensackblennorrhöe handelt, verdient ein Vorschlag von Welz[1]) grosse Beachtung. Es soll der Thränensack von aussen her geöffnet und allenfalls drainirt werden, auf dass das Product sich nicht in den Bindehautsack ergiessen könne. Auf meiner Klinik ist es Brauch, nach Staaroperationen, Iridektomien u. dgl. bei Bestand einer Thränensackblennorrhöe oder Ozaena Jodoform in den Bindehautsack zu streuen und dies täglich zu erneuern.

Während der Operation werden Kopf und Hände des möglichst wagrecht liegenden Kranken von Gehilfen festgehalten und die Augendeckel durch den federnden Lidhalter Snowden's auseinander gespreizt.

Der Operateur fasst mittelst der fein gezähnten Fixirpincette eine senkrechte Falte der Bindehaut und des episcleralen Gewebes knapp unter dem tiefsten Randpunkte der Cornea und vergewissert sich vorerst über den festen Halt der Zange. Hat er den Augapfel völlig in seiner Gewalt, so wird darauf hingewirkt, die ganze obere Randhälfte der Hornhaut in der weit klaffenden Lidspalte frei zu legen und das von der anderen Hand geführte Schmalmesser an der Grenze des Bindehautsaumes eingestochen.

Der Ein- und Ausstich wird bei muthmasslich mittlerer Kerngrösse und normalem Hornhautumfange etwa 2^{mm} über dem Querdurchmesser der Hornhaut gemacht. Hat man jedoch vermöge

---

[1]) Welz, Klin. Monatbl. 1874, S. 438.

des Alters des Kranken und nach dem Aussehen des Staares allen Grund, einen kleinen Kern und eine durchwegs völlig erweichte Rinde vorauszusetzen, oder ist die Hornhaut von ungewöhnlicher Grösse, so wird entsprechend höher ein- und ausgestochen; tiefer dagegen bis auf 1^{mm} Abstand vom Querdurchmesser der Cornea, wenn vorgerücktes Greisenthum des Kranken oder die ganze Erscheinung der Cataracta, die starke Bräunung der mittleren und die verhältnissmässig grosse Durchscheinbarkeit der oberflächlichen Schichtlagen auf einen mächtigen harten Kern und auf eine wachsähnlich dichte Rinde schliessen lassen, ebenso wenn die Hornhaut auffällig klein oder mit beträchtlicher Excentricität querelliptisch ist.

Wird näher dem Querdurchmesser der Cornea eingestochen, so kann der Klingenaxe von vorneherein eine wagrechte Richtung gegeben werden. Liegt der Einstichspunkt aber etwas höher, so thut man gut, auf den Mittelpunkt des Sehloches zu zielen und das Messer erst beim weiteren Vordringen in die wagrechte Richtung zu bringen. Es gewinnt die innere Wundöffnung dadurch ein wenig an Länge und ihre Grundlinie kommt etwas tiefer zu liegen als jene der äusseren.

Die Klingenfläche soll dabei genau in die Ebene des dem Einstichspunkte zugehörigen Parallelkreises fallen und in dieser Lage erhalten werden, während die Messerspitze gegen den in wagrechter Richtung abstehenden Ausstichspunkt hingeleitet und der Schnitt dann unter wiederholten Sägezügen längs der vorderen Corneoscleralgrenze vollendet wird. Wo der Umfang der vorderen Hornhautoberfläche sich sehr der Kreisform nähert, ist diese Regel strenge durchführbar. Im Falle jedoch, als die vordere Hornhautoberfläche eine Ellipse mit merklicher Excentricität bildet, ist es nothwendig, der Schneide beim Vordringen ganz allmälig eine geringe Neigung nach vorne zu geben, um die äussere Wundöffnung dem aus jener Ebene etwas hervortretenden oberen Randabschnitte des Bindehautsaumes genau anzupassen.

Weil solche anatomische Verhältnisse häufig vorkommen, lässt sich der Schnitt nicht schlechtweg als ein reiner Flachschnitt bezeichnen. Selbstverständlich wird dabei ganz abgesehen von fehlerhaften Schnitten, bei welchen man in den Bindehautsaum gelangt und, um den Fehler zu verbessern, gezwungen ist, die Klinge um ihre Axe zu drehen.

Ich halte die Bildung eines Bindehautlappens mit vielen Anderen für ganz überflüssig und in mancher Beziehung sogar für störend. Letzteres namentlich in Anbetracht der Hämorrhagien, welche sich bei alten Leuten wegen vorgeschrittener Gefässentartung recht häufig einstellen und, wenn das reichlich ergossene Blut in die Kammer dringt, das Operationsfeld für einige Zeit ganz verhüllen.

Manche legen auf die Bildung eines Bindehautlappens einen grossen Werth, indem sie darin einen wichtigen Behelf erblicken, die äussere Wundöffnung zu decken und solchermassen nicht nur die raschere Verheilung anzubahnen, sondern auch der Einwanderung von Ansteckungsstoffen einen sicheren Damm entgegenzusetzen. Ich glaube, dass man sich hierin täuscht. Der frühere Verschluss ist ein scheinbarer. Unter dem Bindehautlappen klafft die äussere Wundöffnung gerade so wie in freier Lage und die Wundvereinigung gewinnt durch denselben nichts an Festigkeit. Die Einwanderung von Spaltpilzen und ihren Keimen findet aber in der weit klaffenden Bindehautwunde kaum minder günstige Verhältnisse als in jener der Hornhaut. In Uebereinstimmung damit sind auch Wundeiterungen und Wundsprengungen nach Bildung eines Bindehautlappens nicht seltener als bei Unterlassung derselben.

Nach Vollendung des Hornhautschnittes übernimmt der Assistent die Fixirpincette und es wird zur Ausschneidung des oberen Irissectors geschritten. Ich fürchte sehr die Einklemmung und den Vorfall des kleinsten Regenbogenhauttheiles, indem damit eine nie versiegende Quelle von Reizzuständen im vorderen Uvealtracte eröffnet wird, welche oft genug schon während der Nachbehandlung in förmliche Iridokyklitis ausarten und das Schlussergebniss durch Pupillensperre, wenn nicht gar durch Schwund des Augapfels gefährden, im schlimmsten Falle wohl auch das andere Auge auf sympathischem Wege in das Verderben reissen können, ebenso häufig aber erst in späterer Zeit zur vollen Geltung kommen, bei jeder selbst unscheinbaren Schädlichkeitseinwirkung mit mehr oder weniger Heftigkeit hervortreten, den

Kranken nie recht zum Genusse seines Lebens gelangen lassen und am Ende zu unheilbarer Blindheit zu führen vermögen.

Die Gefahr eines Irisvorfalles ist nach Entfernung der Linse nur dann als beseitigt zu betrachten, wenn bei aufgehobener Kammer kein Theil der Regenbogenhaut an die innere Wundöffnung ansteht. Da die Resultirende des Glaskörperdruckes nämlich gegen die letztere als den Ort des geringsten Widerstandes gerichtet ist, muss der vorliegende Irisabschnitt nothwendig zwischen die Schnittränder gedrängt werden, wenn die äusseren Augenmuskeln während der Operation oder bei Gelegenheit einer nachträglichen Wundsprengung zeitweilig in eine erhöhte Spannung versetzt werden und die Vitrina vor sich hertreiben. Ein Zurückschieben vorgefallener Regenbogenhauttheile mittelst der Spatel u. s. w. kann selbstverständlich nur von Erfolg sein, wenn verstärkte Muskelwirkungen bis zur dauernden Verheilung der Wunde völlig ausgeschlossen bleiben.

Da die Beherrschung des Muskeldruckes nicht ganz in der Willkür des Kranken und noch weniger in jener des behandelnden Arztes liegt, erscheint es geboten, die Iris im ganzen Bereiche der inneren Wundöffnung zu entfernen. Behufs dessen muss die gekrümmte Irispincette in der Kammer geschlossen bis zum oberen Pupillarrande vorgeschoben, dieser in einer breiten Falte gefasst und hervorgezogen werden. Die Abtragung des nun blossliegenden oberen Regenbogenhautabschnittes geschieht unter scharfer Anstraffung desselben von dem der rechten Hand des Operateurs zunächst liegenden Wundwinkel aus in zwei oder drei Schlägen mittelst einer zarten gekrümmten Scheere, deren Blätter mit der convexen Fläche leicht an die Wundränder der Bulbuswand angedrückt werden. Man thut dabei gut, die Iris zuerst in der Richtung des einen und dann des anderen Wundwinkels anzuspannen, damit die zu durchtrennende Regenbogenhautfalte immer senkrecht auf die Schnittebene der Scheere zu stehen komme. Das Ergebniss ist ein breites, schlüsselloch- oder lyraförmiges Colobom, dessen Seitenschenkel unter einem stumpfen Winkel von dem Reste des natürlichen Pupillarrandes abbiegen und nach oben hin divergiren.

Es versteht sich von selbst, dass eine so breite künstliche Pupille den optischen Verhältnissen weniger Rechnung trägt als eine schmale, wie sie neben Anderen Wecker[1]) empfiehlt. Erfahrungsmässig wird jedoch dieser Fehler durch Deckung des peripheren Colobomabschnittes von Seite des oberen Lides in der Regel so weit ausgeglichen, dass die Sehschärfe unter gewöhnlichen Beleuchtungszuständen nur wenig leidet und selbst höheren Ansprüchen genügt, zum Lesen und Schreiben ausreicht. Es liegt darum kein triftiger Grund vor, im Interesse einer vollständigeren Abblendung des Lichtes von der ursprünglichen Vorschrift Graefe's[2]) abzugehen und geringe Vortheile mit den grossen Gefahren zu erkaufen, welche aus der beträchtlich gesteigerten Häufigkeit von Irisvorfällen, aus der unvermeidlichen Zerrung und Quetschung der Colobomränder beim Durchtritte umfangreicher Hartstaare und aus den vermehrten Schwierigkeiten bei der gründlichen Ausräumung abgetrennter Rindentrümmer sich ergeben, wenn nur ein schmaler Sector der Regenbogenhaut entfernt wird.

Ausgiebige Blutungen kommen bei der Irisausschneidung nur selten vor, es wäre denn, dass die Gefässe der Regenbogenhaut durch Artherose oder vorausgängige Entzündungen sehr gelitten und ihre Zusammenziehungsfähigkeit eingebüsst haben. In letzterem Falle können sie schwere Verlegenheiten bereiten, insoferne die Hämorrhagie, so oft auch das Blut entleert wird, sich immer wieder erneuert, rasch die ganze Kammer erfüllt, das Operationsfeld vollständig deckt und überdies durch massige Gerinnsel das Endergebniss in hohem Grade zu schädigen droht. Am meisten zu fürchten ist ein solches Ereigniss, wenn nebenbei der Glaskörperdruck fehlt, was bei marastischen Greisen, namentlich aber in tiefer Narkose und nach örtlicher Anästhesirung durch

---

[1]) Wecker, Klin. Monatbl. 1879, S. 180, 184.
[2]) Graefe, Arch. f. Ophth. XII., 1. S. 165.

Cocaïn oft zu geschehen pflegt. Der Glaskörperdruck liefert nämlich die einzig mögliche Hilfskraft für die gründliche Austreibung des angesammelten Blutes und für die Stopfung der eröffneten Gefässe. Wo derselbe in voller Grösse zur Verfügung steht, genügt es in der That recht oft, nach Anwendung einiger eiskalter Ueberschläge die hintere Wundlefze mittelst einer Spatel oder eines Löffels niederzudrücken, um das angesammelte Blut bis auf den letzten Rest aus der Kammer entweichen zu machen und das Operationsfeld wenigstens für einige Zeit freizulegen. Indem dann die Iris von der Linse und nach deren Entbindung von der vorderen Glaskörperwand gegen die hintere Hornhautoberfläche gepresst wird, kann der Glaskörperdruck zur Stopfung der Gefässe mitwirken oder doch die Blutung mässigen.

Ich pflege bei solchen Hämorrhagien, welche trotz wiederholter Entleerung des Blutes immer wiederkehren, nach Vollendung der Operation eine Viertel- bis halbe Stunde lang eiskalte Ueberschläge fleissig wechseln zu lassen und dann nochmals die Kammer in der vorerwähnten Weise zu eröffnen, um deren Inhalt zu entfernen, worauf der Verband etwas schärfer angezogen wird. Sind die Gefässe der Iris nicht zu sehr entartet, so steht meistens die Blutung. Bleibt aber etwas Blut zurück, so wird durch zwei oder mehrere Tage des Abends eine Gabe von 2—4 Gramm salicylsaurem oder benzoesaurem Natron mit warmen Lindenblüthenthee verabreicht, auf dass der Kranke tüchtig schwitze. Ausserdem werden täglich durch mehrere Stunden feuchtwarme Ueberschläge angewendet. Ich habe davon günstige Wirkungen gesehen.

Die Eröffnung der Kapselhöhle muss, wenn sie ihrem Zwecke vollauf genügen soll, in der Weise durchgeführt werden, dass der Staar bei dem Austritte aus seiner glashäutigen Hülle freie Bahn finde, sich nirgends stemme und möglichst wenig von den Rindenschichten verliere; dass die abgestreiften Trümmer unter der Wirkung der verfügbaren Triebkräfte auf geradem Wege, ohne viele Winkelzüge, an die Hornhautwunde herantreten können; endlich dass von der Vorderkapsel keine Zipfel gebildet werden, welche bei unvollständiger Zurückziehung in den Pupillarbereich hineinragen und ihrer Trübung halber das Sehvermögen beeinträchtigen, oder wohl gar mit dem Kerne in die Cornealwunde hineingerissen werden, dort einheilen und, indem sie auf die Zonula und mittelbar durch diese auf den Strahlenkörper einen starken Zug ausüben, die verderblichsten Entzündungsprocesse im vorderen Uvealtracte anzufachen im Stande sind.

Es lässt sich diesen Anforderungen am besten entsprechen, wenn in die Vorderkapsel ein Fenster geschnitten wird, welches der künstlich erweiterten Pupille an Gestalt ähnlich ist, dieselbe jedoch an Grösse etwas überragt.

Eine solche Fensterung setzt ein Instrument voraus, welches sicher schneidet, wo man es für nothwendig erachtet, sich aber auch zwischen der hinteren Cornealwand und der an sie angepressten Vorderkapsel nach den verschiedensten Richtungen hin bewegen lässt, ohne dass man Gefahr läuft, die glashäutige Hülle der Linse zu verletzen und die weiteren Schnitte im Krystallkörper statt in der Vorderkapsel zu führen. Ich glaube ein solches Werkzeug in einer Fliete (Fig. 56) gefunden zu haben, deren zarter biegsamer Hals in eine sehr dünne, etwa anderthalb Millimeter breite und hohe halbmondförmige Klinge ausläuft. Der convexe Rand ist stumpf, die Grundlinie des Halbkreises jedoch und die an sie anstehende Spitze sind geschärft.

Fig. 56.

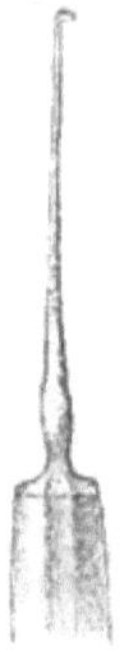

Es steht dieses Instrument auf meiner Klinik seit mehreren Jahren im Gebrauche, und ich habe alle Ursache, mit ihm zufrieden zu sein. Sobald die Fläche der Klinge senkrecht auf jene der Kapsel gestellt wird, lässt sich diese selbst bei ansehnlicher Verdickung in Einem Zuge mit voller Sicherheit glattrandig durchtrennen und die Wirkung ganz beherrschen. In das Pupillargebiet reichende Reste der Vorderkapsel sind darum auch zu einer Seltenheit geworden. Werden hakenartig gestaltete Instrumente zur Eröffnung der Kapsel verwendet, so hängt der Erfolg stets mehr vom Zufalle ab, da dieselben nicht schneiden, sondern reissen und man die Richtung des Einrisses nicht in der Gewalt hat. Biegt der Haken unter scharfem Winkel vom Halse ab, so ist es obendrein schwer zu vermeiden, dass das spitze Ende beim Vorstossen der Fliete die Kapsel durchbohrt und nur mehr in der Linse wühlt. Gleiches gilt von den Sichelnadeln, welche ihre grösste Schärfe an der Spitze haben und daher nicht leicht zwischen Hornhaut und Vorderkapsel eingeführt werden können, ohne die Theile zu verletzen.

Die Fliete wird an ihrem Halse entsprechend gebogen um, während ein Assistent das Auge fixirt, von oben her mit **flacher Klinge** zwischen den Wundrändern der Hornhaut hindurch bis zum untersten Abschnitte des Schlochrandes und noch ein klein wenig über diesen hinaus vorgeschoben werden zu können. Ist dies geschehen, so wird die **Klingenfläche senkrecht auf die Vorderkapsel** gestellt und die Spitze leicht angedrückt, so dass sie eindringt. Nun wird die Fliete längs dem Rande der Pupille und des Coloboms, und zwar etwas mehr seitlich, d. h. **hinter demselben** unter sanftem Drucke bis zum entsprechenden Cornealwundwinkel hervorgezogen, die Fliete näher dem zweiten Wundwinkel neuerdings bis zu dem genannten Punkte geleitet und das Manöver längs des anderen Colobomschenkels wiederholt. Ein oder mehrere **wagrechte Schnitte** in unmittelbarer Nähe der Hornhautwunde trennen dann den Kapsellappen vollständig aus seinen Verbindungen, so dass er mit seltenen Ausnahmen bei dem Hervortreten der Linse von selbst ohne äussere Beihilfe entleert wird und das Pupillargebiet vollkommen frei liegt.

Ist die **Vorderkapsel sehr verdickt**, so dass zu hoffen steht, dieselbe werde sich dem ganzen Umfange nach aus ihren Verbindungen lösen lassen und vielleicht gar das gesammte Linsensystem dem Zuge folgen, so pflege ich einen scharfen **Irishaken** in den unteren Randtheil der Kapsel einzuschlagen und die **Ausziehung** zu versuchen. Reisst die Kapsel dabei ein, so wird sie mit der Pincette nach aussen gefördert.

Bei **angewachsenen Staaren** schneide ich vorerst einen möglichst breiten Sector aus der Regenbogenhaut und fenstere dann die Vorderkapsel in der oben bezeichneten Weise. Sind dabei mächtige Schwarten von aufgelagerten iritischen Producten oder von fibrösen oder verkalkten Rindenschichten zu durchtrennen, so gewährt eine starke **Sichelnadel** grössere Sicherheit als die Fliete.

Ein **kreuzweises Zerschneiden** oder Zerreissen der Vorderkapsel dünkt mir insoferne minder vortheilhaft, als viel häufiger **Nachstaare** zurückbleiben, welche wegen ihres schlimmen Einflusses auf das Sehvermögen eine nachträgliche Extraction nothwendig machen.

Am wenigsten kann ich mich für die von Knapp[1]) empfohlene »periphere Incision der Kapsel« erwärmen. Es hält derselbe die Reizzustände, in welche die Kapsel selbst durch ihre Zerreissung, durch Einklemmung eines Zipfels zwischen die Wundränder des Hornhautschnittes u. s. w. versetzt werden kann, für eine wichtige »Quelle der Gefahr bei der Cataractextraction« und will daher, dass die Kapsel so wenig als möglich angegriffen, nicht mehr zerrissen, sondern durch einen peripheren Einschnitt von so geringer Ausdehnung, als mit dem Austritte der Linse verträglich ist, eröffnet werde. Die Bildung einer Secundärcataracta und die Wiederholung der Operation wird durch ein solches Verfahren zur Regel erhoben.

Nach der Eröffnung der Kapselhöhle muss man sich über die Lage des Staarkernes genau unterrichten, um etwaige Fehler verbessern zu können, ehe die Triebkräfte in Wirksamkeit gesetzt werden. Richtig steht der Kern, wenn sich sein oberer Rand allenthalben gleichmässig der hinteren Wundlefze anschmiegt, d. h. überall von einer gleichen sehr schmalen Zone derselben gedeckt erscheint. Er fällt dann nämlich gerade in die Richtung der Resultirenden des Glaskörperdruckes (S. 138), und dieser kann als Triebkraft voll auf ihn wirken. Um den Staar dann in die Wunde eintreten und selbst herausschlüpfen zu machen, bedarf es oft nur eines sanften Niederdrückens der hinteren Wundlefze durch einen auf den obersten Abschnitt des vorderen Lederhautgürtels flach aufgelegten Löffel oder Spatel. Erweisen sich die Triebkräfte aber als unzureichend, so muss ein zweiter Löffel oder Spatel flach auf die untere Hornhautgrenze aufgesetzt und in der Richtung des Augapfelmittelpunktes leise angedrückt werden, um die Entbindung zu bewerkstelligen. Bisweilen stellt sich der Kern in der Wunde ein, stopft dieselbe, kann aber nicht gut vorwärts kommen, indem die innere Wundöffnung aus Versehen zu kurz angelegt worden ist. In einem solchen Falle bringt es keinen Vortheil, den äusseren Druck über Gebühr zu steigern, da er die Theile immer ungleichmässig trifft. Vielmehr soll der die Fixirpincette handhabende Assistent einen scharfen

---

[1]) Knapp, Klin. Monatbl. 1878, Beilage, S. 170; Arch. f. Augenheilkunde. XIII., S. 193.

Irishaken in den hervorstehenden oberen Kernrand einschlagen und den Staar so herausfördern.

Findet man den Kern nicht in der angegebenen richtigen Lage, so muss Alles daran gesetzt werden, den ganzen oberen Rand desselben an die innere Wundöffnung zu bringen. Bei kleinen Missverhältnissen kommt man bisweilen zum Ziele, wenn man den Kern durch streichende Bewegungen eines auf die vordere Bulbuswand sanft aufgedrückten Löffels oder Spatels in der gewünschten Richtung zu verschieben sucht. In der Regel aber fährt man besser, gleich von vorneherein die oben beschriebene Fliete flach durch die Hornhautwunde zu führen, in den Kern einzuschlagen und diesen in die richtige Lage zu bringen. Auf Schwierigkeiten stösst man dabei nur selten.

Es kommen gelegentlich Kernluxationen nach den verschiedensten Richtungen vor. Jene nach unten ergeben sich leicht bei grossen Hartstaaren mit wachsähnlich dichter Rinde, wenn der Kranke bei der Eröffnung der Kapselhöhle stark presst und die Fliete beim Vordringen zum unteren Pupillarrande nicht genug flach gehalten wird, mit der Spitze also in die zähe Rinde eindringt und die Linse vor sich herstösst. Häufiger sind seitliche Verschiebungen, besonders bei kleinen Kernen und ganz zerweichter Corticalsubstanz. Indem nämlich die Kapsel seitlich eingeschnitten wird, tritt hier der breiige oder flüssige Malm aus und der Glaskörper drängt die Hinterkapsel an dessen Stelle vor, den Kern nach der entgegengesetzten Richtung schiebend. Bisweilen wird der Kern indessen auch bei der wagrechten Durchschneidung der Kapsel nächst der inneren Wundöffnung luxirt. Trifft die Flietenspitze den Kern, während sie längs der Colobomschenkel gegen die beiden Wundwinkel hin geleitet wird, so kann es zu einer Verschiebung nach oben kommen.

Wird bei solchen Falschlagen des Kernes dessen richtige Einstellung verabsäumt oder wegen Unruhe des Kranken unmöglich gemacht, so wirkt die Resultirende der Triebkräfte nicht auf den oberen Kernrand, sondern auf den der inneren Wundöffnung anstehenden Abschnitt der Zonula und Hinterkapsel, der Glaskörper drängt sich an diesem Orte des geringsten Widerstandes vor und schiebt den Kern mehr und mehr in der falschen Richtung aus seiner Lage. Wird dann die Spannung des vorgebauchten Theiles des Strahlenblättchens und der Hinterkapsel in Folge starken Muskeldruckes eine übermässige, so ist der Einriss der vorderen Glaskörperwand und die Entleerung kleinerer oder grösserer Mengen von Vitrina kaum zu vermeiden. Am schlimmsten aber erweisen sich Luxationen nach oben, indem der Kern, bevor es zur Berstung der unteren Hälfte der Zonula oder Hinterkapsel kommt und durch Austreten von Vitrina die Triebkräfte lahm gelegt werden, sich so weit hinter die rückwärtige Wundlefze verschieben kann, dass Zugswerkzeuge ihn nicht leicht mehr zu fassen vermögen.

Ist es vor dem Austritte des Staarkernes zu einem Vorfalle des Glaskörpers gekommen, so pflege ich nicht immer gleich zu Zugswerkzeugen zu greifen. Hat sich nur wenig entleert und bleibt die Bulbuskapsel mässig gespannt, so gelingt es gar nicht selten, den Kern in die Wunde einzustellen, wenn man die hintere Wundlefze sachte niederdrückt und mit dem zweiten Löffel oder Spatel von der unteren Cornealgrenze aus streichende Bewegungen in der entsprechenden Richtung ausführt. Stopft einmal der Staar die Wunde, so bedarf es nur eines geringen Muskeldruckes oder einer kleinen Nachhilfe von aussen, um den Austritt zu bewerkstelligen. Im Nothfalle kann dann noch der scharfe Haken in den aus der Wunde hervortretenden oberen Kernrand eingeschlagen und ein leiser Zug ausgeübt werden.

Nach einem reichlichen Glaskörperverluste dagegen, wenn der Augapfel welk erscheint oder wenn der Kranke sehr presst, bleibt ein derartiger Versuch meistens vergeblich und endet mit weiteren Entleerungen von Vitrina. Da ist keine Zeit zu verlieren. Ich führe daher so rasch als möglich einen grossen scharfen Irishaken flach hinter die Linse, wende ihn und senke seine Spitze in den Kern, indem ich diesen leicht gegen die Hinterwand der Hornhaut drücke. Der Staar folgt dann willig einem sanften Zuge und kann aus dem Binnenraume herausgefördert werden, ohne dass sich allzuviel Rindensubstanz abstreift oder der Glaskörperverlust in bedenklichem Grade stiege.

Ist jedoch die Linse schon tief gesunken, indem sich viel Vitrina zwischen ihn und die Hornhaut gedrängt hat, so weicht der Kern dem Haken gerne aus, da muss die Schlinge helfen. Dann kommt es aber in der Regel zu heftigen Entzündungen und das Schlussergebniss der Operation wird ein wenig befriedigendes.

Die vollständige Ausräumung der abgetrennten Rindentrümmer ist nach einem Glaskörperverluste kaum möglich. Sie könnte nur mit dem Daviel'schen Löffel erzwungen und mit der Entleerung des grössten Theiles der Vitrina, sowie mit den Folgen einer starken mechanischen Beleidigung des vorderen Uvealtractes erkauft werden.

Ganz ähnliche Verhältnisse ergeben sich, wenn nach der Entbindung des Kernes bei völliger Unverletztheit der Zonula und Hinterkapsel der Glaskörperdruck auf Null gesunken ist, also blos äussere Triebkräfte zur Verfügung stehen. Bei marastischen Greisen, bei tiefer Narkose des Kranken, sowie bei Anästhesirung der Augapfeloberfläche durch Cocain geschieht dies öfters.

Bleibt dagegen der Glaskörperdruck nach Entleerung des Kernes auf mässiger Höhe und ist die Vorderwand des Corpus vitreum gänzlich unbeschädigt, so unterliegt die vollständige Herausschaffung sämmtlicher abgestreiften Staarreste gewöhnlich keinen besonderen Schwierigkeiten. Ich verwende darauf die grösste Sorgfalt und bediene mich stets des durch eine Loupe concentrirten Tageslichtes, um auch minder getrübte kleine Brocken mit Sicherheit wahrnehmen und nach aussen fördern zu können. Mein Verfahren ist das allgemein übliche. Nachdem der Lidhalter und die Fixirpincette, sowie der das zweite Auge des Operirten deckende Verband entfernt worden ist, wird der Kranke aufgefordert, den Blick stark nach abwärts zu richten, um die Schnittwunde der Hornhaut in der Lidspalte freizulegen. Ich setze dann den Daumen der linken Hand der Länge nach flach auf den oberen Augendeckel und drücke mit dessen Rand vorsichtig die hintere Wundlefze nieder. Währenddem stütze ich die Spitzen des rechten Zeige- und Mittelfingers gegen den Rand des unteren Lides und streiche den letzteren mit sanftem Drucke der Hornhaut entlang gegen die Wunde, bald in gerader, bald in wenig schräger Richtung, je nach dem Wege, welchen die einzelnen Trümmer zu nehmen haben. Es wird dieses Manöver fortgesetzt, bis das Colobom bei concentrirtem Lichte vollständig rein und schwarz erscheint oder die Unmöglichkeit klar vor Augen liegt, einen sitzen gebliebenen Rest der Kapsel oder der Rinde ohne eingreifende Hantirungen zu beseitigen. Bei Kapselresten wird man leicht versucht, zur Pincette oder zum Haken zu greifen. Oft aber bleibt der Versuch fruchtlos und häufig straft er sich mit einem sehr beträchtlichen Verluste von Glaskörper.

Sind die letzten Reste nach Möglichkeit beseitigt, so wird das Auge von Blutgerinnseln gereinigt und das Ende eines Daviel'schen Löffels durch die Wunde gezogen, um etwa darin liegende Trümmer der Linse oder Kapsel sowie abgestreiftes Irispigment wegzuschaffen. Sollte sich gar ein Colobomschenkel eingeklemmt finden, so muss derselbe mit der Pincette gefasst und abgetragen werden, da alle Rücklagerungsversuche von sehr zweifelhaftem Erfolge sind. Schliesslich werden bei starker Beschattung des operirten und Deckung des anderen Auges Schversuche mit Fingerzählen u. dgl. angestellt, um dem Kranken Trost und Ermuthigung während der Nachbehandlung zu gewähren. Hierauf wird der Verband angelegt, der Kranke in eine bequeme Lage gebracht und das Bett an einen geeigneten Ort des Zimmers geschoben.

Ich pflege während der ersten paar Tage eine handbreite Rollbinde quer über den Körper und die ausgestreckten Vorderarme des Kranken zu ziehen und die Enden unter schwacher Spannung an den Seitentheilen des Bettes zu befestigen. Es soll dieselbe den Operirten bei jeder Bewegung an die bestehende Gefahr erinnern und namentlich daran hindern, an das Auge zu greifen. Ich glaube damit mancher Wundsprengung vorgebeugt zu haben.

Als Verband benützte ich seit 30 Jahren ausschliesslich eine 20 cm lange und 6 cm breite Binde aus neuem feinstem sehr zügigem Flanell, deren beide winkelig zugeschnittene Enden in 5 mm breite, lange Leinenbänder auslaufen. Als Polsterung diente mir früher reine feine Charpie, seit mehreren Jahren aber entfettete Baumwolle. Die elastische Binde wird quer über beide, von zwei bis drei kleinen flachen Baumwollbauschen bedeckte Augen gelegt und durch die um den Kopf herum gezogenen und in der Mitte der Stirne geknüpften Leinenbänder unter ganz geringer Spannung festgehalten. Die Polsterung wird einige Stunden nach der Operation und weiterhin jeden Tag einmal, im Bedarfsfalle auch zwei- und dreimal gewechselt, ohne das Auge zu öffnen, es wäre denn, dass sich im Verlaufe der Nachbehandlung dringende Anzeigen dazu ergäben.

Bei regelrechtem Verlaufe der Wundheilung wird das operirte Auge erst am fünften Tage besichtigt, dann aber noch 3—5 Tage unter dem Verbande gehalten, während das zweite Auge im dunklen Zimmer offen bleibt und durch einen Schirm vor Streiflichtern geschützt wird. Hatte man bei der Operation einen Glaskörpervorfall zu beklagen, so ist es gerathen, erst am sechsten oder siebenten Tage eine genaue Untersuchung vorzunehmen. Liegt eine Flocke von Vitrina in der Wunde, oder zeigt sich diese nicht vollständig geschlossen und ausgefüllt, so bleibt das operirte Auge so lange verbunden, bis das Aussehen der Wunde ein völlig befriedigendes ist.

Wurde ein Bindehautlappen gebildet und über die Wunde gebreitet, so entziehen sich diese Verhältnisse dem Blicke, man täuscht sich leicht über die wahre Sachlage und wird verführt, die Binde zu früh abzunehmen und dem Kranken mehr Freiheit zu gewähren. Es straft sich dies durch eine grössere Häufigkeit von Wundsprengungen und von cystoiden Vernarbungen.

Sehr theuer haben die Kranken die von Zeit zu Zeit immer wieder aufgenommenen »Forschungen über den Heilverlauf der Extractionswunden« zu bezahlen. Wird nämlich die Lidspalte gleich in den ersten Tagen nach der Operation wiederholt geöffnet und das Auge hell beleuchtet, so kommt es ausserordentlich leicht zu einer Wundsprengung, da die Schnittränder noch nicht hinlänglich fest vereinigt sind und schon bei einer geringen

Kraftäusserung der Augenmuskeln unter dem Drucke der wieder angesammelten Binnenmedien stellenweise auseinanderweichen.

Am dritten oder vierten Tage nach der Operation wird der Kranke zeitweilig durch eine eigens construirte Lehne, welche sich leicht unter den Kopfpolster schieben und nach Belieben höher oder tiefer stellen lässt, in eine mehr sitzende Lage gebracht. Sollte er das Bett sehr unbehaglich finden und unruhig werden, so lasse ich ihn schon am dritten Tage in einem bequemen Lehnsessel tagsüber sitzen. Vom fünften bis sechsten Tage an wird er nur über Nacht in der Bettlage gehalten. Bei sehr alten und bei sehr marastischen Leuten, welche zu hypostatischen Pneumonien neigen, sorge ich dafür, dass der Operirte alle paar Stunden seine Lage wechsle, bald auf den Rücken, bald auf die nicht operirte Seite gewendet und schon am ersten oder zweiten Tage in den Lehnsessel gehoben werde.

Grosse Verlegenheiten hat mir früher während der Nachbehandlung immer das Auftreten eines Entropiums bereitet. Es ist dies bei alten Leuten mit welker schlaffer Haut ein ziemlich häufiges Vorkommniss und wird ohne Zweifel durch den Druck des Verbandes wesentlich gefördert (S. 19). Den Verband in den ersten Tagen nach der Operation, überhaupt vor der völligen Verharschung der Hornhautwunde zu entfernen, ist aus mehrfachen Gründen, insbesondere wegen der Gefahr wiederholter Wundsprengungen ganz unzulässig und reicht erfahrungsmässig in sehr vielen Fällen gar nicht hin, die Einwärtsrollung des unteren Lides ferner hintanzuhalten. So lange aber der Verband liegen bleibt, erweisen sich alle bislang dagegen im Gebrauche gestandenen Mittel (S. 20) als völlig ungenügend. Die Reizwirkung der gegen den Augapfel gekehrten Wimpern steigert dann einerseits den Muskelkrampf, andererseits aber führt sie nur zu rasch zu höchst verderblichen Entzündungen im vorderen Uvealtracte, die Functionstüchtigkeit des Auges erscheint im höchsten Grade gefährdet und geht sehr gewöhnlich unter wochen- und monatelang dauernden schweren Leiden des Operirten verloren. Ist einmal eine solche heftige Entzündung eingeleitet, so genügt dann auch die Beseitigung des Entropiums nicht immer, um den Ausgleich anzubahnen. Ich halte es darum für strenge geboten, die Stellung der Lidränder während der Nachbehandlung auf das Sorgfältigste zu überwachen und dort, wo sich ein Entropium zeigt, auch wenn es nur zeitweilig zum Vorscheine kommt, allsogleich ohne alles Säumen die schräge Blepharotomie (S. 21) durchzuführen. Das Entropium wird dadurch gründlich und sicher behoben, damit aber auch die Möglichkeit gesetzt, die vortrefflichen Leistungen des Schutzverbandes vollwerthig auszunützen. Wird die Operation zeitig genug vorgenommen, so lohnt sie sich in der Regel durch raschen Rückgang der Reizerscheinungen, es wird gerettet, was noch zu retten war.

Ein sehr schlimmes Ereigniss während der Nachbehandlung sind auch Geistesstörungen. Sie tragen nach Schnabel[1]) nur selten den Charakter des Säuferwahnsinnes und finden sich dann auch bei Leuten im Mannesalter. Meistens gehören sie in die Kategorie des Delirium senile und scheinen durch Gehirnhyperämien veranlasst zu werden. Diese Form kommt mit seltenen Ausnahmen nur bei Greisen jenseits des 66. Lebensjahres und weitaus überwiegend bei Männern vor. Sie stellt sich öfters schon am ersten Tage nach der Operation, oft aber auch erst später ein. Als Vorzeichen gelten Unruhe, leichtsinniges Gebaren. Dann versuchen die Kranken aufzustehen, im Zimmer herumzugehen, verlieren den Ortssinn, verfallen in Hallucinationen und schliesslich oft in Tobsucht, während Fieber ganz fehlt. Gewöhnlich kommt es zu Reizzuständen des Auges wegen anderweitigen Schädlichkeitseinwirkungen. Selten genügt eine Dosis Chloralhydrat oder Opium, um den Anfall nach einem ruhigen Schlafe verschwinden zu machen. Gewöhnlich beruhigt sich der Kranke erst, nachdem das nicht operirte Auge freigelassen und das Bett mit dem Lehnsessel vertauscht worden ist. In einzelnen Fällen bleibt Alles ohne Erfolg,

---

[1]) Schnabel, Bericht des naturwissenschaftlichen Vereins zu Innsbruck. XIII. Jahrgang. Separat-Abdruck.

der Kranke tobt fort trotz starker Dosen von Opium oder Chloralhydrat. Selbst Wein oder Schnaps verfangen nicht bei Säufern, und die Geistesstörung zieht sich mit nächtlichen Steigerungen weit über die gewöhnliche Dauer von 1—4 Tagen hinaus. Schnabel hat bei einem tödtlich endenden Falle Pachymengitis interna, Atrophia cerebri und Hydrocephalus chronicus, wahrscheinlich mit Gefässentartung, als Grundlage gefunden.

Im Falle einer Wundsprengung wird der Kranke einige Tage unter verschärfter Aufsicht im Bette oder auf dem Lehnsessel gehalten und der Verband getragen, bis jede heftigere Reizung gewichen und die Wunde völlig vernarbt ist. Zwischendurch wird feuchte Wärme angewendet und, falls viel Blut in den Binnenraum ergossen worden ist, der Kranke mehrere Tage hindurch einige Stunden lang durch innerliche Gaben von salicyl- oder benzoësaurem Natron mit warmem Lindenblüthenthee in starken Schweiss versetzt.

Stellen sich Zeichen der Wundeiterung ein, was gewöhnlich schon am zweiten oder dritten Tage geschieht, findet man den Verbandpolster bei jedem Wechsel mit citrigem Schleime bedeckt und die innere Winkelgegend oder die Lider ödematös aufgedunsen, so ist die Hoffnung auf einen günstigen Ausgang so ziemlich aufzugeben. Kommt es nämlich auch nicht immer zu einer Panophthalmitis suppurativa im engeren Wortsinne, scheint sich vielmehr die Krankheit eine Zeit lang auf die Wundränder zu beschränken, so greift der Process doch fast immer auf den gesammten Uvealtract und mittelbar durch diesen auf die Netzhaut, den Glaskörper und die Sclera über. Es schliesst sich bald die Pupille durch plastische Producte; an der Hinterwand der Regenbogenhaut, des Strahlenkranzes und selbst an der Chorioidea bilden sich mächtige schrumpfende Schwarten, während der Glaskörper und die Netzhaut bindegewebig entarten. Das Schlussergebniss ist mit seltenen Ausnahmen der Schwund des Augapfels oder ein Zustand, welcher eine Nachoperation ganz aussichtslos macht. Ich habe mannigfaltige, anderweitig sehr gerühmte Mittel, auch die Antisepsis versucht, um den schlimmen Feind zu bekämpfen, kann mich aber keiner befriedigenden Erfolge erinnern. Am besten bin ich noch immer gefahren mit feuchtwarmen Ueberschlägen, indem sie den Zustand des Kranken zu erleichtern pflegen.

Günstiger stehen die Verhältnisse bei Entzündungen mit plastischen Producten, welche sich mehr auf den vorderen Uvealtract beschränken und als Iridokyklitis auftreten, gewöhnlich aber auch eine staubige oder streifige Trübung der der Wunde nahen Abschnitte der Hornhaut nachweisen lassen. Hier scheinen lauwarme feuchte Ueberschläge abwechselnd mit dem Verbande, Atropineinträufelungen und strenges Verhalten des Kranken etwas zu leisten. Viel darf man davon aber auch nicht erwarten. Gelingt es auch, die Pupille durch einige Zeit offen zu erhalten und der Entzündung Herr zu werden, so zieht sich doch das Colobom in Folge der Schrumpfung der iritischen Producte nachträglich mehr und mehr zusammen, während seine Ränder mit der getrübten Hinterkapsel völlig verwachsen, das Sehvermögen sinkt auf ein Geringes. Sehr häufig schliesst sich das Sehloch vollständig durch Narbenmassen, das Auge ist erblindet.

In vielen Fällen der letzteren Art wird dann auch die Stellung der Iris eine wesentlich veränderte. Die mehr oder weniger entartete Regenbogenhaut baucht sich entweder in die Höhlung der hinteren Hornhautwand vor, oder sie entfernt sich immer mehr von der letzteren und wird wohl gar trichterartig nach hinten gezogen. Die Vorwölbung der Iris deutet auf eine erhebliche Schädigung der Strahlenfortsätze durch die vorausgängigen Processe. Man muss dann sehr zufrieden sein, wenn der Augapfel seine normale Spannung erhalten hat und das Lichtempfindungsvermögen in allen Theilen der Netzhaut ungeschwächt fortbesteht, eine Nachoperation also lohnend erscheint. Eine starke Rückwärtsziehung der Iris aber lässt immer auf das Vorhandensein mächtiger sich zusammenziehender Schwarten und auf bindegewebige Entartung des Glaskörpers, das heisst auf Zustände schliessen, welche eine Nachoperation ziemlich aussichtslos gestalten, auch wenn die Netzhaut noch genügende Empfindlichkeit für Licht nachweisen lassen sollte.

Nachoperationen führe ich niemals vor Ablauf von sechs Wochen aus. Sind heftigere Entzündungen im vorderen Uvealtracte vorangegangen und machen deren Folgezustände die Ausschneidung eines breiteren Irisabschnittes räthlich oder nothwendig, so zaudere ich sechs Monate und darüber, um den Regenbogenhautgefässen Zeit zu gönnen, ihre Zusammenziehungsfähigkeit wieder zu gewinnen. Bei Vernachlässigung dieser Vorsicht hat man nämlich erfahrungsmässig sehr häufig reichliche Blutaustretungen in die Kammer zu beklagen. Diese pflegen nicht nur die Heilung sehr zu verzögern, sondern schädigen gewöhnlich den Erfolg der Nachoperation in der bedauerlichsten Weise, ja können das Auge zu Grunde richten.

Florähnlich dünne secundäre Kapselstaare, welche sich voraussichtlich nicht leicht fassen und im Ganzen aus ihren Verbindungen lösen lassen, werden am besten mittelst einer durch die Hornhaut eingeführten Nadel zerstückelt. Verspricht der Nachstaar seinem ganzen Aussehen nach aber eine genügende Festigkeit, so ist dessen Ausziehung unbedingt vorzuziehen. Es wird die krumme Lanze im Bereiche des Coloboms nahe dem Hornhautrande eingestochen, das scharfe Irishäkchen bis zum unteren Pupillarrande vorgeschoben, in den häutigen Staar eingesenkt und dieser unter einem vorsichtigen Zuge aus dem Binnenraume herausgefördert. In der Regel gelingt es, die Cataracta im Zusammenhange vollständig zu entleeren. Zersplittert sie und stösst die Ausziehung der einzelnen Zipfel auf Schwierigkeiten, so ist der Erfolg dem einer Discission mindestens ebenbürtig und kaum durch grössere Gefahren erkauft.

Einzelne zerstreute hintere Synechien stellen einem solchen Vorgange selten erhebliche Hindernisse in den Weg. Ist jedoch der Nachstaar in grösserem Umfange angewachsen und die Pupille vielleicht obendrein von ungenügender Weite, so muss jener Irissector ausgeschnitten werden, welcher dem am meisten festgelötheten Colobomschenkel zunächst steht. Die Ausziehung der Secundärcataracta lässt sich dann meistens mit Leichtigkeit bewerkstelligen, wenigstens wird ein ausreichend grosses Loch in die getrübte Kapsel gerissen.

Zeigt sich die Pupille sehr enge, gegen die Hornhautwunde hin gezogen und durch einen von iritischen Producten überdeckten Nachstaar geschlossen, so erweist sich das soeben erwähnte Verfahren in der Regel als ganz unzulänglich. Sehr oft findet schon die Iridektomie grosse Schwierigkeiten in den der hinteren Regenbogenhautwand anhaftenden dichten und zähen Schwarten. Wird indessen auch eine genügend grosse Lücke geschaffen, so hängt der Nachstaar am oberen Colobomrande durch sehnenähnliche Massen so fest mit der Hornhautnarbe und dem entsprechenden Abschnitte des Strahlenkranzes zusammen, dass selbst ein starker Zug nicht ausreicht, um ihn aus seinen Verbindungen zu lösen. Immer reisst er in einiger Entfernung von der Narbe ab und hinterlässt einen breiten Saum, welchen die künstliche Pupille zum grössten Theile deckt, auch wenn die letztere nicht durch nachfolgende Entzündungen wesentlich verkleinert oder gar geschlossen wurde.

Praktische Erfahrungen und anatomische Untersuchungen haben mich gelehrt, dass in derartigen Fällen die Irisschwarten gewöhnlich schon in geringer Entfernung von der Hornhautnarbe sehr rasch an Dicke und Festigkeit abnehmen oder ganz verschwinden. Ich übe demgemäss seit mehreren Jahren ein Verfahren, welches von dem bisher gebräuchlichen wesentlich abweicht und, nachdem es sich hinlänglich bewährt hat, empfohlen sein mag.

Ich steche die Lanze immer an dem der verzogenen und geschlossenen Pupille gerade entgegengesetzten Abschnitte des Hornhautrandes ein und dringe der Iris entlang mit der Spitze so weit als möglich vor, um eine hinlänglich lange Wunde zu erzielen. Dann wird ein starker scharfer Irishaken flach bis zu dem verlegten Sehloch geleitet, gewendet und seine Spitze knapp am untersten Randabschnitte der Pupille durch die Verschlussmasse hindurchgestossen. Ein vorsichtig prüfender Zug lässt leicht die Widerstandskraft ermessen. Meistens folgt die Iris willig dem Zuge bis zu der Wunde und selbst über diese hinaus. Streift sich dieselbe aber an der inneren Wundöffnung ab, so wird der nun schlaff und faltig in der Kammer liegende Theil der Regenbogenhaut mit der Pincette hervorgeholt und durch einen Scheerenschlag abgetragen. Fast immer erscheint das so gebildete Colobom in seiner ganzen beträchtlichen Ausdehnung völlig schwarz und glänzend, da der Haken auch den hinter der Iris gelegenen Nachstaar gefasst und einen grossen Lappen aus demselben gerissen hat. Ragt ein Zipfel desselben in die Pupille, so kann er leicht mittelst der Pincette abgelöst und entfernt werden. Die darauf folgende Reizung ist gewöhnlich eine sehr geringe, vorausgesetzt, dass man nicht einen zu gewaltigen Zug auf die Narbe und mittelbar durch diese auf den Strahlenkörper hat wirken lassen.

Wo der Widerstand, welchen der Haken findet, ein sehr bedeutender ist, vielleicht gar der vordere Lederhautgürtel unter dem Zuge sich faltet, da verzichte ich lieber auf die Durchführung der Operationsmethode, indem erfahrungsmässig fast immer sehr heftige Entzündungen folgen, welche den Bestand des Auges als Sehorgan in Frage stellen. Ich komme indessen nur sehr ausnahmsweise in eine solche Verlegenheit, da in den Fällen, in welchen sich mächtige Schwarten an der hinteren Iriswand gebildet haben, der ganze Uvealtract sehr hart mitgenommen zu sein pflegt und die Functionstüchtigkeit der Netzhaut meistens so geschwächt ist, dass man zu einer Operation nicht leicht sich bestimmt fühlt.

Ist unter so bewandten Umständen die Aufforderung zu einem operativen Eingriffe eine dringende, so wäre offenbar die Iridotomie nach Wecker's[1]) Vorschrift am Platze. Es vermag die Scheerenpincette in der That selbst dicke und zähe Schwarten zu durchbrechen, ohne dass dabei der Strahlenkörper irgend einem

---

[1]) Wecker, Annales d'ocul. 1873. LXX, p. 137; Clinique ophthalm. par Masselon. Paris 1875. p. 11; Klin. Monatbl. 1876, S. 281; 1877, S. 392.

verderbendrohenden Zuge ausgesetzt würde. Ich habe aber immer gefunden, dass die Durchfensterung mächtiger Irisschwarten ohne dauernden Erfolg bleibe, indem die Oeffnung stets wieder durch entzündliche Producte geschlossen oder von Seite des bindegewebig entartenden Glaskörpers verlegt wird. Wo aber die Dinge günstiger liegen und es sich um dünne Schwarten handelt, da bietet die Iridektomie mit dem scharfen Haken eine grössere Gewähr für das Offenbleiben der umfangreichen Lücke.